高等院校医学实验教学系列教材

病理学实验指导

主　编　张建忠　景　丽

副主编　常　越　董俭达　曹相玫

编　者　（按姓氏汉语拼音排序）

曹相玫　常　越　董俭达　郭凤英

侯绍章　景　丽　柳　勇　马　轶

徐远义　张建忠　赵　琳

科学出版社

北京

内 容 简 介

本书按照教学大纲的要求,在编写方面力求内容丰富、语言简练、条理清楚、重点突出。为实验教学精心编写了实验课程概要,病变比较鉴别表,附加了临床病理应用及尸体解剖内容,以便学生对比观察,加深印象,提高实验效果。每一章均设有病例讨论,每个标本后均有扩展性习题,以培养学生独立思考及临床分析的横向思维能力,使学生能够把病变的组织形态变化与功能、代谢以及临床表现有机地结合起来,便于更好的学习和掌握医学知识。为了逐步开展双语教学,书中疾病名称均附有英文名词,以帮助学生学习专业外语。

本书适用于临床、预防、基础、口腔、麻醉、影像、药学、检验、护理、法医及中医等专业使用。

图书在版编目(CIP)数据

病理学实验指导 / 张建忠,景丽主编 . —北京:科学出版社,2014.1
ISBN 978-7-03-039322-7

Ⅰ. 病… Ⅱ. ①张… ②景… Ⅲ. 病理学-实习-医学院校-教材
Ⅳ. R36-45

中国版本图书馆 CIP 数据核字(2013)第 299824 号

责任编辑:朱 华 王 颖 / 校对:邹慧卿
责任印制:赵 博 / 封面设计:范璧合

科学出版社 出版
北京东黄城根北街 16 号
邮政编码:100717
http://www.sciencep.com

北京中科印刷有限公司 印刷
科学出版社发行　各地新华书店经销

*

2014 年 1 月第 一 版　开本:787×1092　1/16
2024 年 1 月第六次印刷　印张:10 1/2
字数:248 000

定价:45.00 元
(如有印装质量问题,我社负责调换)

前　言

　　病理学（pathology）是一门研究疾病的病因、发病机制、病理改变和转归的医学基础学科。其目的是认识和掌握疾病的本质和发生发展规律，从而为防治疾病提供必要的理论基础和实践依据。

　　病理学主要以观察组织器官形态改变为主，因此形态学观察是学习病理学的主要方法。编著本书的目的是给医学生提供一本切合实际的、精练的病理学实验课程教材。

　　本书按照教学大纲的要求，在文字编写方面力求内容丰富、语言简练、条理清楚、重点突出。为每章实验教学精心编写了实验课程概要，病变比较鉴别表，添加了临床病理应用，并添加尸体剖验及各年龄人体重要器官平均重量表等内容，以利学生对比观察病变，加深印象，提高实验效果。

　　本书每一章均设有思考题、病例讨论等内容，以培养学生独立思考、分析问题和解决问题的能力，使学生能够把病变组织的形态变化与功能、代谢以及临床表现有机地结合起来，以系统掌握病理学的基本知识，为临床课的学习奠定一个良好的基础。为了逐步开展双语教学，书中疾病名称、名词概念均附有英文名词，以帮助学生学习专业外语。

　　本书出版是集体力量的结晶，病理学教学组都为本书编写付出了辛勤的劳动。所在单位的各级领导给予了大力支持，在此表示诚挚的感谢和敬意。

　　本书虽经多次修改，作者仍恐留有偏差遗误，恳请各位读者及病理学同道批评指正。

张建忠　景　丽

2013 年 10 月

目　　录

实 验 常 识

一、实验基本要求

（一）实验课的目的和意义

病理学实验课在病理学教学中的作用至关重要。实验课中，学生通过对病变器官、组织的形态学观察，联系其功能代谢的变化以及临床症状、体征，一方面有利于系统掌握病理学基本知识，同时也有助于培养学生独立思考、分析问题和解决问题的能力，为以后临床课的学习奠定一个良好的基础。

（二）实验的内容和方法

病理学实验内容包括大体标本观察、组织切片观察、观看幻灯片和电视录像、尸体解剖、病例讨论及动物实验等，其中最主要的是对大体标本和组织切片的观察。

1. 大体标本观察

（1）首先识别标本属于哪种器官及其大体结构。

（2）与相应的正常器官和组织比较，该器官或组织的大小、形状、色泽是否正常。

（3）表面和切面状况

1）光滑度：平滑或粗糙。

2）透明度：器官的包膜是菲薄、透明，还是增厚、混浊。

3）颜色：暗红或苍白、灰白或灰黑、深黄或棕黄等。

4）质地：软、硬、韧、松脆等。

5）硬度：变硬或变软，韧实或松脆。

（4）病灶的情况

1）分布与位置：在器官的哪个部位。

2）数量：单个或多个，局部或弥散。

3）大小：体积以长×宽×厚表示，面积以长×宽，均以厘米计。实用中也可以用常见的实物大小来形容，如针尖大、黄豆大、鸡蛋大、成人拳头大等。

4）颜色：正常器官应保持其固有的色泽，如有不同着色，则往往是由于内源性或外源性色素的影响。如暗红色表示含血量多，黄绿色表示含胆汁，黄色表示含有脂肪或类脂。

5）和周围组织的关系：境界清楚或模糊，有无压迫或破坏周围组织等。若系空腔性器官，还要注意器官壁增厚或变薄，内壁粗糙或平滑，有无突起等，腔内内容物颜色、性质、容量，器官外壁有无粘连等情况。

注：实验所观察的大体标本，一般经过10%甲醛固定，其大小、颜色、硬度与新鲜标本有所不同。

2. 组织切片观察

（1）先用肉眼观察组织切片的形状、颜色，初步确定属于哪种组织，并进一步找出病变的部位。

（2）显微镜下观察，注意切勿将切片放反，以免压碎玻片。

1）低倍镜是镜检的主要手段，可以洞察全局。观察时上下左右扫视全片，确认是哪种组织、病变的部位和性质，并明确病变与周围组织的关系。切忌一开始即用高倍镜观察。

2）高倍镜主要观察组织和细胞的微细结构和形态。

（三）描述、诊断原则及绘图

对病理标本的描述一定要真实，不可主观臆造。语言要精练，层次要清楚，从整体到局部，由里到外，由上到下，逐次描述。

对病理标本作诊断时，要结合病史，联系理论知识，反复观察、综合分析，诊断原则是器官或组织名称+病理变化，如肾贫血性梗死、胃黏膜腺体肠上皮化生等。

绘图也应本着客观、真实原则，不可抄袭图谱或人为加工。

二、实验规则和注意事项

（1）实验前必须认真预习实验指导，明确实验目的、要求和注意事项，做到心中有数。

（2）上实验课时，必须携带实验讲义、实验指导、实验报告及绘图文具，穿好工作衣，按规定座位入座。

（3）实验时要遵守纪律，保持实验室整洁、安静，严禁彼此谈笑喧哗、随意走动、随地吐痰、随地丢纸屑等。应做到态度严谨、思维严密、操作严格的三严作风。

（4）严格完成实验操作规程、仔细观察、独立思考、及时完成实验报告。

（5）爱护实验室仪器、设备及标本等实验用品，若有损坏应及时报告其原因，并按规定赔偿。严禁动用与本次实验无关的仪器设备。

（6）实验结束后，认真清点整理好仪器、药品及其他用品，用完后随时放回原处，打扫实验室卫生，关好水电、门窗。

（7）注意安全，严防中毒、触电和火灾等事故，一旦发生应立即报告。

三、显微镜管理制度

（1）实验前2周任课教师需把实验人员班级、名单交给形态中心实验室。

（2）形态中心实验室应对参加实验的全体学生编号、定座位、定显微镜号。

（3）上课时，学生应严格按显微镜的使用方法和规则使用，带教教师应及时指导，形态中心人员有权监督。

（4）每次上课前学生应检查显微镜，如有损坏或无法使用应及时报告任课教师，填写《显微镜损坏维修情况表》，任课教师把损坏情况报告实验准备人员。

（5）如需更换显微镜，经形态中心人员许可后，方可调换，未经同意，不得随意调换显微镜。参加实验准备的实验人员在实验时，应自始至终在实验室，随时解决与显微镜及其他与实验有关的问题。

（6）实验结束后，所有显微镜的使用人员应如实填写《仪器使用登记本》。

（7）每个学期开学前后，形态中心实验室应定期检查显微镜，进行维修及调换。

四、病理学实验学习方法

病理学实验很多内容是观察器官的大体与组织、细胞的显微形态结构、病理变化。在实验时应注意以下几点学习方法。

1. 善于观察 病理学实验的实验对象明确、直观、具体、形象化。需要仔细地多观察标本、挂图、组织切片等各种实验材料,才能掌握得牢、记得深、学得快。

2. 勤于动手 对于各种实验操作,实验方法,要勤于动手,亲自操作,从最基本、最简单开始,如普通光学显微镜的使用,逐渐掌握一些较精密仪器的使用,如切片机的操作、高级精密显微镜的使用。操作时要仔细认真,严格按照操作规章进行。只有这样才能真正锻炼自己的实际操作能力,培养严谨的科学作风及良好的工作习惯。

3. 善于思考 在实验时,不仅应注意观察,还应善于思考,充分发挥思维和想象的能力,在思考时主要应抓住以下几个观点。

(1)形态和功能相结合:病理学实验主要是观察器官、组织、细胞的病理形态变化,形态结构和功能是密不可分的,形态结构是功能的物质基础,而功能则是形态结构的活动表现。

(2)发展变化的观点:正常的器官、组织、细胞从胚胎发育到出生后,直到老化,形态结构在不断变化,从正常到病理及其病理变化发生的不同时期,形态结构也在不断发展变化,如大叶性肺炎的三个不同时期,组织结构的变化就很明显。应认识这些变化发展的规律,并在实验中去体会和思考。

(3)科学地分析实验中出现的各种现象:由于实验条件和实验手段的局限性,实验的材料与人体的真实情况会出现一定的差异。这些情况应科学地去分析思考。

大体标本的制作一般要经过10%的甲醛固定,因此在固定后,器官组织的颜色质地等方面会发生一定的变化,不如活体时新鲜。

组织切片在制作的过程中,需经过很多过程的处理,在处理过程中,使得一些结构发生变化。如脂肪和黏液在一般的苏木精-伊红染色(H.E染色)中被化学试剂溶解,切片中只看到空泡。

再则切片的材料很小,且只是一个面的结构,因此,对组织学切片和病理切片的取材部位和切片的切面要有一定的认识,要处理好局部与整体、平面和立体的关系。

绪图1是说明在器官的组织切片中,由于切片的部位和平面不同所显示的不同

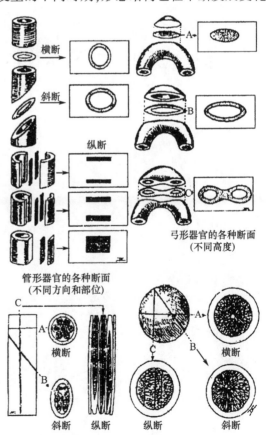

弓形器官的各种断面
(不同高度)

管形器官的各种断面
(不同方向和部位)

绪图1　几种器官断面示意图

形态结构。

五、病理学实验的报告及要求

实验报告主要是根据教师所指定的实验内容进行绘图,实验结果的记录及讨论或思考题解答。以下就绘图的基本方法和要求介绍如下。

1. 工具 彩色铅笔或绘图笔,橡皮、尺子。

2. 方法

(1) 选择视野:选择典型的能足以反映出组织结构特点的镜下结构。

(2) 构画草图:在作业本适当画面上,用笔按照观察内容的组织结构、大小比例与位置勾出一草图。绘图方法应灵活,画管性器官,一般是先内后外画,而实质性器官多是由外向内画。

(3) 着色标注:在草图的基础上,进一步用彩色笔着色,一般 H.E 染色切片,用粉红色来画胞质及胶原纤维,用蓝色画细胞核。着色时由浅入深,先红后蓝,注意各种成分的染色深浅,绘完后应标明其内容,注字要规整。

[手写笔记]

组织学制片步骤

取材 → 固定 — 冲洗 — 脱水 — 透明·
浸蜡 — 包埋 — 修块 — 切片 — 贴片·
烤片 — 染色 — 封片 — 观察结果

第一章 细胞、组织的适应、损伤和修复

一、理论内容概要

（一）细胞和组织的适应

细胞和由其构成的组织、器官能耐受内外环境中各种有害因子和刺激的作用而得以存活的过程,称为适应。适应在形态学上一般表现为萎缩、肥大、增生和化生。

1. 萎缩 发育正常的实质细胞、组织或器官的体积缩小,可以伴发细胞数量的减少。萎缩的细胞、组织、器官体积减小,重量减轻,细胞器退化。按其原因可分为生理性和病理性两大类。

（1）生理性萎缩:多与年龄有关,如青春期胸腺萎缩。

（2）病理性萎缩:是萎缩的主要内容,常见类型见表1-1。

表1-1 病理性萎缩的常见类型

类型		举例
营养不良性萎缩	局部营养不良	脑动脉粥样硬化引起脑萎缩
	全身营养不良	恶性肿瘤、长期饥饿导致全身器官和组织萎缩
压迫性萎缩		肾盂积水导致肾萎缩
失用性萎缩		下肢骨折固定后引起下肢肌肉萎缩
去神经性萎缩		脊髓灰质炎时前角运动神经元损伤导致肌肉萎缩
内分泌性萎缩		垂体功能减退引起性腺、肾上腺等萎缩

2. 肥大 由于功能活跃、合成代谢旺盛,使细胞、组织或器官体积增大称为肥大。肥大的细胞内细胞器增多。可分为代偿性肥大(如高血压病时的左心室心肌肥大)和内分泌性(激素性)肥大(如妊娠时子宫平滑肌肥大)两种。肥大常与增生并存。

3. 增生 器官或组织内实质细胞数量增多称为增生,是细胞有丝分裂活跃的结果。可分为生理性(如女性青春期乳腺),病理性(如乳腺增生性腺病)或代偿性(如低钙血症引起的甲状旁腺增生),内分泌性(如前列腺增生)等类型。

4. 化生 一种已分化组织转变为另一种相似类型分化组织的过程称为化生,是由具有分裂增殖能力的幼稚未分化细胞或干细胞转型分化的结果,通常只发生在相同性质细胞之间。常见的类型有鳞状上皮化生、腺上皮化生和间叶组织之间的化生等。

（二）细胞和组织的损伤

细胞和组织遭受不能耐受的有害因子刺激后,可引起细胞和细胞间质发生物质代谢、组织化学、超微结构乃至光镜和肉眼可见的异常变化,称为损伤。损伤发生的原因即疾病发生的原因。这些原因通过破坏细胞膜,活性氧类物质产生,细胞质内高游离钙,引起缺氧、化学性细胞损伤及遗传物质变异等机制造成组织、细胞的损伤。

轻度损伤主要引起变性(可逆性损伤),严重损伤引起坏死(不可逆性损伤)。

1. 变性 变性是指细胞或细胞间质受损伤后,由于代谢障碍,使细胞质内或细胞间质内出现异常物质或正常物质异常蓄积的现象。主要包括:

(1)细胞水肿(水样变性):由于线粒体受损,细胞内 Na^+、水过多积聚所致。轻度水肿,电镜下线粒体和内质网肿胀,光镜下胞质内出现红染细颗粒。高度水肿,胞质疏松,染色变淡,甚至为气球样变。病变器官肉眼体积增大,包膜紧张,颜色变淡。

(2)脂肪变性:中性脂肪特别是三酰甘油蓄积于非脂肪的胞质中,称为脂肪变。多见于肝、心、肾、骨骼肌等实质细胞,其中以肝脂肪变最为常见。肝脂肪变的发生机制为肝细胞质内脂肪酸增多;三酰甘油合成过多或脂蛋白、载脂蛋白减少使脂肪输出受阻。光镜下脂肪变的细胞质中出现大小不等球形脂滴,大者将细胞核挤至一侧胞膜下。肉眼脂肪变器官体积增大,呈淡黄色,有油腻感。显著弥漫性肝脂肪变称为脂肪肝。心肌脂肪变常累及左心室内膜下和乳头肌,与正常心肌相间形成黄红色斑纹,称为"虎斑心"。

(3)玻璃样变性:或称透明变性,指细胞内或间质中出现均质、嗜伊红半透明状蛋白蓄积。可发生在细胞内(胞质中出现均质、红染圆形小体,如肾小管上皮细胞重吸收原尿中的蛋白质形成的玻璃样小滴)纤维结缔组织(胶原纤维增粗、融合,呈均质粉染的片状结构,见于瘢痕组织和动脉粥样硬化斑块等)和细动脉壁(细动脉壁增厚、红染、管腔狭窄,如良性高血压病)。

(4)淀粉样变性和黏液样变性:细胞间质中出现淀粉样蛋白质——黏多糖复合物沉淀称为淀粉样变性。黏液样变性是细胞间质内黏多糖和蛋白质的蓄积。

(5)病理性色素沉着和病理性钙化:病理性色素沉着指有色物质(色素)在细胞内、外的异常蓄积。主要包括内源性色素(如含铁血黄素、脂褐素、黑色素、胆红素等)和外源性色素(如炭尘、煤尘等)。骨、牙之外的组织中固态钙盐沉积称为病理性钙化。其主要成分是磷酸钙和碳酸钙。其中体内钙磷代谢正常的钙化称为营养不良性钙化,见于结核病、动脉粥样硬化。由于全身钙磷代谢失调而致钙盐沉积于正常组织内,称为转移性钙化,如一些骨肿瘤。

2. 细胞死亡 细胞死亡分为坏死和凋亡两大类,是不可逆性改变。

(1)坏死:是以酶溶性变化为特点的活体局部组织细胞的死亡,其中细胞核的变化是细胞坏死的主要形态学标志,表现为核固缩、核碎裂、核溶解等。可分为以下三个基本类型:

1)凝固性坏死:蛋白质变性凝固且溶酶体酶水解作用较弱时,坏死区呈灰黄、干燥、质实状态,称为凝固性坏死。这种坏死与健康组织界限较清楚,光镜下细胞微细结构消失,组织轮廓可保存较长时间,如贫血性梗死。它有两种特殊类型:

A.干酪样坏死:多见于结核病时。肉眼坏死区呈黄色,状似干酪,镜下坏死彻底,为颗粒状无结构红染物。

B.坏疽:组织坏死后继发腐败菌感染,可分为干性、湿性、气性三种。干性和湿性坏疽的区别见表1-2。

表 1-2　干性坏疽和湿性坏疽的区别

名称	发生条件	发生部位	肉眼病变	腐败感染	全身中毒症状
干性坏疽	动脉阻塞、静脉通畅	四肢等	干燥、皱缩、黑色分界清楚、水分少	轻	轻
湿性坏疽	动脉、静脉均阻塞	子宫、肠、阑尾、肺、胆囊等	肿胀、蓝绿色分界不清、水分多	重	重

气性坏疽常继发于深达肌肉的开放性创伤,特别是战伤,合并产气荚膜杆菌等厌氧菌感染,坏死组织内含气,伴有奇臭,全身中毒症状重。

2)液化性坏死:组织坏死后酶的消化作用占优势,坏死组织发生溶解、液化,常见于脓肿、脑软化等。

3)纤维素样坏死:是结缔组织及小血管壁常见的坏死形式。光镜下见细丝状、颗粒状或小条块状无结构物质,染色性状似纤维素。见于风湿病、新月体性肾小球肾炎等。

坏死的结局:①坏死细胞自溶;②溶解吸收;③分离排出:糜烂、溃疡、空洞、窦道、瘘管;④机化、包裹;⑤钙化,多为营养不良性钙化。

(2)凋亡:也称程序性细胞死亡,是一种形态和生化特征都有别于坏死的细胞主动性死亡方式,它的发生与细胞自身基因调节有关。它的形态特点是细胞皱缩胞质致密,核染色质边集,胞核裂解,胞质芽突、脱落形成膜包被的凋亡小体。多发生在单个或数个细胞,不引起炎症反应,也不诱发增生修复。可发生在生理状态下,也可见于某些病理情况。

(三) 再生

致病因素引起局部细胞和组织损伤丧失,由邻近健康细胞再生、填充、修补、恢复的过程,称为修复。主要包括再生与纤维性修复两种形式。

邻近同种细胞通过分裂增殖以完成修复的现象,称为再生。包括:①生理性再生:完全保持原有结构和功能(属完全性再生)。②病理性再生:可能保持原有结构和功能(属完全性再生),也可能不保持,由肉芽组织修补(属不完全性再生)。

1. 人体细胞再生潜能不同,可分为以下三类

(1)不稳定细胞:在生理状态下能及时从 G_1 期进入 S 期,不断分裂增殖以更替衰老死亡的细胞,病理情况下再生能力也极强。如皮肤表皮、造血细胞、呼吸、消化道、泌尿生殖道的黏膜被覆细胞等。

(2)稳定细胞:生理状态下不增殖,处于 G_0 期,在受到损伤时,可活跃增生。如肝、肾、成纤维细胞、骨细胞、平滑肌细胞等。

(3)永久性细胞:再生能力弱或无,如神经细胞、心肌和骨骼肌细胞等,损伤后需瘢痕修复。

2. 各种细胞与组织的再生过程

(1)上皮组织

1)被覆上皮:由基底层细胞分裂增生来完成,为完全再生。

2)腺上皮:基底膜完整,可完全再生;反之,则为不完全再生。

3)肝脏:若网状支架完整,可完全再生,否则形成假小叶,为不完全再生。

(2)纤维组织:静止的纤维细胞或幼稚间叶细胞分化为成纤维细胞,成纤维细胞分泌前胶原蛋白并形成胶原纤维,自身则成熟为纤维细胞。

(3)血管

1)毛细血管:以生芽方式完成再生。

2)大血管:内皮细胞完全再生,肌层由结缔组织修复。

(4)肌组织

1)骨骼肌:损伤轻,肌膜完好,由残存肌细胞分裂分化,属完全再生;肌膜破坏或有离断,则由纤维结缔组织修复,经过锻炼可恢复功能。

2)平滑肌(肠管、较大血管):纤维瘢痕修复。

3）心肌:瘢痕修复。

（5）神经组织

1）脑和脊髓的神经细胞:胶质细胞形成胶质瘢痕修复。

2）外周神经离断,神经细胞存活,可完全再生。若断端相隔>2.5cm 或有瘢痕等阻断,再生纤维不能到达远端,形成创伤性神经瘤。

3. 细胞组织再生与分化的分子调控

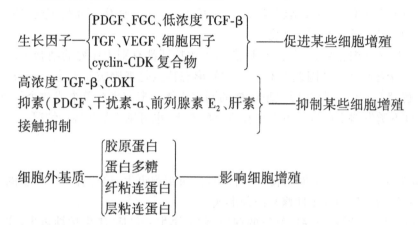

（四）纤维性修复

纤维性修复指通过肉芽组织增生、填补组织缺损、并逐渐转化为瘢痕组织的过程。

1. 肉芽组织　为幼稚的纤维结缔组织,肉眼呈红色、细颗粒样、柔软,状似肉芽。光镜下主要由成纤维细胞和新生的毛细血管组成,常伴有多少不等的各种炎细胞。它的主要功能有:①抗感染,保护创面;②填补伤口,接合其他组织缺损;③机化、包裹坏死机组织和异物、血凝块等。

2. 瘢痕组织　肉芽组织中的成纤维细胞转化为纤维细胞,胶原纤维增多、玻璃样变,毛细血管闭合减少,改建成瘢痕组织。

有利的作用:长期填补连接组织缺损,保持器官完整性,保持器官坚固性。

不利的作用:瘢痕收缩、粘连、瘢痕疙瘩、膨出;器官硬化。

（五）创伤愈合

创伤愈合指机械性外力因素造成组织连续性中断后的愈合过程。

1. 创伤愈合的基本过程

伤口早期变化　$\xrightarrow{\text{第2~3天}}$ 伤口　$\xrightarrow{\text{第3天}}$ 肉芽组织增生 $\xrightarrow{\text{1个月}}$ 形成瘢痕
（创伤后数小时内出现炎症反应）　收缩

2. 创伤愈合的类型　创伤愈合的类型见表1-3。

表1-3　创伤愈合的类型

项目	一期愈合	二期愈合
特点	组织破坏范围小,出血渗出物少,创缘整齐,对合严密,无感染,愈合时间短(1~2周),瘢痕小	组织损伤范围大,创缘不整齐,渗出物多或伴有感染,愈合时间长,瘢痕大
举例	无菌手术切口	感染伤口

3. 影响创伤愈合的因素

（1）全身因素：年龄、营养、药物。

（2）局部因素：感染和异物、局部血液供应、神经支配、电离辐射。

4. 骨折愈合

（1）骨折愈合的基本过程：

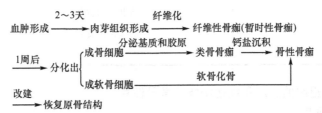

（2）影响骨折愈合的因素：很多，除影响创伤愈合的因素以外，还有骨折断端的及时、正确复位；骨折断端适时、牢靠的固定；早日进行功能锻炼，保持良好局部血运。

二、实验目的要求

（1）掌握细胞水肿、脂肪变性、玻璃样变性的形态特征。

（2）掌握细胞坏死的镜下表现及各类坏死的大体形态。

（3）掌握肉芽组织的形态结构特征及其在创伤愈合中的作用。

（4）认识肥大、化生、病理性萎缩的形态特征。

（5）学习分级要求见表1-4。

表1-4 学习分级要求

掌 握	熟 悉	了 解
萎缩、化生、脂肪变性、脂肪变性的发生机制，玻璃样变性、病理性萎缩的类型，坏死的镜下形态特征、坏死的主要内容，干酪样坏死、坏疽、坏死的结局	肥大、增生、淀粉样变性、黏液样变性、细胞水肿、凝固性坏死、液化性坏死及病理性色素沉着	细胞、组织损伤的原因和发生机制

三、实验内容

组织切片			
肾近曲小管上皮细胞水肿	片号1	结核性淋巴结炎	片号100
肾近曲小管上皮细胞水样变性	片号2	肾贫血性梗死	片号15
肝脂肪变性	片号3	肾脓肿	片号20
脾细动脉玻璃样变性	片号44	慢性胃溃疡	片号53
急性重型肝炎	片号59		

大体标本			
肾浊肿	12 号	干酪样肺炎	142 号
肾盂积水	18 号	肝脂肪变性	13 号

续表

大体标本			
脑软化	22号	脑萎缩	19号
脾包膜玻璃样变性	14号	脑脓肿	23号
心脏肥大	27号	胸膜玻璃样变性	15号
足干性坏疽	24号	皮肤一期愈合	25号
脾梗死	9号	心脏褐色萎缩	16号
瘢痕疙瘩	26号		

1. 观看细胞、组织的适应和损伤修复教学录像片

2. 组织切片观察

(1) 肾近曲小管上皮细胞水肿 (hydropic degeneration of kidney cell) 片号 1

肉眼观察:长方形红染组织块。

低倍镜:肾组织,基本结构功能单位(肾单位)清晰可辨,肾小球周围的肾近曲小管管径增大,密集,管腔狭小或呈星芒状。

高倍镜:肾近曲小管上皮细胞肿胀,体积变大,细胞境界不清,刷状缘大部分已消失,胞质内出现大量淡红染色颗粒,部分细胞核变淡或消失,腔内可见少量上述颗粒或崩解脱落的细胞碎片。肾间质血管扩张、充血,其余未见明显病变。

诊断要点:上皮细胞体积变大,细胞核变淡或消失,胞质粉染,细胞境界不清。

思考题:(1) 肾细胞水肿常见原因有哪些?

(2) 肾近曲小管上皮细胞胞质内红染颗粒电镜下为何物?

(3) 肾细胞水肿对患者肾功能有哪些影响?临床表现有哪些?

(4) 此组织切片的诊断要点是什么?

(2) 肾近曲小管上皮细胞水样变性(hydropic degeneration of convoluted tubule cells)
片号 2

肉眼观察:长方形淡红染组织块。

低倍镜:系肾组织,肾单位可辨,肾小球周围的肾近曲小管管径较前明显增粗,管腔高度狭窄。

高倍镜:肾近曲小管上皮细胞明显肿胀、淡染,刷状缘不清,胞质疏松,呈网络状,并见许多大小不等的不规则空泡及少量粉染颗粒,管腔高度狭窄,间质血管充血,其余肾组织病变不明显。

诊断要点:上皮细胞明显肿胀,胞质疏松,呈网络状。

思考题:(1) 肾细胞水样变性常见原因有哪些?

(2) 肾细胞水样变性对机体有哪些影响,临床表现有哪些?

(3) 肾细胞脂肪变性与肾细胞水肿的区别有哪些?

(3) 肝脂肪变性 (fatty degeneration of liver) 片号 3

肉眼观察:长方形红染组织块。

低倍镜:系肝组织,肝基本结构(肝小叶)可辨认。

高倍镜:肝小叶内几乎所有肝细胞胞质内可见脂肪滴溶解后形成的圆形透亮空泡,空泡大小不一,大者可将肝细胞核挤向一侧,空泡数量不等,中央静脉、肝窦及汇管区显示血管扩张充血,汇管区可见少量淋巴细胞、单核细胞浸润。

诊断要点:胞质内见圆形空泡,系脂滴溶解所致。细胞核受挤压偏向一侧,胞质减少。

思考题:(1) 肝脂肪变性是怎样形成的?

　　　(2) 用哪些染色法可证实肝细胞胞质内空泡为脂肪滴?

　　　(3) 肝细胞脂肪变性进一步发展可出现什么结果,有哪些临床表现?

(4) 脾细动脉玻璃样变性 (hyaline degeneration of splenic arteries)　片号 44

肉眼观察:长方形紫红染色组织块。

低倍镜:系脾组织,脾被膜明显增厚,脾小梁数目增多且增宽。呈轻度粉染均质结构。脾小结体积变小,脾白髓中央动脉管壁显著增厚红染,呈均质玻璃样。

高倍镜:脾中央动脉壁内皮细胞下出现均质红染无结构物质(即玻璃样物质)。血管内皮细胞及平滑肌细胞不同程度减少。脾中央动脉腔狭窄。除细动脉外,其他血管也有类似改变。

诊断要点:内皮细胞下出现玻璃样物质。

思考题:(1) 玻璃样变性有哪几种类型?

　　　(2) 脾中央动脉玻璃样变性是怎样形成的,会有何结果?

　　　(3) 细动脉硬化常见于哪些疾病?

　　　(4) 细动脉硬化的物质基础是什么?

(5) 急性重型肝炎(acute severe hepatitis)　片号 59

肉眼观察:长方形红染组织块。

低倍镜:系肝组织,肝被膜无明显改变,肝小叶结构不完整,散在分布大片性坏死灶,仅肝小叶周边残留部分变性肝细胞。

高倍镜:(坏死区)坏死肝细胞崩解,坏死肝细胞核溶解(核淡染轮廓不清,甚至消失),胞质呈无结构粉染团块,尚可见黄色胆色素颗粒,肝窦明显扩张充血、出血。肝小叶周边部分肝细胞胞质内呈红染颗粒状或大小不等空泡状,毛细胆管内有胆栓形成。

诊断要点:坏死肝细胞崩解,细胞核固缩、碎裂、溶解。残留肝细胞胞质内出现圆形空泡、粉染颗粒或胞质疏松淡染。炎细胞浸润。

思考题:(1) 急性重型肝炎是怎样引起的?

　　　(2) 此组织切片中同学们能看到坏死的哪些变化?

　　　(3) 此病发展的结局会怎样,会出现哪些临床表现?

(6) 结核性淋巴结炎(干酪样坏死)(tuberculosis of lymph node)　片号 100

肉眼观察:椭圆形红染组织块,大片为粉染区域。

低倍镜:系淋巴结组织,淋巴结正常结构大部分已破坏,其中可见大片粉染细颗粒状、无结构物质,即干酪样坏死区。

高倍镜:坏死区与周围组织交界处,可见细胞核固缩(染色质浓缩、深染、体积较小)以及核碎裂(核崩解成碎颗粒),其余部位暂不观察。

诊断要点:坏死区界线明显,此处细胞核固缩、碎裂、溶解。

思考题:(1) 淋巴结干酪样坏死与一般凝固性坏死在形态结构上最大的区别点是什么?

　　　(2) 干酪样坏死的结局会怎样?

　　　(3) 干酪样坏死是哪些疾病的特征性病变?

（7）肾贫血性梗死（anemic infarct of kidney） 片号 15

肉眼观察：长方形红染组织块，一侧可见一淡粉染三角形区域。

低倍镜：淡粉染三角形区域即为梗死区，其内肾组织轮廓尚存，梗死区外，肾组织正常结构存在。

高倍镜：梗死区原有组织细胞胞质呈红染无结构颗粒状，细胞核已溶解消失，梗死区与正常肾组织交界处肾间质血管扩张、充血，部分区域有灶性出血，并见多数中性粒细胞浸润，即炎性充血、出血带，梗死区肾被膜面肾组织尚正常。

诊断要点：与正常区域对比，可以明显地看到梗死区细胞核的变化。

思考题：（1）肾贫血性梗死是怎样形成的？

（2）为何梗死区近肾被膜面肾组织尚能存活？

（3）肾贫血性梗死患者有何表现？结局怎样？

（8）肾脓肿（abscess of kidney） 片号 20

肉眼观察：横条状组织，切片上端有一半圆形缺损，其边缘可见一层红染物质，与周围组织分界清。

低倍镜：系肾脓肿的一部分，一侧为脓肿腔，此处原有结构消失。脓腔充满坏死细胞碎片、变性坏死的中性粒细胞、脓液。此为液化性坏死灶，其他病变暂不观察。

诊断要点：液化性坏死灶的特点：细胞碎片、中性粒细胞、浆液。

思考题：（1）什么是脓液？

（2）液化性坏死物质是如何形成的？

（3）肾脓肿进一步发展会出现哪些情况？

（9）慢性胃溃疡（chronic gastric ulcer） 片号 53

肉眼观察：红染长条索状组织块，中央有一斜梯形缺损处，即胃溃疡处。

低倍镜：溃疡处原有结构消失，形成一局部缺损，该处黏膜下层、肌层的连续性中断，其余胃壁组织层次清楚。

高倍镜：溃疡部从内到外可分四层，第一层为渗出层，主要由中性粒细胞、红细胞及粉染、细丝状纤维素组成；第二层为坏死层，主要由粉染均质无结构的条索状、团块状坏死物构成，其内散在不定量的中性粒细胞和淋巴细胞；第三层为肉芽组织层，该层的肉芽组织由丰富毛细血管及幼稚结缔组织构成，毛细血管壁薄，管腔扩张充满红细胞。深层毛细血管的走行与溃疡面垂直，其间有大量成纤维细胞及少量胶原纤维；近溃疡面的走行与表面平行，溃疡深部血管数量渐少，管径增大、壁较厚，且其间的纤维细胞成分较少，胶原纤维成分较多并聚集成束，走行与溃疡面渐平行；第四层为瘢痕组织，其中血管稀少、纤维组织增多，且呈横向走行，可见胶原纤维玻璃样变，也可见小动脉内膜增厚，管腔狭窄或闭塞。溃疡边缘可见黏膜肌层与肌层粘连愈合。

溃疡周围的胃黏膜失去原有结构，代之以小肠黏膜样结构，黏膜被覆上皮及腺上皮出现杯状细胞。上皮细胞游离面出现纹状缘。部分腺体基部有细胞质内含有红染粗颗粒的潘氏细胞，这些改变称为肠上皮化生。

诊断要点：溃疡的四层结构，渗出层、坏死层、肉芽组织层、瘢痕组织层。注意观察四层结构各自的特点。

思考题：（1）胃溃疡的主要结构特征是什么？

（2）肉芽组织的构成成分包括哪些？

（3）哪几点为胃黏膜肠上皮化生的依据?

3. 大体标本观察

（1）肾水样变性(hydropic degeneration of kidney) 12 号

病变特点:系肾组织。肾体积增大,包膜紧张,切面外翻,皮质稍增厚,色混浊(新鲜标本可呈苍白色)。

思考题:（1）肾水样变性时,对患者的肾功能有何影响?

　　　　（2）肾水样变性时,为何肾切面外翻?

　　　　（3）简述该病变的转归结局。

（2）肝脂肪变性(fatty degeneration of liver) 13 号

病变特点:系肝组织。肝冠状切面,体积增大、肿胀,包膜紧张,肝切缘外翻,色浅黄。

思考题:（1）什么是脂肪肝?

　　　　（2）哪些因素可引起肝细胞脂肪变性?

　　　　（3）肝脂肪变性进一步发展会造成什么样的后果?

　　　　（4）患者会出现哪些临床症状和体征?

　　　　（5）如何预防及治疗?

（3）脾包膜玻璃样变(hyaline degeneration of splenic capsule) 14 号

病变特点:系脾组织。部分脾组织包膜显著不均匀增厚,呈灰白色均质状,半透明,质地韧硬。

思考题:（1）脾包膜玻璃样变是怎样引起的?

　　　　（2）其对机体有何影响?

　　　　（3）临床治疗对策有哪些?

（4）胸膜玻璃样变(hyaline degeneration of pleura) 15 号

病变特点:系部分胸膜。胸膜显著不均匀增厚,呈灰白色,均质较韧硬,半透明。

思考题:（1）何种情况下可致胸膜玻璃样变性?

　　　　（2）它对患者呼吸功能可造成什么样的影响?

　　　　（3）与脾包膜玻璃样变有何异同?

（5）脾梗死(splenic infarction) 9 号

病变特点:系脾组织。脾体积正常,脾中下部一灰白色楔形梗死灶。尖端指向脾门,底部近脾包膜,梗死灶与周围正常组织境界清楚。有一充血出血带。

思考题:（1）脾梗死是怎样形成的?

　　　　（2）为何脾梗死灶的尖端指向脾门?

　　　　（3）患者临床上可能出现什么样的症状和体征?

　　　　（4）什么是凝固性坏死?

（6）干酪样肺炎(caseous necrosis of pneumonia) 142 号

病变特点:系肺组织。

标本1:肺中叶一轮廓较清楚、类圆形病灶,病灶区坏死变实,呈均匀一致的浅黄色,状似奶酪。标本2:肺上叶及下叶大部分实变呈均质灰黄色,状似奶酪,部分区域坏死物脱落,形成虫蚀状小空洞。

思考题:（1）干酪样肺炎是怎样形成的?

　　　　（2）对患者会造成什么样的影响?

（3）临床上可出现哪些症状与体征？

（4）什么是干酪样坏死？

（7）脑软化（cerebral softening） 22 号

病变特点：系脑组织。病变处可见不规则坏死灶，局部灰暗破碎，部分已液化，呈疏松网状结构。

思考题：（1）哪些因素可造成脑软化的发生？

（2）对患者会造成什么样的影响？

（3）临床上可出现哪些体征？

（8）脑脓肿（pyencephalus） 23 号

病变特点：脑组织。

标本 1：大脑水平切面，两侧大脑半球不对称，一侧脑组织内有 5cm×5cm×4cm 大小的空腔，腔壁内面粗糙，有灰黄色脓液附着。壁外有纤维组织包囊，边界清楚，附近脑组织外观正常。标本 2：大脑水平切面，两侧大脑半球不对称，一侧脑组织有三个大小不同空腔，腔内面有少量脓性渗出物附着，周围有纤维组织包绕，边界清楚，附近脑组织外观正常。

思考题：（1）脑脓肿是怎样形成的？

（2）对患者会造成什么样的影响？

（3）临床上可采取哪些治疗方法？

（9）足干性坏疽（dry gangrene of foot） 24 号

病变特点：足。病变处呈黑褐色，与健康组织界线清楚，干燥皱缩，质地硬。

思考题：（1）足干性坏疽是怎样引起的？

（2）干性坏疽与湿性坏疽有何区别？

（3）临床一般采取哪些治疗措施？

（10）心脏褐色萎缩（atrophy of heat） 16 号

病变特点：心脏组织（无心包）。心脏体积缩小，呈淡褐色，心外膜皱缩，冠状动脉分支迂曲，呈蛇行状。

思考题：（1）心脏褐色萎缩对心功能有何影响？

（2）哪些原因可引起心脏褐色萎缩？

（3）心脏褐色萎缩的细胞组织病理学基础是什么？

（11）肾盂积水（hydronephrosis） 18 号

病变特点：肾组织。肾体积增大，切面见肾盂肾盏极度扩张，呈互相沟通的多房性囊腔。肾实质萎缩变薄，皮髓质分界不清（标本 2 输尿管呈囊性扩张）。

思考题：（1）肾盂积水是怎样引起的？

（2）肾盂积水对患者会造成什么样的影响？

（3）临床上用哪些方法可以辅助诊断此病？

（4）若双侧肾同时出现肾盂积水，患者会出现什么样的后果？

（5）针对引起肾盂积水的不同致病原因，应采取哪些应对措施？

（12）脑萎缩（atrophy of brain） 19 号

病变特点：脑组织。大脑体积缩小，脑回变窄，脑沟增宽、变深（标本 1 切面，大脑灰质明显变薄）。

思考题:(1) 哪些原因可引起脑萎缩发生?

(2) 脑萎缩发生时,患者会出现哪些临床表现?

(3) 采取哪些措施预防和治疗脑萎缩?

(13) 心脏肥大(hypertrophy of heart)　27 号。

病变特点:心脏组织(无心包)。心脏体积明显大于正常心脏,重量增加,各房室均扩大,心肌肥厚,尤以左心室增厚最为显著。腱索与乳头肌均增粗。

思考题:(1) 心脏肥大由哪些原因引起?

(2) 患者临床上可出现哪些症状与体征?

(3) 心脏各瓣膜听诊区会出现哪种杂音?

(14) 皮肤一期愈合(Ⅰ healing of skin)　25 号

病变特点:系皮肤组织。皮肤表面线状灰白色瘢痕,系手术切口愈合瘢痕,具有光泽。

思考题:(1) 皮肤一期愈合见于哪些情况?

(2) 皮肤一期愈合与皮肤二期愈合有何区别?

(3) 实现一期愈合的条件是什么?

(15) 瘢痕疙瘩(keloid)　26 号

病变特点:系皮肤组织。瘢痕中心区呈不规则结节状隆起,质地韧硬,隆起处表面灰白色,有光泽,无毛发,切面灰白色、致密,可见灰白色条索纵横交错排列。

思考题:(1) 哪些因素可引起瘢痕疙瘩的形成?

(2) 瘢痕疙瘩会对机体造成什么样的影响?

(3) 临床上采取何种对应措施治疗瘢痕疙瘩?

四、病例讨论

病例 1-1

病史摘要:

患者,田××,女,38 岁,农民,于入院前 50 分钟,因劳动不慎,右前臂下端被巨大的木料完全截断,离断的远端肢体收集在垃圾筐中。入院后立即施行清创及断肢再植手术,用接骨板和螺丝钉固定桡骨,并用丝线间断缝合骨膜。对端缝合各肌腱,套接桡动脉和尺动脉,头静脉和贵要静脉。自损伤至动脉血流恢复时间为 3.5 小时。依次缝合正中神经、尺神经及尺神经背侧支的神经鞘,皮下组织及皮肤亦予缝合。患者用石膏托固定,术后 90 天施行第 2 次手术,去除螺丝钉与钢板,并进行神经及肌腱松解术,术后 8 个月,断肢全部愈合,感觉功能亦已恢复。但出现明显肌肉萎缩现象。

思考题:(1) 共有哪些组织发生了损伤?

(2) 患者断臂再植手术后,各有关组织是如何愈合的?

(3) 为何出现肌肉萎缩?

病例 1-2

病史摘要:

赵××,男,农民,35 岁,打架时,被棍棒击伤左小腿后侧腓肠肌处,该处皮肤略有损伤,事后小腿肿胀、疼痛难忍。第 2 天出现红、肿、热、痛,第 3 天体温上升达 39℃。第 4 天下肢高度肿胀,下达足背,最大周径为 48cm,疼痛更甚,在皮肤裂口处流出血水。在当地医院用大量抗生素治疗,未见疗效。第 6 天,左足蹈趾呈污黑色。第 10 天黑色达足背。与正常组织分界不清。遂到当地县医院治疗,行左下肢截肢术。

病理检查:

下肢高度肿胀,足部污黑色,纵行剖开动、静脉后,见动、静脉血管腔内均有暗红色与灰白色相间的固体物阻塞,长约 10cm,与管壁黏着。固体物镜检为混合血栓。

思考题:患者所患何病,其发生机制是什么?可能发生的后果有哪些?

五、实验报告题目

(1)绘肾水样变性高倍镜图,并标明病变特征。

(2)绘脾中央动脉玻璃样变性低倍镜图。

(3)绘肝脂肪变性高倍镜图。

(4)绘肾脓肿低倍镜图,并标明各层病变特征。

(5)绘 53 号切片"肉芽组织"高倍镜图,并标明组织构成成分。

第二章　局部血液循环障碍

一、理论内容概要

血液循环障碍可分成两种。全身性：整个心血管系统功能发生紊乱（如心功能不全、休克等）。局部性：①局部血容量异常：充血和缺血；②血管内异常物质形成和阻塞：血栓形成和栓塞，及其引起的梗死；③血管壁的通透性和完整性的改变：出血和水肿。

全身性血液循环障碍必然有局部循环障碍，如心功能不全导致局部组织充血，而严重的局部循环障碍也将影响全身血液循环的功能，如心肌梗死可导致心功能不全。

（一）充血

局部组织、器官内血管扩张、血液含量增多，称为充血（hyperemia），包括动脉性充血和静脉性充血两类。

1. 动脉性充血　由于细动脉和毛细血管扩张，局部组织、器官内的动脉血液含量增多，称为动脉性充血（active hyperemia），简称充血。

（1）生理性充血：见于组织或器官为适应生理需要和代谢增强而发生的充血，如饭后的胃肠道充血、肢体运动时的肌肉充血以及情绪激动时的"面红耳赤"等。

（2）病理性充血：包括炎性充血、减压后（贫血后）充血和侧支性充血。

病理意义：动脉性充血时，局部组织或器官体积可轻度增大，表面色泽鲜红（氧合血红蛋白含量增高）。由于动脉血富含氧和营养物质，对改善局部代谢，增强功能状态有积极的意义，炎性充血时有液体和炎细胞的渗出，在炎症防御反应中有积极作用。但严重脑充血可引起头痛，管壁已有病变的动脉发生充血则可能引起破裂出血。

2. 静脉性充血　由于静脉回流受阻，血液淤积在小静脉和毛细血管内，引起组织或器官内含血量增多，称为静脉性充血（venous hyperemia），简称淤血（congestion）。静脉淤血均为病理性，以全身性慢性淤血最常见，也最重要。

（1）原因：①静脉受压；②静脉腔阻塞；③静脉神经调节麻痹，见于烧伤、冻伤；④心力衰竭。

（2）病理变化及其后果：淤血器官肿胀、体积增大、包膜紧张、表面呈暗红色或紫蓝色。镜下见淤血组织内小静脉和毛细血管扩张，充满红细胞，有时伴有水肿。淤血的后果见图 2-1。

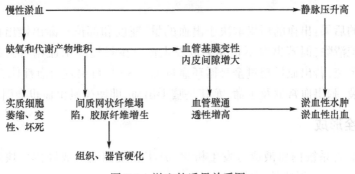

图 2-1　淤血的后果关系图

（3）重要器官淤血举例

1）肺淤血：急性肺淤血多因急性左心衰竭所致。肺组织饱满肿胀，肺切面色泽暗红并有水肿液流出。镜下，肺泡壁毛细血管和小静脉高度扩张淤血，呈串珠状向肺泡腔内突出。肺泡腔内有较多漏出的水肿液，少量红细胞和气泡。随着病变的进展，可有一些巨噬细胞浸润并吞噬红细胞，将其分解，胞质内形成棕黄色的含铁血黄素，此时称为"心力衰竭细胞"（heart failure cell），长期的心力衰竭和慢性肺淤血会引起肺泡壁网状纤维胶原化和纤维结缔组织增生，加之大量含铁血黄素的沉积使肺组织变硬并呈棕黄色，故称之为肺的褐色硬化。

2）肝淤血：肝淤血多因右心衰竭所致。肝小叶中央静脉和邻近血窦扩张、淤血，严重淤血时肝小叶中央静脉区肝细胞受压萎缩，甚至坏死。慢性肝淤血时，肝小叶中央区淤血仍明显，小叶外围的肝细胞出现脂肪变性。肉眼见肝体积增大，包膜紧张，切面肝小叶结构清楚，小叶中央淤血区呈暗红色，周边区因肝细胞脂肪变性呈黄色，红黄相间，形成红黄相间的网络状条纹，状如槟榔的切面，称为"槟榔肝"（nutmeg liver）。晚期，由于纤维组织增生，纤维索带自小叶中央向周围伸展，肝质地变硬；表面隐约可见细小颗粒，称为淤血性肝硬化（心脏性肝纤维化）。

3. 出血 血液自心血管系统外逸，称为出血（hemorrhage）。逸出的血液进入组织和器官或体腔称为内出血，流出体外称为外出血。发生在皮肤、黏膜和浆膜面小而广泛的出血称淤点，较大的出血斑块称淤斑。若出血较多，局部形成肿块称血肿。若血液积聚于体腔内称为体腔积血。

（1）出血的类型：出血可分为破裂性出血和漏出性出血。

1）破裂性出血：破裂性出血因管壁破裂而引起。除机械损伤（如刀伤、枪伤）外，某些局部组织病变如结核性空洞、溃疡或肿瘤等也可浸蚀破坏血管壁。由于血管壁本身的病变，也会引起破裂性出血（如动脉粥样硬化、动脉瘤、静脉曲张、心肌梗死及室壁瘤导致的心脏与动脉破裂）。

2）漏出性出血：血液在毛细血管及毛细血管后静脉处因其通透性增加而漏出于血管外，称为漏出性出血。在显微镜下，上述血管仍维持其完整性，但电镜观察可发现其内皮细胞间隙增大。

（2）出血的原因：①血管壁受损；②血小板减少或血小板功能障碍；③凝血功能障碍。

（3）病理改变：新鲜的出血为红色，以后随红细胞降解形成含铁血黄素而转为棕黄色。镜下，出血部位组织的血管外见红细胞和巨噬细胞，部分巨噬细胞胞质内可见被吞噬的红细胞或含铁血黄素，组织中也可见游离的含铁血黄素。较大的血肿常因吸收不全而发生机化或包裹。

（4）出血的后果：出血的后果取决于出血的量、速度和部位。漏出性出血过程较缓慢，多可被吞噬细胞清除，但若出血不止亦会危及生命。少量慢性出血则可引起缺铁性贫血。破裂性出血较迅速，若出血量超过全身循环血量的1/3时，可出现出血性休克。重要器官的出血如心脏破裂、脑出血常危及生命，尤其是脑干出血，即使少量出血也会引起死亡。

（二）血栓形成

活体的心血管系统内血液成分发生析出、凝集和凝固而形成固体质块的过程，称为血栓形成（thrombosis），所形成的固体物质称为血栓（thrombus）。

1. 血栓形成的条件及其机制

（1）心血管内皮细胞的损伤：在动脉，血栓多发生在动脉粥样硬化斑块溃疡的基础上或见于动脉炎等病变。此外，高血脂、吸烟、免疫反应以及高血压等血流动力学因素也会造成内皮损伤，促进血栓形成。

（2）血流缓慢和涡流形成：血流缓慢可导致下列后果：①轴流被破坏，血小板靠边，接触内皮细胞；②局部存在的少量凝血活性物质不能被正常血流稀释、运走，致使此物质的局部浓度升高；③流入局部血液中的凝血物质在局部滞留，促进血栓形成；④促进内皮细胞激活，增加白细胞黏附。

（3）血液凝固性增强：血液凝血物质增加可见于下列情况：

1）遗传性高凝状态。

2）获得性高凝状态：常发生于大面积烧伤时严重创伤、手术后或产后，血液补充了大量幼稚的血小板。晚期肿瘤（尤其是腹部肿瘤如胰腺癌、早幼粒细胞性白血病）及一些已浸润血管和转移的肿瘤，可不断释放一种凝血致活酶样物质，激活外源性血凝系统。

2. 血栓形成的过程与分类

（1）白色血栓：在受损的内膜上，少量血小板黏附与凝集，形成血小板小丘，即为血栓头部。肉眼观：血栓呈灰白色，波浪状，质实，与血管壁粘连紧密；镜下：主要为血小板成分，称为白色血栓。

（2）混合血栓：凝集的血小板渐形成珊瑚状的小梁，其表面常黏附很多白细胞。血小板小梁间又有大量的纤维蛋白交错粘连成网，其网眼中网罗了大量红细胞，形成肉眼观的圆柱状的血栓体部，表面粗糙干燥，并有灰白与暗红色相间的条纹状结构，称为混合血栓。

（3）红色血栓：随着混合血栓逐渐增大，最终阻塞管腔，局部流血停止，血液发生凝固，形成血栓的尾部。肉眼观呈红色，故称为红色血栓。

（4）透明血栓：纤维蛋白构成，见于弥散性血管内凝血（DIC）。在全身微循环毛细血管内，又称微血栓。

根据血栓形成的部位又可将血栓分为：

1）附壁血栓：指黏附于心脏房室和血管内膜处的血栓。如动脉瘤的附壁血栓，左心房附壁血栓等。

2）闭塞性血栓：指引起血管管腔完全阻塞的血栓。

3）球形血栓：见于左心房二尖瓣口上方。多数由左心房内附壁血栓部分脱落，形成核心，形成以血小板为主的混合血栓。

4）赘生物（vegetation）：指发生在心瓣膜上的附壁血栓，常由血小板和纤维蛋白组成，实质为白色血栓。

3. 血栓的转归

（1）溶解吸收。

（2）血栓的机化与再通：大的血栓自血栓附着处的血管内膜长出肉芽组织，逐渐伸入血栓并取而代之，称为血栓机化。同时，血栓收缩，形成许多裂隙，以后由血管内皮覆盖形成新的血管，能使已被阻塞的血管部分地重新恢复血流，此过程称为再通。

（3）血栓钙化：干缩的血栓发生钙盐沉积，形成静脉石或动脉石。

4. 血栓对机体的影响

（1）对机体有利的方面：血栓的形成对创伤过程中破裂的血管起到止血作用，有助于创口愈合,防止局部感染及感染扩散。

（2）对机体不利的影响:

1）阻塞血管:动、静脉血栓形成主要引起血管阻塞,并进而影响相应组织器官的血供。

2）栓塞:动、静脉的血栓部分可脱落形成栓子,随血流运行至相应的组织器官,引起栓塞。

3）心瓣膜变形:心瓣膜上的赘生物常因机化而引起瓣膜增厚、纤维化和变形,导致心脏瓣膜口狭窄或关闭不全。

4）出血:主要发生在弥散性血管内凝血,由于微循环内广泛的微血栓形成,消耗了大量的凝血因子和血小板,从而造成血液的低凝状态,全身广泛出血。

（三）栓塞

血液循环中的异物随血流运行,阻塞相应大小血管分支的过程称为栓塞(embolism)。引起栓塞的异物称为栓子(embolus)。栓子可以是固体(如血栓栓子、恶性肿瘤细胞、寄生虫及虫卵、细菌、粥样斑块中的粥样物和脂肪)、液体(如羊水)和气体(如空气)。

1. 栓子运行的途径 栓子运行的途径与血流方向一致。左心和体循环动脉内的栓子最终阻塞于各组织器官中相应大小口径的动脉分支。右心和体循环静脉内的栓子则随血流阻塞于肺动脉主干及其分支。来自肠系膜静脉或脾静脉的栓子常阻塞于门静脉的各级分支中。有房间隔或室间隔缺损者,心腔内的栓子偶尔可由压力高的一侧通过缺损进入另一侧心腔,再随动脉血流栓塞相应的分支,称为交叉性栓塞。此外,在某些少见的情况下,静脉内栓子可由较大的静脉逆行至较小的静脉,引起栓塞,称为逆行性栓塞。

2. 栓塞的类型及其后果

（1）血栓栓塞:血栓或血栓的一部分脱落所引起的栓塞,称为血栓栓塞。

1）肺动脉栓塞:95%的血栓栓子来自下肢静脉,少数是盆腔静脉,偶尔来自右心。少量小血栓栓子的栓塞,不引起明显的后果。大量小血栓栓子的栓塞因为引起肺循环血量锐减,可引起右心室压力升高和右心衰竭。中等大小的血栓栓子阻塞肺叶及肺段动脉,在侧支循环不能充分发挥效应(如慢性肺淤血)时,可引起肺梗死。大的栓子阻塞肺动脉主干,或虽未阻塞主干,但使肺循环血量减少50%以上,均可引起患者突然死亡。

2）体循环动脉系统栓塞:栓子大多来自左心,栓塞多见于脑、肾、脾和下肢。当栓子栓塞于较小的动脉且有足够的侧支循环建立时,常不引起严重后果。如栓子栓塞于较大动脉,又未能建立足够有效的侧支循环时,局部组织发生急性缺血,引起梗死。

（2）脂肪栓塞(fat embolism):脂肪栓子主要来源于长骨骨干骨折或广泛软组织损伤。脂肪细胞破裂,游离出的脂滴经破裂的小静脉进入血流而引起脂肪栓塞。一般直径大于20μm 的脂滴可阻塞肺部毛细血管,引起肺栓塞,大量脂滴引起肺动脉栓塞可导致肺水肿、出血或肺不张。脂滴直径小于 20μm 时,可通过肺部毛细血管,进入体循环引起全身各器官的栓塞和小梗死灶。患者表现为烦躁不安、幻觉或引起昏迷等表现。大量脂滴栓塞于肺部毛细血管,引起肺循环血量锐减,可致快速死亡。

（3）气体栓塞:气体栓塞(gas embolism)包括空气栓塞和氮气栓塞。

1）空气栓塞:多发生在静脉破裂后空气的进入,特别在颈部或胸部的外伤或手术因胸腔的负压而使空气从破损血管进入静脉。当大量空气(一次 100ml 左右)进入右心室,空气受血流冲击,形成无数小气泡,随心脏收缩而压缩,导致右心和肺动脉出口阻塞,可引起循环中断而猝死。

2）氮气栓塞：氮气栓塞主要见于减压病（decompression sickness），当气压骤降时，溶解于血液和组织中的氧、二氧化碳和氮气迅速游离，形成气泡，氮气泡不易溶解，引起多脏器的氮气栓塞，引起肺水肿、肺出血或肺不张等，并导致呼吸困难。

（4）羊水栓塞：羊水进入母体血液循环造成栓塞，称为羊水栓塞（amniotic fluid embolism）。主要发生在分娩过程中子宫的强烈收缩，羊膜破裂又逢胎儿头阻塞阴道口时，羊水经破裂的子宫壁静脉窦进入血管并进入肺循环，造成羊水栓塞。镜下，在肺的毛细血管和小血管内有角化上皮、胎毛、胎脂和胎粪等羊水成分。少量羊水也可通过肺微循环到达左心，引起全身各器官的栓塞。此外，羊水还可作为抗原物质引起机体变态反应性休克以及羊水内凝血物质诱发弥散性血管内凝血，常常导致产妇死亡。

（5）其他栓塞：肿瘤细胞侵入血管可形成瘤细胞栓子，引起远处器官的栓塞并形成转移瘤。细菌、寄生虫及虫卵均可成为栓子，形成栓塞。

（四）梗死

组织或器官的血液供应减少或中断称为缺血（ischemia）。由动脉血管阻塞引起的局部组织或器官的缺血性坏死，称为梗死（infarction）。

1. 梗死的病因　梗死的病因有：①血栓形成；②动脉栓塞；③动脉痉挛；④血管受压闭塞。

2. 梗死形成的条件　梗死形成的条件包括：①组织血管的类型；②血流阻断的速度；③组织对缺血缺氧的耐受性；④血的含氧量。

3. 梗死的类型与形态　梗死是局部组织器官中血管阻断所致，梗死的范围及肉眼形态与该器官血管的分布有关。如肺、肾、脾等，一旦其中一条动脉阻塞发生梗死，梗死灶也常呈锥体形或楔形，切面呈三角形，尖端指向被阻塞的动脉，底部靠近器官的表面。而心肌梗死形状多呈不规则状，肠梗死则呈节段形。

（1）贫血性梗死：贫血性梗死（anemic infarction）主要是动脉阻塞的结果，常发生在组织结构比较致密和侧支血管细而少的器官，如脾、肾、心脏等。镜下，整个梗死灶分成三个部分：①中央区，坏死最为彻底，细胞核完全消失，胞质呈深伊红色颗粒状。一般结构的轮廓仍能分辨。②梗死灶外围，组织坏死常不彻底，常见细胞核固缩，核碎裂。此外可见炎症反应，有较多中性粒细胞和巨噬细胞浸润。③最外层是出血带，毛细血管极度扩张，引起充血和出血。陈旧性梗死灶由于机化和瘢痕收缩，可呈凹陷状。

（2）出血性梗死（hemorrhagic infarction）：指在梗死区内有严重的出血，因此，又称为红色梗死。它常发生在肺、肠等器官。出血性梗死的形成，除动脉阻塞外，尚须有下列条件：①严重的静脉淤血，组织器官局部静脉和毛细血管内压升高阻碍了有效的侧支循环的建立，当一支动脉血流阻断，组织就可出现坏死；②组织疏松，肺、肠组织疏松，淤积在梗死区内的血液不被挤出，原来淤积于静脉和毛细血管内的血液可以从破坏的血管中流出，再进入坏死组织内，形成出血性梗死。

1）肺出血性梗死：多发生在已有严重肺淤血（如风湿性二尖瓣病变）的基础上，再有肺动脉分支阻塞时。梗死区常位于肺下叶，突出于肺表面，呈紫红色，质实，锥体形，尖端指向肺门，基底靠近胸膜面，胸膜表面常有一层纤维蛋白性渗出物。镜下观，梗死灶内充满红细胞，肺泡壁结构模糊。患者在呼吸时可有胸痛，并有咯血。随后梗死灶可发生机化。

2）肠出血性梗死：在肠套叠、肠扭转和嵌顿性肠疝时，肠系膜的静脉首先受压而发生淤血,继之动脉受压发生阻塞,结果形成肠壁出血性梗死。多见于小肠段。坏死的肠组织黏膜皱襞变粗,肠壁肿胀,呈暗红色。镜下观,肠壁各层结构不清,组织内充满红细胞。栓子多来自心脏,此时,常伴有心功能不全和内脏淤血,故易发生肠出血性梗死。

3)败血性梗死:在梗死灶内,有时会有大量细菌生长繁殖,引起急性炎症反应,甚至化脓,此时则称为败血性梗死(septic infarction)。

4. 梗死的结局 单纯性梗死灶在早期周围有血管扩张、充血、白细胞渗出,继而有肉芽组织长入,伸入到梗死灶将其机化,形成瘢痕,有时梗死灶中央可发生钙化。脑组织的梗死灶是由胶质细胞增生来取代软化灶,形成胶质瘢痕,或在软化灶液化成囊,周围包绕胶质细胞和神经胶质纤维。

梗死对机体的影响取决于梗死的器官及梗死灶的部位、大小及有无细菌感染。常见的肾梗死可出现血尿和腰痛,但通常不影响肾功能;肠梗死常出现剧烈的腹痛、血便,甚至发生腹膜炎;心、脑器官的梗死常后果严重,心肌梗死严重者可导致心力衰竭或猝死。

二、实验目的要求

(1)掌握慢性肝淤血、慢性肺淤血的形态特征。
(2)掌握混合血栓、梗死的形态特征。
(3)掌握血栓形成、栓塞与梗死的相互关系。
(4)学习分级要求见表 2-1。

表 2-1 学习分级要求表

掌握	熟悉	了解
静脉性淤血的后果,慢性肝淤血和慢性肺淤血的病理变化,血栓形成的条件,血栓的主要类型及各自特点,栓子的运行途径,出血性梗死与贫血性梗死主要病理变化	淤血,血栓形成,栓塞,脂肪栓塞,羊水栓塞,机化,再通,出血性梗死的条件,血栓形成的机制,梗死对机体的影响	充血的原因,出血的原因和类型特征

三、实 验 内 容

组织切片			
慢性肝淤血	片号 11	肾贫血性梗死	片号 15
慢性肺淤血	片号 12	肺出血性梗死	片号 16
静脉混合血栓	片号 13		

大体标本			
慢性肝淤血	1 号	胃肠出血	5 号
脾贫血性梗死	9 号	慢性脾淤血	2 号
静脉混合血栓	6 号	肺出血性梗死	10 号
慢性肺淤血	3 号	肝静脉血栓形成	7 号
急性风湿性心内膜炎	50 号	脑出血	4 号
肺栓塞	8 号	肠出血性梗死	11 号

1. 观看局部血液循环障碍教学录像片

2. 组织切片观察

（1）慢性肝淤血（chromic congestion of liver）（nutmeg liver） 片号 11

肉眼观察：红染长方形组织块。

低倍镜：系肝组织，被膜轻度增厚，肝基本结构（肝小叶）尚存，肝小叶中央静脉及其周围肝窦明显扩张，充满大量红细胞，小叶中央肝细胞索变窄，甚至消失，充血区由小叶中央向周边发展可与邻近充血区相互连接。

高倍镜：小叶中央区肝细胞体积变小，数量减少，部分肝细胞内出现圆形空泡（脂肪变性），部分区域可见淤胆现象，汇管区可见少量单核细胞、淋巴细胞浸润。

诊断要点：肝小叶中央静脉及其周围肝窦明显扩张，充血区由小叶中央向周边发展可与邻近充血区相互连接，部分区域可见淤胆现象。

思考题：（1）慢性肝淤血是怎样引起的？
（2）慢性肝淤血病变特点是什么？
（3）慢性肝淤血的大体形态有何特点？

（2）慢性肺淤血（chromic congestion of lung） 片号 12

肉眼观察：红染长方形组织块。

低倍镜：系肺组织，肺膜轻度增厚，肺泡隔增宽，肺泡腔内见多少不等的细胞和液体成分。

高倍镜：肺泡隔毛细血管高度扩张、充满红细胞，肺泡腔内可见均质粉染的浆液、红细胞、白细胞以及吞噬棕黄色含铁血黄素颗粒的巨噬细胞（心力衰竭细胞），部分巨噬细胞有黑色的尘埃颗粒。

诊断要点：肺泡隔毛细血管高度扩张，肺泡腔内可见均质粉染的浆液、红细胞、白细胞以及心力衰竭细胞。

思考题：（1）慢性肺淤血是怎样引起的？
（2）心力衰竭细胞的镜下特点有哪些？
（3）若慢性肺淤血病变继续发展会引起什么样的后果？

（3）静脉混合血栓（veinal mixed thrombus） 片号 13

肉眼观察：可见管腔样结构。

低倍镜：静脉腔中可见一粉染质块，偏位。

高倍镜：质块近血管壁处，可见由粉红淡染、细颗粒状物质构成的团块或条索，并呈分支状排列，此即由血小板形成的血小板梁，在其边缘附着多少不等的白细胞，血小板梁间，为粉红色纤维蛋白网及大量血细胞（部分区域纤维蛋白网不明显）。

诊断要点：静脉混合血栓的基本结构：血小板梁、纤维蛋白网、白细胞、红细胞。

思考题：（1）混合血栓的特点有哪些？
（2）血栓的结局怎样？
（3）结合 13 号组织切片说明静脉混合血栓是怎样形成的？

（4）肾贫血性梗死（anemic infarct of kidney） 片号 15

肉眼观察：红染长方形组织块，可见一侧有一淡染三角区。

低倍镜：系肾组织，大部分区域组织结构正常，三角区内呈一片粉染，细胞核消失，但肾组织轮廓尚存。

高倍镜:三角区内的肾小球、肾小管轮廓尚可辨认,但细胞核已溶解消失,胞质粉染呈细颗粒状。该区周围肾组织中小血管明显扩张充血,间质内散在红细胞(构成充血、出血带),并有单核细胞、中性粒细胞浸润。

诊断要点:病变区的肾小球、肾小管轮廓尚可辨认,但细胞核已溶解消失,胞质粉染呈细颗粒状。

思考题:(1) 贫血性梗死的特点有哪些?

(2) 梗死的结局怎样。

(3) 结合本切片说明贫血性梗死的形成过程。

(5) 肺出血性梗死(hemorrhagic infarct of intestine)   片号 16

肉眼观察:红染长方形组织块,可见一侧有一深红色区域即梗死区。

低倍镜:系肺组织,梗死区肺泡隔模糊不清,或仅见轮廓,肺泡腔内充满大量红细胞。

高倍镜:梗死区周围肺组织肺泡隔增厚,纤维组织增生,毛细血管扩张、充血,肺泡腔内有红细胞、白细胞、巨噬细胞及浆液。

诊断要点:梗死区肺泡隔纤维组织增生,毛细血管充血,肺泡腔内红细胞、白细胞、巨噬细胞及浆液。

思考题:(1) 贫血性梗死和出血性梗死镜下最主要区别点是什么?

(2) 肺出血性梗死发生的先决条件是什么?

(3) 肺出血性梗死会引起什么样的后果?

3. 大体标本观察

(1) 慢性肝淤血(槟榔肝)(chronic congestion of liver)(nutmeg liver)   1 号

病变特点:系部分肝组织。肝体积增大,包膜灰白增厚,切面见棕褐色与黄色条纹相间,状如槟榔切面的花纹,故称"槟榔肝"。

思考题:(1) 何谓槟榔肝?

(2) 慢性肝淤血进一步发展会出现什么样的后果?

(3) 慢性肝淤血临床有何症状和体征?

(2) 慢性脾淤血(chronic congestion of spleen)   2 号

病变特点:部分脾组织。脾组织显著增大,包膜增厚,切面呈暗红色,脾小梁增粗,呈灰白色细小条索状。

思考题:(1) 慢性脾淤血是怎样引起的?

(2) 慢性脾淤血临床检查有何体征?

(3) 慢性脾淤血临床上会出现什么后果,采取什么治疗措施?

(3) 慢性肺淤血(chronic congestion of lung)   3 号

病变特点:肺组织。肺膜增厚、为灰白色,切面呈淡棕黄色,质地较实。

思考题:(1) 若系整个新鲜慢性肺淤血标本,其大体和切面有何特征?

(2) 患者临床上会出现哪些症状和体征?

(3) 一般采取哪些治疗措施?

(4) 脑出血(hemorrhagic of brain)   4 号

病变特点:脑组织。脑组织冠状切面,一侧大脑半球内囊处出血,并破入脑室,致使脑室附近脑组织成为黑褐色血凝块,该侧大脑半球膨大,对侧脑室受挤压变窄。

思考题:(1) 脑出血是怎样引起的?

（2）脑出血对患者有何影响？

（3）脑出血时，若出血量中等，患者存活，会出现哪些临床表现？

（5）胃肠出血（hemorrhage of intestine and gastric）　5号

病变特点：标本1：胃组织。沿胃大弯侧剪开黏膜面见点状或片状暗红色出血区域，沿皱襞的突起部分出血区呈线状分布。胃壁略增厚，浆膜下也见暗红色片状出血区。标本2：肠组织。一段小肠，绒毛结构尚清，表面附有少量灰白色纤维素性渗出物，约8cm长的肠黏膜呈暗红色，其余肠壁未见明显病变。

思考题：（1）胃肠出血是怎样引起的？

（2）胃肠出血对患者有何影响？

（3）胃肠出血的患者临床上会出现哪些症状和体征？

（6）静脉混合血栓（mixed thrombus of vein）　6号

病变特点：剖开的静脉，腔内圆形质块，表面粗糙、干枯、无光泽，中段区域呈黄白色与棕红色（或黑褐色）相间的条纹，两端呈暗红色，部分血管内膜与质块紧密连接。

思考题：（1）静脉混合血栓的大体有何特征？

（2）静脉混合血栓与患者死后血管腔内血凝块有何区别？

（3）若静脉混合血栓脱落常会引起什么样的后果？

（7）肝门静脉血栓（thrombus of liver）　7号

病变特点：肝冠状切面，肝门区静脉扩张，管腔内充满红褐色质块，内有层状灰白色条纹，结构致密。

思考题：（1）肝门静脉血栓是怎样形成的？

（2）肝门静脉血栓形成会引起什么样的后果？

（3）肝门静脉血栓形成患者临床上会出现哪些症状和体征？

（8）肺栓塞（embolism of pulmonary artery）　8号

病变特点：肺门区肺动脉腔内有条索状质块堵塞，质块呈暗红褐色，内有层状灰白色条纹，表面干燥。结构致密，其一端稍尖，指向下一级动脉分支。

思考题：（1）大体标本中肺栓塞有何特征？

（2）肺栓塞的栓子最常来源于何处？

（3）肺栓塞会引起什么样的后果？

（4）肺栓塞患者有何临床表现？

（9）脾贫血性梗死（anemic infarct of spleen）　9号

病变特点：部分脾组织。切面可见灰红色或灰白色不规则三角形梗死灶。底部朝向脾包膜，略隆起（或凹陷），尖部朝向脾门，边界清楚，周围有暗褐色窄带环绕。

思考题：（1）本标本有何特征？

（2）脾贫血性梗死是怎样引起的？

（3）脾贫血性梗死患者临床上会出现哪些症状和体征？

（4）脾贫血性梗死对机体有何影响？

（10）肺出血性梗死（hemorrhagic infarct of lung）　10号

病变特点：肺组织。切面见肺膜下有一个暗红色或灰褐色梗死灶，形状不规则，切面结构致密，与周围组织分界清楚，其余肺组织呈棕黄色，质地较实。

思考题:(1)肺出血性梗死有何病变特征?

(2)肺出血性梗死是怎样发生的?

(3)肺出血性梗死有哪些症状和体征?

(4)肺出血性梗死对机体有何影响?

(11)急性风湿性心内膜炎(acute rheumatic endocarditis) 50号

病变特点:心脏。暴露左心房及二尖瓣,在二尖瓣闭锁缘上可见一排灰白色,表面光滑、粟粒大小的疣状突起物,此为白色血栓。

思考题:(1)急性风湿性心内膜炎有何病变特征?

(2)疣状赘生物的主要构成成分是什么?

(3)急性风湿性心内膜炎若反复发生会出现什么样的结局?

(4)患者临床上会出现哪些症状和体征?

(12)肠出血性梗死(hemorrhagic infarct of intestine) 11号

病变特点:肠管。标本1:肠套叠,肠管一段,肠壁肿胀增厚,该处呈黑褐色。浆膜面有少量的纤维素性渗出物覆盖,病变与正常的肠管分界清楚。标本2:胃及部分小肠,十二指肠以下的小肠(除标本的末端小肠),肠壁肿胀增厚,呈黑褐色,浆膜面少量纤维素渗出物覆盖,病变肠管与正常肠段分界清楚。

思考题:(1)肠出血性梗死是怎样引起的?

(2)肠出血性梗死的不同发展阶段患者会出现哪些症状和体征?

(3)肠出血性梗死进一步发展会出现什么样的严重后果?

(4)肠梗阻时,临床上应采取哪些措施?

四、病例讨论

病例2-1

病史摘要:

患者,男,68岁,因患支气管癌入院,住院近半个多月来,安静卧床休息,做各种化验及各项术前准备,一日去厕所,突然晕倒,经多方抢救无效死亡。

尸体解剖检查所见:营养状况良好,无明显恶病质;心脏:心脏冠状动脉未见动脉粥样硬化,未见心肌梗死,未见心腔破裂;肺:左肺上叶近肺膜处可见一6cm×5cm肿物,切面灰白色,干燥,有轻度出血坏死,肺膜与胸壁明显粘连,剖开肺动脉系统,可见一大的血栓阻塞于肺动脉主干。

思考题:(1)什么原因引起患者死亡?

(2)请根据你学过的病理知识,试对死亡原因进行分析并加以解释。

病例2-2

病史摘要:

患者,女,34岁,自3月份以来自感心悸,近1个月自感心悸加重,伴无力、气短、胸闷。体温正常,无水肿。X线检查发现右心室增大,超声心动图检查右心室扩大,于12月3日来医院进一步检查,血压16.0/10.7kPa(120/80mmHg),心率120次/分,心率齐,各瓣膜未闻及病理性杂音,肝(-)脾(-)。进一步复查超声心动图右心室增大,其余未见异常。12月9日门诊检查X线胸片肺动脉段膨隆。12月10日由于心慌、气短、恶心来急诊,四肢冰凉、休克,立即抢救无效死亡。临床诊断:右心肥大原因待查,休克。

尸检所见:

肺大体:肺轻度肿胀,未见明显实变,无肿物形成。镜下观,肺泡腔无明显浆液、纤维素渗出,无明显纤维化。肺的小动脉壁未见明显病变,小动脉腔中可见处在不同时期的血栓:有新鲜的血栓、刚刚机化的血栓(靠近血管壁部分的血栓开始机化,而血栓中心部还未出现机化);有的血栓已全部机化(肉芽组织完全代替血栓);有的血栓出现机化后再通,血栓中央有血管腔形成,有的血栓已出现钙化。剖开下肢静脉,静脉腔中可见血栓形成,部分脱落。

思考题:试分析患者死亡原因,并用病理解剖学的基本知识加以解释。

病例 2-3

病史摘要:

患儿,男性,2岁,自生后口唇青紫,近半月以来,出现明显呼吸急促,咳褐色铁锈色痰,近10天加剧。

体检:发育差,精神萎靡,呼吸急促,口唇及指明显青紫,胸骨左缘3~4肋间可闻Ⅲ级以上收缩期杂音,两肺可闻湿性啰音,肝增大肋下2cm,入院后经各种抢救无效死亡。

尸检所见:心脏:左右心室均明显扩张肥大,室间隔上部可见一直径1cm的缺损。肝:明显增大,切面可见红黄相间的条纹。镜下观:中央静脉及周围肝窦扩张,部分肝细胞萎缩,小叶周边部的肝细胞出现脂肪变性;肺:肺肿大,质地变实。镜下观,肺泡壁毛细血管高度扩张,肺泡腔内充满了水肿液、细胞及心力衰竭细胞。肾、脾均出现明显淤血。

思考题:(1)试分析肺、肝及全身器官病变的共同特点,说明引起病变的原因。

(2)用学过的病理知识解释患儿以下的临床表现:①呼吸急促,口唇及指明显青紫;②胸骨左缘3~4肋间可闻及Ⅲ级以上收缩期杂音,两肺可闻湿性啰音,咳褐色铁锈色痰;③肝增大肋下2cm。

五、实验报告题目

(1)绘慢性肝淤血低倍镜图,并标明病变特征。

(2)绘慢性肺淤血低倍镜图。

(3)绘静脉混合血栓低倍镜图,并标明主要结构成分。

(4)绘肾贫血性梗死交界处低倍镜图。

(5)绘肺出血性梗死低倍镜图。

第三章 炎　症

一、理论内容概要

（一）炎症的概念

1. 概念　具有血管系统的活体组织对损伤因子所发生的防御反应为炎症。

2. 炎症的防御作用　液体渗出可稀释毒素；吞噬消灭病原微生物，使病灶局限；吞噬搬运坏死组织以利于再生和修复。但是炎症对机体也有潜在的危害性。

（二）炎症的原因

1. 物理性因子　高温、低温、机械性创伤、紫外线、放射线等。

2. 化学性因子　外源性（强酸、强碱）、内源性（坏死组织的分解产物及代谢产物的堆积）。

3. 生物性因子　细菌、病毒、立克次体、原虫、真菌、螺旋体和寄生虫等。

4. 坏死组织　坏死的组织是潜在的致炎因子。

5. 变态反应或异常免疫反应　机体免疫反应异常时，可引起组织损伤，形成炎症。

（三）炎症的基本病理变化

1. 变质　炎症局部组织发生的变性和坏死。变质可发生于实质，也可发生于间质。前者表现为细胞水肿、脂肪变性及各种坏死；后者出现玻璃样变、黏液样变和纤维素样坏死等。变质由致病因子直接作用，或由血液循环障碍和炎症反应产物直接引起。其代谢特点为物质分解代谢增强、局部酸中毒和炎症介质的释放。

表3-1　渗出液与漏出液的区别

项目	渗出液	漏出液
蛋白量	2.5g% 以上	2.5g% 以下
密度	1.018 以上	1.018 以下
细胞数	>500 个 /mm³	<100 个 /mm³
Rivalta 试验*	阳性	阴性
凝固	能自凝	不能自凝
透明度	混浊	澄清

* Rivalta 试验为醋酸沉淀试验。渗出液因含大量黏蛋白，为 0.1% 醋酸所沉淀，乃阳性反应。

2. 渗出　炎症局部组织血管内的液体和细胞通过血管壁进入组织间质、体腔、黏膜表面和体表的过程称为渗出。渗出包括：①血流动力学改变，细动脉短暂收缩、血管扩张和血流加速、血流速度减慢；②血管通透性增加，内皮细胞收缩或穿胞作用增强、内皮细胞损伤、新生毛细血管壁的高通透性；③白细胞渗出和吞噬作用，白细胞边集、黏着、白细胞游出和化学趋化作用；④炎症介质在炎症过程中的作用，炎症介质的类型及其主要作用，渗出液（炎性水肿和炎性积液）和漏出液的主要区别见表3-1。

3. 增生　实质细胞和间质细胞的增多称为增生。实质细胞的增生如鼻黏膜上皮细胞和腺体的增生，慢性肝炎中肝细胞的增生。间质成分的增生包括巨噬细胞、内皮细胞和成纤维细胞。实质细胞和间质细胞的增生与相应的生长因子的作用有关。炎症增生具有限制炎症扩散和修复作用。

（四）炎症的经过和结局

1. 经过　炎症依其病程分为超急性炎症、急性炎症、亚急性炎症和慢性炎症。超急性炎症呈暴发性经过，病程持续数小时至数天，以变质和渗出性改变为主，多属于变态反应性损害。急性炎症持续时间短，从几天到一个月，以渗出性病变和变质性改变为主，渗出细胞主要为中性粒细胞。慢性炎症病程持续几个月至几年，可由急性炎症转变而来，也可潜隐逐渐发生，以增生性病变为主，渗出细胞主要为淋巴细胞、浆细胞和巨噬细胞。亚急性炎病理经过介于急性炎和慢性炎之间。如亚急性重型肝炎，病程经过一至数月，肝细胞坏死与增生都很明显。

2. 结局

（1）痊愈：包括完全痊愈和不完全痊愈。完全痊愈是指病变组织完全恢复原来组织的结构和功能。不完全痊愈是指病变组织由肉芽组织增生修复。

（2）迁延为慢性炎症。

（3）蔓延扩散：①局部蔓延；②淋巴路蔓延；③血行蔓延：菌血症、毒血症、败血症、脓毒败血症。

（五）炎症的组织学类型

1. 变质性炎　以变质变化为主的炎症称为变质性炎。多见于急性炎症。变质性炎主要发生于肝、肾、心、脑等实质性器官，常由重症感染和中毒引起。

2. 渗出性炎　以浆液、纤维蛋白原和中性粒细胞渗出为主的炎症称为渗出性炎。多见于急性炎症。渗出性炎可分为以下类型：

（1）浆液性炎：以浆液渗出为主，内含少量中性粒细胞、纤维素和蛋白质。如炎性水肿、黏膜的卡他性炎。

（2）纤维素性炎：以纤维蛋白原渗出为主，内含中性粒细胞和坏死组织碎片。如发生在黏膜的假膜性炎症、大叶性肺炎及绒毛心。

（3）化脓性炎：以中性粒细胞渗出为主，并有不同程度的组织坏死和脓液形成。类型包括表面化脓和积脓、蜂窝织炎和脓肿。

（4）出血性炎：渗出物含大量红细胞。

3. 增生性炎　以增生变化为主的炎症称为增生性炎。增生性炎包括非特异性增生性炎和特异性增生性炎。非特异性增生性炎常呈现慢性炎症的特点，如慢性阑尾炎。特异性增生性炎即肉芽肿性炎，以肉芽肿形成为特点，如结核性肉芽肿。

（六）炎症的局部表现与全身反应

1. 局部表现　红、肿、热、痛及功能障碍。

2. 全身反应　发热、血液中细胞成分的变化、单核巨噬细胞系统的细胞增生和实质器官的改变。

（七）影响炎症过程的诸因素

1. 致病因子的因素　致病因子的毒力、数量、作用时间长短。

2. 全身性因素 机体的免疫状态、营养状态、内分泌状态。

3. 局部因素 局部血液循环状态、炎症渗出物和异物是否被清除。

二、实验目的要求

（1）掌握炎症的基本病理变化。

（2）掌握各种炎细胞的形态特征和功能。

（3）掌握各种类型炎症的病变特征：掌握变质性炎形态特征，掌握浆液性炎、纤维素性炎、脓肿和弥漫性化脓性炎（蜂窝织炎）的形态特征，掌握增生性炎（一般慢性炎、炎性息肉、肉芽肿性炎）的形态特征。

（4）熟悉炎症充血和渗出的过程。

（5）学习分级要求见表 3-2。

表 3-2 学习分级要求

掌握	熟悉	了解
炎症的基本病理变化,炎症的结局,炎症的常见类型及其主要特征。炎性肉芽肿的概念、类型及病变特征	炎症的概念,炎症的原因。炎症的局部表现和全身反应。炎症的经过。炎症病程分类:超急性炎、急性炎、亚急性炎、慢性炎	影响炎症过程的诸因素

三、实 验 内 容

组织切片			
小叶性肺炎	片号 47	急性蜂窝织炎性阑尾炎	片号 55
急性重型肝炎	片号 59	皮肤水泡	片号 19
细菌性痢疾	片号 88	肾脓肿	片号 20
横纹肌蜂窝织炎	片号 17	鼻息肉	片号 21
异物肉芽肿	片号 18		

大体标本			
急性重型肝炎	157 号	肠阿米巴病	154 号
绒毛心	28 号	细菌性痢疾	152 号
大叶性肺炎	66 号	急性化脓性胆囊炎	85 号
脑脓肿	23 号	急性化脓性阑尾炎	83 号
出血性肠炎	30 号	慢性扁桃体炎	31 号
鼻息肉	32 号	肠伤寒	149 号
肠粘连	29 号		

1. 观看炎症录像教学片

2. 组织切片观察

（1）小叶性肺炎（lobular pneumonia） 片号 47

肉眼观察：长方形组织块,呈海绵状,可见米粒大小嗜碱性增强区域。

低倍镜:肺组织内血管扩张充血,可见弥漫散在的灶性病变区,期间的肺泡腔扩张。

高倍镜:病灶中心可见细支气管,黏膜上皮细胞部分坏死脱落,腔内可见脓性分泌物,周围肺泡腔内可见大量中性粒细胞、少量巨噬细胞、浆液以及纤维素等,部分病灶内肺组织固有结构破坏,形成小脓肿。病灶之间肺泡腔扩张,其间可见多少不等的浆液和中性粒细胞,肺泡壁毛细血管明显扩张充血。病变严重区域,肺组织有不同程度的破坏。

诊断要点:①肺内弥漫散在的化脓病灶;②病变细支气管及所属肺泡腔内的渗出物主要为中性粒细胞;③病灶间可见正常肺泡和代偿性扩张的肺泡。

思考题:(1) 肺泡腔内的炎性渗出物是如何渗出的?

(2) 切片中哪些病变是炎症的变质性病变?

(3) 小叶性肺炎病变严重处相应的肺部将会出现什么体征?

(2) 急性蜂窝织炎性阑尾炎(acute phlegmonous appendicitis) 片号55

肉眼观察:圆形管腔结构,腔内充满红染物质。

低倍镜:阑尾壁肿胀增厚。阑尾各层内有弥漫的炎细胞浸润,腔内有炎性渗出物及坏死脱落的黏膜上皮,浆膜面附有炎性渗出物,血管显著扩张充血。

高倍镜:腔内充满大量浆液、中性粒细胞、红细胞,部分黏膜坏死脱落。阑尾壁各层血管高度扩张充血,可见白细胞靠边现象;组织间隙疏松可见浆液、中粒细胞(大量)、嗜酸粒细胞浸润(嗜酸粒细胞胞质红染颗粒状,胞核深染呈八字形或圆形)。浆膜面渗出物由中性粒细胞和纤维素组成。

诊断要点:阑尾壁各层由大量的中性粒细胞浸润。

思考题:(1) 本切片可看到哪些炎性渗出物?

(2) 通过观察你看到了炎症渗出的哪些环节?

(3) 急性蜂窝织炎性阑尾炎是什么性质的炎症?

(4) 蜂窝织炎好发于什么部位?

(5) 蜂窝织炎多由什么病原菌引起?病变为何不易局限?

(3) 急性重型肝炎(acute severe hepatitis) 片号59

肉眼观察:正方形组织块,肉眼未见特殊。

低倍镜:肝组织呈广泛性大片坏死,累及肝小叶大部,仅小叶边缘残留少量肝细胞;小叶内及汇管区由较多炎细胞浸润;不见再生结节。

高倍镜:坏死区:①坏死肝细胞崩解;②坏死肝细胞核溶解,胞质呈无结构粉染团块,尚可见黄色色素颗粒;③肝窦明显扩张充血或出血;④少量单核细胞浸润。残留肝细胞:①肝细胞完好或偶见双核;②肝细胞胞质内出现大小不等圆形空泡,或粉染颗粒,或胞质疏松淡染;③毛细胆管内胆栓形成;④汇管区内有炎细胞浸润,并见增生的小胆管。

诊断要点:①肝组织广泛大片状坏死;②残留肝细胞再生现象不明显;③肝窦显著扩张充血。

思考题:(1) 本例属哪一类型的炎症?

(2) 观察切片,理解变质性炎症的形态特点是什么?

(3) 切片中炎症病变以变质性改变为主,你能描述同时存在的渗出性与增生性的病变吗?

(4) 皮肤水泡(浆液性炎)(serous inflammation) 片号19

肉眼观察:梭形组织块,肉眼未见特殊病变。

低倍镜:皮肤组织,表皮内及表皮下出现大而不规则的空隙(此即水泡),水泡内充以多量均质粉染的浆液,混杂一些炎细胞。

高倍镜:水泡内充以浆液,混杂少量淋巴细胞、单核细胞、嗜酸粒细胞、中性粒细胞、红细胞及纤维素;真皮乳头及真皮浅层组织疏松,血管扩张充血,少量炎细胞浸润。

诊断要点:渗出成分主要为浆液。

思考题:(1) 皮肤水泡病变属哪一类性质的炎症?

(2) 浆液性渗出性炎常发生在什么部位?不同的部位名称有何不同?

(3) 浆液性炎的后果和结局?

(4) 过多的浆液性渗出物在临床上有什么不利影响?

(5) 细菌性痢疾(bacillary dysentery) 片号88

肉眼观察:细长条粉染组织块,部分区域略增厚。

低倍镜:结肠壁组织,黏膜层、黏膜下层、肌层、外膜尚可见(本次实验着重观察黏膜面)。黏膜不完整,有不同程度的缺损,表面附有大量的粉红色、网状结构的纤维素,网罗大量细胞,此为假膜。假膜部分与黏膜结合紧密,部分已与残存的黏膜分离。

高倍镜:粉红色、网状结构的纤维素网罗着大量的中性粒细胞、一定量的红细胞及脱落的上皮细胞。

诊断要点:①肠黏膜的破坏;②黏膜表面的纤维素渗出,即假膜的形成。

思考题:(1) 本例炎性渗出物以什么为主?痢疾是发生在黏膜的什么性质的炎症?痢疾患者大便可能出现什么改变?

(2) 什么是假膜性炎?

(6) 肾脓肿(abscess of kidney) 片号20

肉眼观察:横行条状组织,切片上端有一半圆形缺损,缺损边缘可见一层红染物质与周围组织分界清楚。

低倍镜:肾脓肿的一部分,周围可见肾小球和肾小管一侧为脓肿腔,内充脓液,其周围为脓肿壁。

高倍镜:脓液由坏死组织碎片、浆液、变性坏死的中性粒细胞等组成。脓肿壁可分为三层,内层为坏死组织,其量多少不等;中层为炎性肉芽组织;外层为纤维结缔组织。

诊断要点:脓液,脓腔,脓肿壁。

思考题:(1) 肾脓肿是如何形成的?可能有哪些转归结局?

(2) 脓肿是什么类型的炎症,多由什么致病菌引起?

(3) 急性脓肿和慢性陈旧性脓肿在镜下形态有何区别?

(7) 横纹肌蜂窝织炎(phlegmonous inflammation) 片号17

肉眼观察:斜行条状组织块,肉眼未见特殊病变。

低倍镜:横纹肌组织,间质血管扩张充血,灶性出血,组织疏松水肿,炎细胞弥漫性浸润。

高倍镜:肌纤维之间可见大量中性粒细胞及少量单核巨噬细胞弥漫浸润,部分肌纤维肿胀崩解。

诊断要点:肌组织间质充血,组织疏松水肿,中性粒细胞弥漫性浸润。

思考题:(1) 蜂窝织炎渗出的主要成分是什么?

(2) 蜂窝织炎属于什么性质的炎症?

（3）蜂窝织炎结局如何？

（8）鼻炎性息肉（nasal inflammatory polyp） 片号 21

肉眼观察：类圆形组织块，肉眼未见特殊病变。

低倍镜：鼻黏膜表面被覆假复层纤毛柱状上皮，上皮下可见增生毛细血管、腺体、纤维组织，较多的炎细胞。

高倍镜：浸润的炎细胞有淋巴细胞（体积较小，圆形，核深染），浆细胞（体积中等大小，椭圆形，核圆形偏位于细胞的一端，核染色质呈车辐状，胞质丰富嗜碱性，核周可见月牙状空晕），嗜酸粒细胞（体积中等大小，圆形，核分成两叶呈"八"字状，胞质内可见粗大的嗜酸粒颗粒）。

诊断要点：鼻黏膜毛细血管、腺体、纤维组织增生以及淋巴细胞为主的炎细胞浸润。

思考题：（1）观察切片后，你认为组织中哪些成分是由炎性增生形成的？这种病变后果如何？

（2）炎性息肉的常见好发部位在何处？

（3）形成息肉的原因是什么？

（9）异物肉芽肿（foreign body granuloma） 片号 18

肉眼观察：斜行条状组织块，中心可见一椭圆形蓝染结节。

低倍镜：主要由多核巨细胞、单核巨噬细胞等成分构成，为境界清楚的结节状病变。

高倍镜：病灶中可见红染圆形小体，此即阿米巴原虫，在其周围围绕着异物多核巨细胞，该细胞胞体甚大，含有数个至数十个胞核，多不规则地散在细胞内。有的异物巨细胞胞质内可见吞噬的阿米巴原虫在各处还散在许多巨噬细胞、嗜酸粒细胞及淋巴细胞；此处亦可见大量增生的纤维结缔组织，纵横交错排列。另一部分切片，异物肉芽肿结构如上述，但异物巨细胞内吞噬的异物不是阿米巴原虫，而是棕色的颗粒状物。

诊断要点：以异物型多核巨细胞、单核巨噬细胞为主形成的结节状病变；病变区可见异物，病变边缘纤维结缔组织增生。

思考题：（1）异物肉芽肿是什么性质的炎症？病变形态有什么特点？

（2）炎性肉芽组织和炎性肉芽肿有何区别？

（3）何为肉芽肿性炎？肉芽肿性炎分为哪两大类？

3. 大体标本观察

（1）急性重型肝炎（acute severe hepatitis） 157 号

病变特点：部分肝组织，厚度变薄，被膜皱缩，边缘锐利，切面土黄色（故又称急性黄色肝萎缩），尚见针头大或粟粒大出血点。

思考题：（1）为什么急性重型肝炎又称急性黄色、红色肝萎缩？

（2）急性重型肝炎可引发什么临床症状？

（3）急性重型肝炎可能发生的结局和后果有哪些？

（4）你知道正常成人肝的重量吗？

（2）肠阿米巴病（intestinal amoebiasis） 154 号

病变特点：一段结肠，已剪开。黏膜面散在多数圆形或不规则形大小不一的溃疡，溃疡边缘肿胀，呈潜行性（口小底大）。部分溃疡底部互相沟通，此外可见点状出血。肠壁增厚。浆膜面未见特殊病变。

思考题：（1）肠阿米巴病的大体有何特点？

(2) 肠阿米巴病属于什么性质的炎症?

(3) 肠阿米巴病可引发怎样的临床后果?

(4) 肠阿米巴病与细菌性痢疾有何区别?

(3) 绒毛心(纤维素性心包炎 fibrinous pericarditi) 28 号

病变特点:心脏标本,心包已剪开。心外膜(心包脏层)表面粗糙,覆以大量灰黄色纤维素性渗出物,呈绒毛状。

思考题:(1) 虽有纤维素渗出在心包表面,怎样引起绒毛样的外观?

(2) 如纤维素渗出过多,又吸收不尽,将会造成什么后果和影响?

(3) 临床上的"缩窄性心包炎"与本病变有关系吗?

(4) 纤维素渗出性炎好发在什么部位?

(4) 细菌性痢疾(bacillary dysentery) 152 号

病变特点:一段结肠,已剪开。黏膜面附着一层灰黄色糠皮样膜状物(假膜),部分假膜脱落,形成不规则、边缘不整齐的浅表溃疡。肠壁增厚,浆膜面未见特殊改变。

思考题:(1) 细菌性痢疾属什么性质的病变,为什么又称它为假膜性炎。

(2) 如果这种假膜形成在喉和气管后果怎样?

(3) 肉眼所见的假膜,在镜下是什么成分构成的,结构如何?

(5) 大叶性肺炎(lobar pneumonia) 66 号

病变特点:大部分肺组织呈灰白色,质实如肝,失去正常海绵状结构,表面粗糙,相应肺膜面(脏层胸膜)有淡黄色纤维素渗出物附着。

思考题:(1) 大叶性肺炎肉眼观的组织病理学基础是什么?

(2) 肺大叶实变,临床上患者会出现哪些症状和体征?

(3) 肺泡腔内容物吸收不尽,后果和影响如何?

(6) 急性化脓性胆囊炎(acute suppurative cholecystitis) 85 号

病变特点:胆囊显著增大,囊壁增厚,浆膜面可见点状或片状出血并有纤维素性渗出物附着。黏膜肿胀粗糙,有大量脓性渗出物附着,形成脓苔。

思考题:(1) 为何本例胆囊显著肿大同时又有囊壁增厚?

(2) 什么是胆囊积脓?其发生机制如何?

(3) 你认为患者可能会出现什么临床症状?

(7) 脑脓肿(abscess of brain) 23 号

病变特点:大脑水平切面。两侧大脑半球不对称,一侧脑组织内有一 5cm×7cm×4cm 大小空腔,空腔腔面有少量脓液附着,周围有纤维组织包裹,边界清楚。附近脑组织外观无明显异常。

思考题:(1) 脑内病变如何形成?病原因子是什么?会造成什么样的后果?

(2) 该病变属什么性质,其本质又是什么?能得以修复吗?

(8) 急性蜂窝织炎性阑尾炎(急性化脓性阑尾炎 acute phlegmonous appendicitis) 83 号

病变特点:阑尾肿胀,浆膜面小血管扩张充血,颜色暗紫,部分区域有点状出血或有灰黄色脓性渗出物附着。

思考题:(1) 急性蜂窝织炎性阑尾炎与急性化脓性阑尾炎是同一类型的病变吗?

(2) 急性蜂窝织炎性阑尾炎属什么性质的炎症?病变特点是什么?

（3）病变阑尾肿胀由哪些因素所致？

（9）出血性肠炎（hemorrhagic inflammation of intestine） 30 号

病变特点：一段肠管。肠壁轻度肿胀，黏膜面散在多个针尖或米粒大小呈灰褐色出血灶，失去正常光泽。

思考题：（1）出血性炎的血管损伤严重，渗出物中含有大量的红细胞。你知道出血性炎在临床上常见于哪些急性传染病？

（2）出血性炎属于什么性质的炎症？

（3）出血性炎是否表明炎症较严重，血管损伤较明显？

（10）慢性扁桃体炎（chronic tonsillitis） 31 号

病变特点：扁桃体明显肿大，灰白色，质较硬，部分隐窝变小。

思考题：（1）慢性扁桃体炎属什么性质的炎症，显微镜下会有哪些组织病理学改变？

（2）这样的慢性炎症病灶在临床上对引发其他疾病会有何影响和后果？

（11）鼻炎性息肉（nasal inflammatory polyp） 32 号

病变特点：取自鼻腔，标本为息肉的一部分。呈椭圆形，灰白色，质地细而软。

思考题：（1）什么是息肉？其本质是什么？

（2）你知道炎性息肉常见在什么部位？

（3）多发性鼻炎性息肉将会出现什么临床症状和后果？

（12）肠伤寒（typhoid fever of intestine） 149 号

病变特点：一段回肠。黏膜面淋巴组织明显增生，凸出于黏膜表面，色灰红。集合淋巴小结呈椭圆形，表面形似脑回；孤立淋巴小结呈米粒大，半球形凸出于黏膜面。

思考题：（1）什么是伤寒？其病变本质是什么？

（2）肠伤寒与肠结核肠道病变各有什么特点？如何区别？

（3）肠伤寒常见的并发症是什么？

（13）肠粘连（intestine conglutination） 29 号

病变特点：一团肠管，浆膜面相互广泛紧密粘连。

思考题：（1）这样的病变是怎样形成的？将会产生什么后果？

（2）你认为肠粘连的患者会出现什么临床症状？

四、病例讨论

病例 3-1

病史摘要：

青年男性，因救火被烧伤，面部和背部皮肤大片红斑，局部形成大泡，泡壁薄，剧痛。部分水泡破裂，不断溢出淡黄色液体，两前臂皮肤呈焦痂，微痛。体温 38.2℃，脉搏 95 次/分，呼吸 22 次/分。血压 12.7/10.0kPa（95/75mmHg），白细胞总数 1.2×10^9/L（1200/mm³），中性粒细胞占 80%。入院后经清创、抗休克治疗、给予无菌暴露疗法，病情逐渐好转，表面结痂。20 日后，焦痂脱落，露出肉芽创面，经自体植皮愈合，痊愈出院时胸背部遗留色素沉着瘢痕。

思考题：（1）面部、胸及背部皮肤发生了什么炎症？为什么剧痛？

（2）前臂皮肤病变属于什么炎症？为什么疼痛反而轻？

（3）为什么两前臂需要植皮？

病例 3-2

病史摘要：

青年男性，左足背生疮溃烂、寒战高热半月，心前区持续疼痛并呈阵发性加剧，向两肩放射，同时气急 1 周。体检：一般情况差，体温 39.5℃，脉搏 140 次/分，呼吸 32 次/分，血压 10.7/8.0kPa（80/60mmHg）。心尖波动消失，心浊音界向两侧扩大，心音细弱遥远。左内踝可见 4cm×4cm 红肿区，略有波动感。实验室检查：白细胞总数 22.5×10⁹/L（22500/mm³），中性粒细胞占 88%。血及心包液培养，金黄色葡萄球菌阳性，入院给予大量抗生素治疗，并行心包穿刺术，术后体温下降，但不平稳，10 天后病情恶化，治疗无效死亡。尸检发现腹腔内大量淡黄色轻度混浊腹腔积液，腹膜表面有纤维素渗出。心脏、二尖瓣增厚，表面有少量脓性渗出物及少数绿豆大赘生物，灰黄色质脆松软，镜检血栓中可见菌丛。心包膜极度增厚，表面有大量黄白色绒毛状渗出物。肺脏，肺血管内有血栓栓塞，右肺下叶可见 4cm×4cm 暗红色梗死区，镜下，肺组织淤血，梗死区肺组织呈出血性梗死，境界清楚。镜下，梗死区脾组织轮廓存在。肝增大，表面及切面可见红黄相间的花纹，镜下小叶中央静脉及肝窦明显扩张淤血。

思考题：（1）本例心内膜、心包膜及腹膜发生了什么炎症？

（2）心内膜、心包膜及腹膜的病变是怎么引起的？

（3）解释肺、脾、肝的病变及水肿的原因。

病例 3-3

病史摘要：

常××，男性，35 岁，农民，因左小腿肿胀疼痛 3 天就诊。3 天前左小腿轻微擦伤出现疼痛，自己在家治疗，贴伤湿止痛膏未奏效，小腿部出现明显红肿，继而蔓延到左侧大腿，随到医院诊治。

体检：体温 38.6℃，脉搏 90 次/分，呼吸 27 次/分，血压 16/10kPa（120/75mmHg），神志清楚，急性病容，皮肤巩膜无黄染。腹部平软。侧腰部轻度红肿。左侧大腿、小腿明显肿胀，颜色暗红，皮温稍高，膝关节活动受限。实验室检查：白细胞 18×10⁹/L，中性粒细胞 90%，尿和大便常规检查未见异常。治疗经过：入院后积极抗感染治疗，采用大剂量抗生素静脉滴注，入院当晚，病情恶化，病人出现烦躁不安，面色苍白，出冷汗，四肢冰凉，脉搏细弱，血压 8/4kPa（60/30mmHg），随即心跳停止，抢救无效而死亡。

尸检所见：

青年男尸，发育正常，营养良好，左侧腋窝下可触及肿大淋巴结 3 枚，左侧腰部大片状红肿，左侧大腿及小腿明显肿胀，暗红色，张力增高，周径比右侧分别增大 5.4cm 和 3.8cm，足部出现轻度肿胀，切面可见血性液体渗出，腹腔内可见少量淡黄色液体，胸腹腔各脏器外观未见异常。镜检：心肌细胞轻度肿胀，横纹消失，胞质内可见少量红染颗粒。肝细胞轻度肿胀，可见大量粉染颗粒，部分肝细胞内可见圆形空泡。肾近曲小管上皮细胞肿胀，刷状缘消失。右侧腋窝淋巴结内可见充血、水肿以及大量中性粒细胞浸润。各器官组织均可见明显的血管扩张充血。左侧大腿和小腿皮下组织和肌肉组织高度水肿，血管高度扩张充血，肌纤维之间空隙增大，在肌纤维之间和脂肪组织中可见大量中性粒细胞弥漫浸润，部分皮下脂肪组织和肌肉组织坏死，阴囊和腰部病变基本同上。

思考题:(1)根据尸检材料,作出病理诊断,并找出诊断依据。

(2)结合病史讨论疾病的发生发展过程和死亡原因。

五、实验报告题目

(1)绘各种炎细胞的高倍镜图,并标注。

(2)绘异物肉芽肿的高倍镜图。

【部分答案】

答案 3-1

(1)本例面部、胸部及背部由于高温引起皮肤Ⅱ度烧伤,属于急性渗出性浆液性炎,其血管壁通透性增高的类型属于速发持续反应,损伤后马上发生,持续几个小时至几日,微循环血管受累。机制:属于内皮细胞坏死脱落。炎症的特点是大量浆液渗出和水泡形成,由于局部大量炎症渗出,受炎性渗出物的压迫及局部炎症介质的刺激产生剧烈的疼痛。

(2)前臂皮肤呈Ⅲ度烧伤,局部组织坏死,发生了变质性炎症,表面焦痂形成。由于烧伤较深,皮肤神经末梢亦被破坏,故反应迟钝、疼痛反而较轻。

(3)两前臂Ⅲ度烧伤,伤及皮肤全层甚至皮下组织,皮肤附属器官破坏,创伤属于二期愈合,创面只能由创缘的上皮细胞向内生长覆盖。创面较大时,自行修复较为困难,不能由结构、功能相同的组织完全修复,需行植皮术,以促进行修复愈合。

答案 3-2

(1)本例尸检结果,主要病变为心内膜、心包膜以及腹膜的急性渗出性炎症。三者部位不同,渗出物的性质亦不完全一致。心内膜为急性化脓性炎,表现为二尖瓣有脓性渗出物,充血、水肿及中性粒细胞浸润。由于瓣膜炎症,内皮细胞损伤,可引起血栓性赘生物形成。心包膜为急性化脓性纤维素样炎症,心包腔内有大量纤维蛋白渗出而形成绒毛心,同时有脓液形成,故穿刺时抽出黄色脓液,腹膜为浆液纤维素性炎症,腹腔内的渗出液主要是淡黄色浆液,同时有纤维蛋白渗出。

(2)患者发生细菌性心内膜炎、心包炎及腹膜炎的原因是由于金黄色葡萄球菌感染引起的脓毒败血症所致。血液培养也证明了这一点,心包液培养出金黄色葡萄球菌,与血液培养的细菌一样,患者开始时的足背感染处理不当,使化脓菌侵入血液循环,加上患者本身抵抗力较差,细菌在血液中大量繁殖并产生毒素引起脓毒败血症,身体其他部位出现了播散性小脓肿。从本例应吸取深刻教训是皮肤化脓性感染(如疖、痈等)正确处理十分重要,不可轻视。特别要注意切勿挤压,以免破坏脓肿壁的屏障作用,使感染扩散,引起败血症、脓毒败血症。

(3)尸解的病理变化还有肺、脾、肝等脏器的淤血、水肿。这是由于心包炎及心包积液、压迫心脏,使心脏舒缩限制,周围静脉回流受阻,引起全身淤血、水肿。腹膜腔积液除腹膜炎渗出外,也与水肿积液有关,故腹腔积液比较稀薄,以浆液为主。肺、脾的梗死是由于细菌性心内膜炎的瓣膜的赘生物脱落,引起肺、脾的小动脉栓塞,导致肺的出血性梗死和脾的贫血性梗死。心瓣膜上含细菌的赘生物质脆松软,极易脱落形成栓子,除引起一些器官的梗死外,还可引起播散性小脓肿。

第四章 肿 瘤

一、理论内容概要

（一）肿瘤的概念和一般形态

1. 肿瘤的概念 肿瘤（tumor，neoplasm）：机体在致瘤因素作用下，局部组织的细胞在基因水平上失去了对其生长的正常调控，导致异常增生而形成的新生物，多数肿瘤表现为肿块。肿瘤细胞有以下特征：失去分化成熟的能力（幼稚性）；相对无止境生长；对机体有害无益。由于炎症、损伤修复而引起增生的细胞、组织分化成熟，一旦病因消除后不再继续生长。

2. 肿瘤的一般形态和结构

（1）肉眼观形态

1）肿瘤的外形：①在脏器表面：向外生长：息肉状、乳头状（良）；菜花状、覃状（恶）；向内生长：溃疡状（恶）；沿管壁生长：缩窄状、硬化状（恶）；弥漫肥厚状（恶）；②在实质脏器内：结节状（良）；分叶状（良、恶）；弥漫状（恶）；树根或蟹足状（恶）；囊状（单房、多房）（良、恶）。

2）颜色：灰白（良性瘤或癌）；灰红（肉瘤）。呈特殊颜色：黄色，含脂肪组织较多，如脂肪瘤；红色，血管丰富，如血管瘤；黑色，色素痣、黑色素瘤。

3）硬度：软：实质多，间质少，或有坏死，或肉瘤；硬：实质少，间质多，或有骨化、钙化或癌。

4）肿瘤的大小：取决于三个因素：性质（良恶性）、部位和时间。良性肿瘤可长到数十千克，原位癌肉眼看不到，只有在显微镜下才能发现。

5）数目：一至数个。在同一器官内同时或先后出现多个肿瘤，称多发性肿瘤。如多发性子宫平滑肌瘤、多发性甲状腺瘤、多发性肠息肉等。

（2）肿瘤的镜下组织结构

1）实质：指肿瘤细胞。是肿瘤的主要成分，大多一种，少数两种或三种；决定该肿瘤的命名、性质、形态结构和生长方式；按分化程度分：高：良性（临床经过较好）；低：恶性（临床经过较差）。分化：在病理学中，分化系指肿瘤细胞从幼稚转向成熟的过程。

2）间质：指结缔组织、血管、免疫细胞。结缔组织、血管：支持和营养肿瘤实质，加速肿瘤生长。免疫细胞：淋巴细胞、单核细胞，代表机体抗肿瘤反应。肌成纤维细胞：收缩、产生胶原和限制肿瘤细胞扩散。

（二）肿瘤的异型性

异型性小，分化成熟程度高，与起源组织相似，为良性过程。异型性大，分化成熟程度低，与起源组织不相似，为恶性过程。异型性是诊断肿瘤，区别其良、恶性的主要组织学依据。间变：指已分化成熟的细胞和组织倒退分化，返回原始幼稚状态。

1. 肿瘤组织结构的异型性 肿瘤的组织结构不同于起源组织的构筑规则即认为具有

异型性。组织结构异型性表现:细胞数量增多,排列紊乱、细胞层数增多、失去极性。

2. 肿瘤细胞的异型性　良性瘤异型性小,恶性瘤异型性大。形态特点:①肿瘤细胞的多型性:瘤细胞大小不一,形态不一。一般比正常细胞大,有时出现瘤巨细胞。少数分化极差时,细胞小而一致。②核的多型性:即形态、大小不一。核体积增大(核质比大于正常的1∶4~1∶6)。核染色深,染色不一致。出现巨核、奇异形核。核膜增厚,核仁肥大,数目增多。核分裂多见,出现病理性核分裂象。③胞质改变:嗜碱性增强。细胞质内出现与起源细胞相似的物质,如分泌物或代谢产物,黏液、糖原、脂质、角质和色素等。

(三) 肿瘤的生长与扩散

1. 肿瘤生长的生物学

(1) 肿瘤生长动力学:肿瘤的生长速度取决于三个因素:①肿瘤细胞倍增时间:与正常细胞相似,或者长于正常细胞。②生长分数:指肿瘤细胞群体中处于复制阶段($S+G_2$期)的细胞比例。③瘤细胞的生成与丢失。

(2) 肿瘤的血管形成:是恶性肿瘤能生长、浸润与转移的前提之一。瘤细胞本身及巨噬细胞等能产生促进血管生成的因子,如碱性成纤维细胞生成因子、血管内皮细胞生长因子等。相反,血管静止素、内皮静止素和脉管静止素等有抑制血管生成,使肿瘤缩小的作用。

(3) 肿瘤的演进与异质化:肿瘤的演进指恶性肿瘤在生长过程中变得越来越富有侵袭性的现象,与肿瘤的基因不稳定、不断发生变异有关。肿瘤的异质化:不同的亚克隆在侵袭能力、生长速度,对激素、抗癌药物的敏感性等方面的差异称为肿瘤的异质化。

2. 肿瘤的生长方式与扩散

(1) 肿瘤的生长

1) 生长速度:良性瘤生长慢,几年至几十年。恶性瘤生长快,几月至几年。肿瘤由良性转变为恶性时,生长速度由慢突然加快。

2) 生长方式:①膨胀性生长:为大多数良性瘤的生长方式。肿瘤体积逐渐增大,将四周组织推开或挤压。有完整包膜、界清、活动、易摘除,不易复发。②浸润性生长:为大多数恶性瘤的生长方式。瘤细胞侵入周围组织间隙,淋巴管或血管内。无包膜、界不清、固定,难切除干净,易复发。③外生性生长:良恶性肿瘤都可为外出性生长。发生在体表、体腔或管道器官的表面。只向表面生长的为良性。向表面生长,同时向内生长的为恶性。

(2) 肿瘤的扩散

1) 直接蔓延:瘤细胞连续不断地沿着组织间隙、淋巴管、血管或神经束衣侵入并破坏邻近正常器官或组织,并继续生长,称为直接蔓延。

2) 转移:瘤细胞从原发部位侵入淋巴管、血管或体腔,被带到他处而继续生长,形成与原发瘤同类型的肿瘤,这个过程称为转移。

常见的转移途径为:①淋巴道转移:是癌最常见的转移途径。过程:瘤细胞→淋巴管→脱落的瘤细胞栓子→栓塞于引流的局部淋巴结内→增生形成转移瘤→远处淋巴结。②血道转移:是肉瘤常见的转移途径,但癌也可发生。过程:癌细胞侵入血管内(毛细血管或小静脉)→形成瘤细胞血栓→脱落→栓塞于小血管内→局部增生,并穿透血管壁向组织内浸润,形成转移瘤。血道转移途径,与血栓栓塞过程相似:侵入体循环静脉的瘤细胞→肺,侵入门静脉系统的瘤细胞→肝,侵入肺静脉的瘤细胞→经左心随主动脉血到全身各器官。此外,侵入胸、腰、骨盆静脉的癌细胞,可通过吻合支进入椎静脉丛,形成椎骨和中枢神经系统转移,以肺、肝最常见。转移瘤形态特点:界清,数量多,散在,位于器官表面时可形成"癌脐"。③种植性转移:体腔内器官的肿瘤蔓延至器官表面,瘤细胞脱落,种植(也可人为种植)在体腔内各器官表面,继续生长形成多数转移瘤。腹腔:胃癌转移至大网膜、腹膜、卵巢等。胸腔:肺癌转移至胸膜。颅内:脑瘤转移至脑脊膜。特点:多数瘤结节,血性积液。

（3）恶性肿瘤的浸润和转移机制

1）局部浸润:第一步,由细胞黏附分子介导的肿瘤细胞彼此之间的黏着力减少而分离。第二步,癌细胞与基底膜紧密附着。某些癌细胞有较多的被称为整合素的黏附分子(受体),使癌细胞更容易与基底膜黏附。第三步,细胞外基质的降解。第四步,癌细胞的移出。

2）血道播散:被血小板凝集成团的癌细胞形成的瘤栓不易被消灭并可与形成栓塞处的血管内皮细胞黏附,然后穿过血管内皮和基底膜,形成新的转移灶。肿瘤的异质化而选择出来的高侵袭性的瘤细胞亚克隆,容易引起血行播散。

3）肿瘤转移的分子遗传学:目前,尚未发现一个单独的转移基因。肿瘤抑制基因 $nm23$ 的表达水平与肿瘤的侵袭和转移能力有关。上皮粘连素和金属蛋白酶组织抑制物的基因,可视为转移抑制基因。

3. 肿瘤的分级与分期　用于恶性肿瘤,预测预后,确定治疗方案。

（1）分级:根据其分化程度来确定恶性程度的级别。近年多使用三级分级法:Ⅰ级:分化好,低恶;Ⅱ级:分化中,中恶;Ⅲ级:分化差,高恶。

（2）分期:指病程发展的早晚或阶段。主要根据肿瘤浸润和转移的范围。国际上通用 TNM 分期。

（四）肿瘤对机体的影响

1. 局部影响

（1）压迫、阻塞:良恶性肿瘤都会压迫脏器和阻塞管腔引起功能障碍。如胰头癌压迫胆总管,引起阻塞性黄疸;食管癌可阻塞食管引起吞咽困难。

（2）破坏组织结构:如肝癌破坏肝组织,引起肝功能障碍;白血病可破坏骨髓,影响造血功能,导致严重出血及贫血。

（3）出血、感染:肿瘤的浸润性生长可造成血管破裂、出血。如鼻咽癌导致鼻出血;肿瘤坏死,继发腐败菌等感染,常有恶臭。

（4）疼痛:肿瘤压迫或侵犯神经组织引起顽固性疼痛。

2. 全身影响

（1）发热:肿瘤代谢产物,坏死崩解产物,继发性感染引起。

（2）恶病质:严重消瘦、贫血,全身衰竭的综合征。由出血、感染、发热、中毒、消耗、进食减少、睡眠差等引起。

（3）激素增多:如垂体生长素瘤引起巨人症或肢端肥大症,胰腺肿瘤引起阵发性血糖过低。有的癌瘤可引起异位内分泌综合征。

（五）良性肿瘤与恶性肿瘤的区别

区别肿瘤的良、恶性,对于正确诊断和治疗具有重要的实际意义。注意下列例外的情况:①良、恶性肿瘤的区别是相对的,无绝对界限;②有些肿瘤界于良、恶性之间,称交界性肿瘤;③有的良性瘤可转变为恶性瘤;④极少数恶性肿瘤可完全自然消退,自愈,但绝大多数不能,应及时治疗。

（六）肿瘤的命名与分类

1. 命名原则

（1）良性肿瘤

1）来源组织名称+瘤:如纤维瘤、腺瘤、胶质瘤。

2）肿瘤特征+来源组织名称+瘤:如乳头状囊腺瘤。

（2）恶性肿瘤:通称癌症。

1）癌:上皮来源的恶性瘤

A. 来源组织名称+癌。如鳞状细胞癌、腺癌。

B. 瘤形态特征+来源组织名称+癌。如囊腺癌、乳头状腺癌。

C. 瘤形态特征+癌。如燕麦细胞癌、黏液癌。

D. 癌分化极差。如未分化癌。

E. 同时有鳞、腺两种分化形态。如腺鳞癌。

2）肉瘤:间叶组织来源的恶性肿瘤。

A. 来源组织+肉瘤。如纤维肉瘤、骨肉瘤。

B. 瘤形态特征+肉瘤。如巨细胞肉瘤。

C. 瘤组织中同时有癌和肉瘤成分。如癌肉瘤。

（3）特殊命名法

1）以母细胞瘤命名:来源于幼稚组织及神经组织的恶性肿瘤。如神经母细胞瘤、肾母细胞瘤、髓母细胞瘤等。但亦有个别为良性,如骨母细胞瘤、横纹肌母细胞瘤。

2）以瘤命名的恶性肿瘤:如精原细胞瘤、无性细胞瘤、黑素瘤、绿色瘤、多发性骨髓瘤、淋巴瘤等。

3）在良性瘤前冠以"恶性"二字:如恶性神经鞘瘤等。

4）以"病"命名的恶性肿瘤:如白血病。

5）以人名命名的恶性肿瘤:如霍奇金(Hodgkin)淋巴瘤、尤文(Ewing)瘤等。

6）含多种肿瘤实质成分的命名:凡含三个胚层组织成分的称畸胎瘤。

2. 肿瘤的分类　以组织发生+生物学行为作依据,又按分化成熟程度分为良性、恶性两大类。

（七）常见肿瘤举例

1. 上皮性肿瘤

（1）良性上皮组织肿瘤

1）乳头状瘤。

2）腺瘤:亚型包括典型腺瘤、囊腺瘤、纤维腺瘤、多形性腺瘤、息肉状腺瘤。

（2）恶性上皮组织肿瘤

1）鳞癌。

2）基底细胞癌。

3）移行上皮癌。

4）腺上皮癌：亚型包括腺癌、黏液癌、实性癌、髓样癌、硬癌。

（3）癌前病变、非典型增生。原位癌：癌变在黏膜上皮层内或皮肤表皮层内，达全层，未穿过基底膜，属早期癌。

1）癌前病变：①黏膜白斑；②慢性子宫颈炎伴子宫颈糜烂；③乳腺增生性纤维囊性变；④结肠、直肠的息肉状腺瘤；⑤慢性萎缩性胃炎及胃溃疡；⑥慢性溃疡性结肠炎；⑦皮肤慢性溃疡；⑧肝硬化。

2）非典型增生。

3）原位癌。

2. 间叶组织肿瘤

（1）良性间叶组织肿瘤：纤维瘤、脂肪瘤、脉管瘤、平滑肌瘤来源、骨瘤来源、软骨瘤来源。

（2）恶性间叶组织肿瘤：纤维肉瘤、恶性纤维组织细胞瘤、脂肪肉瘤、横纹肌肉瘤、平滑肌肉瘤、血管肉瘤、骨肉瘤、软骨肉瘤。

3. 神经外胚叶性肿瘤

（1）视网膜母细胞瘤。

（2）色素痣与黑素瘤：皮肤色素痣、黑素瘤。

4. 多种组织构成的肿瘤

（1）畸胎瘤：囊性畸胎瘤、实性畸胎瘤。

（2）肾胚胎癌。

（3）癌肉瘤。

（八）肿瘤的病因与发病学

1. 环境致癌因素及其致癌机制　化学因素、物理因素、病毒和细菌致癌。

2. 影响肿瘤发生、发展的内在因素及其作用机制　遗传因素、宿主对肿瘤的反应，肿瘤免疫。

3. 肿瘤发生的分子生物学基础

（1）癌基因。

（2）肿瘤抑制基因也称抗癌基因。

（3）凋亡调节基因和 DNA 修复调节基因。

（4）端粒和肿瘤。多数体细胞中，不含有端粒酶。绝大多数的恶性肿瘤细胞都含有一定程度的端粒酶活性，肿瘤细胞能够几乎无限制的复制与端粒酶活性增高有关。

（5）多步癌变的分子基础。恶性肿瘤的发生是长期的，多因素造成的分阶段过程。

二、实验目的要求

（1）掌握上皮源性肿瘤的形态结构特点和间叶组织肿瘤及其他肿瘤的一般特征。

（2）掌握常见肿瘤的病理学类型及肿瘤的一般形态特点、生长方式和转移途径。

（3）掌握肿瘤的异型性及良性与恶性肿瘤、癌与肉瘤的主要形态学区别。

（4）熟悉肿瘤的分类及命名原则。

（5）掌握癌前病变、原位癌和早期浸润癌的形态特征。

（6）熟悉常见的癌前疾病。

（7）学习分级要求（见表4-1）。

表 4-1　学习分级要求表

掌握	熟悉	了解
肿瘤的概念。肿瘤的一般形态和结构。肿瘤的异型性。肿瘤的生长和扩散。良性、恶性肿瘤的区别。癌与肉瘤的区别。肿瘤的命名原则与分类。癌前病变、原位癌。肿瘤的病因	肿瘤性和非肿瘤性增生的区别。肿瘤对机体的影响。常见肿瘤的介绍：乳头状瘤、腺瘤、囊腺瘤、鳞状细胞癌、腺癌、移行上皮细胞癌、脂肪瘤、纤维瘤、平滑肌瘤、脉管瘤、纤维肉瘤、脂肪肉瘤、骨肉瘤及畸胎瘤的好发部位，形态学特点及生长特性	肿瘤发生的分子生物学基础。环境致癌因素及致癌机制。影响肿瘤发生发展的内在因素及其作用机制

三、实 验 内 容

组织切片			
乳腺单纯癌	片号78	纤维肉瘤	片号23
甲状腺腺瘤	片号85	淋巴结转移性腺癌	片号40
皮肤乳头状瘤	片号33	食管鳞癌	片号52
结肠腺癌	片号56	脂肪瘤	片号24
子宫平滑肌瘤	片号28	血管瘤	片号27
骨肉瘤	片号26	皮内痣	片号37
畸胎瘤	片号36		

大体标本			
皮肤乳头状瘤	33 号	子宫内膜息肉	34 号
甲状腺腺瘤	133 号	卵巢多房性浆液性囊腺瘤	36 号
乳腺癌	127 号	肝转移癌	161 号
胃癌的淋巴结转移	99 号	乳腺癌伴腋窝淋巴结转移	128 号
盆腔腹膜种植性转移	38 号	卵巢乳头状囊腺瘤	37 号
结肠多发性息肉	35 号	胃癌（隆起型）	98 号
皮肤鳞状细胞癌	39 号	胃癌	95 号
胃癌（溃疡型）	96 号	纤维瘤	40 号
原发性肝癌	104 号	血管瘤	42 号
纤维肉瘤	41 号	子宫多发性平滑肌瘤	44 号
脂肪瘤	43 号	骨软骨瘤	46 号
子宫平滑肌瘤	45 号	黑素瘤	48 号
骨肉瘤	47 号	畸胎瘤	49 号

1. 观察肿瘤录像教学片

2. 组织切片观察

（1）乳腺单纯癌（simple carcinoma of breast）　片号78

肉眼观察:长方形组织块,肉眼未见特殊改变。

低倍镜:乳腺组织,其中有许多呈团块状或条索状,深染密集的瘤细胞团(即癌巢)散在分布于含有血管的纤维组织间质中,这种瘤细胞团为肿瘤的实质,其间的纤维组织和血管为肿瘤的间质。上述瘤细胞呈浸润性生长,广泛地浸润于纤维结缔组织和脂肪组织中,与周围组织无明显分界,无包膜形成。

高倍镜:癌细胞大小不等、形状不一,细胞异型性较明显,可见病理性核分裂象。

诊断要点:肿瘤实质与间质的量大致相等,呈浸润性生长。

思考题:(1) 什么是单纯癌?

(2) 肿瘤的组织成分可分为哪两部分?

(3) 什么是肿瘤的实质?根据肿瘤的实质形态能判断出什么?

(4) 肿瘤间质是否具有特异性?它起什么作用?

(2) 纤维肉瘤(fibrosarcoma)　片号23

肉眼观察:长方形组织块,肉眼未见特殊改变。

低倍镜:瘤细胞弥散分布、排列紊乱,有些呈束状排列。间质极少,仅见血管。

高倍镜:瘤细胞一般体积较大,多呈梭形,但形态大小不一致,核/浆比例增大,有巨核、双核和奇异形核,核膜不规则增厚。染色质分布不均,可见病理性核分裂象。

诊断要点:瘤细胞呈多形性,异型性明显,大小不一,核分裂象多见。

思考题:(1) 纤维瘤与纤维肉瘤有何异同?

(2) 什么是肿瘤细胞的异型性?

(3) 肿瘤细胞的异型性包括哪些方面?

(4) 你能识别病理性核分裂象吗?有何特点?它的出现和多寡能说明什么?

(3) 甲状腺腺瘤(thyroid adenoma)　片号85

肉眼观察:梯形组织块,见部分区域色较红,部分区域色浅蓝。

低倍镜:甲状腺组织,红染区为正常甲状腺,蓝染区为瘤组织;瘤组织呈膨胀性生长与正常的甲状腺组织间有薄层纤维组织包膜,界限清楚,包膜周围甲状腺组织受挤压,致使滤泡变窄。

高倍镜:蓝染的瘤组织由大小不等的腺泡组成,上皮细胞为单层立方形,大小较一致与甲状腺组织类似,但腺泡上皮细胞核较大,染色较深,染色质颗粒分布均匀。

诊断要点:瘤组织与正常组织界限清楚。瘤组织由增生的大小形态不甚一致的腺体构成。瘤细胞异型性不明显。

思考题:(1) 组织切片中为什么正常的甲状腺组织区域色较红,而肿瘤区域色较蓝?

(2) 腺瘤起源于什么组织?

(3) 你知道根据腺瘤的组成成分或形态特点,可分哪几种类型?

(4) 腺瘤多见于什么器官和组织?

(4) 淋巴结转移性腺癌(metastatic carcinoma of lymphnode)　片号40

肉眼观察:类圆形组织块,肉眼未见特殊改变。

低倍镜:正常淋巴结结构尚存,部分淋巴结被破坏,于淋巴结边缘窦及皮质、髓质内见多量大小不一形态不规则的腺腔样癌组织分布,部分区域癌细胞排列呈条索状、团块状的实性癌巢。

高倍镜:癌细胞有明显的异型性,病理性核分裂象多见。

诊断要点:淋巴结内出现腺癌组织。

思考题:(1) 肿瘤的淋巴道扩散时,最先出现于什么部位,为什么?

(2) 叙述肿瘤的淋巴道转移过程。

(3) 肿瘤转移的淋巴结肉眼外观有什么特点?

(4) 肿瘤扩散的淋巴结与感染扩散的淋巴结在病理与临床上有何区别?

(5) 肿瘤的扩散途径有哪些?

(5) 皮肤乳头状瘤(papilloma of skin)　片号 33

肉眼观察:条索状组织块,见有一蓝染菜花样隆起。

低倍镜:标本系瘤组织,呈乳头状突起,根部狭窄,与底部皮肤组织相连。实质为增生的鳞状上皮,间质为血管及纤维组织,并有少量的炎细胞浸润。

高倍镜:瘤细胞分化成熟,排列似正常鳞状上皮,细胞层数增多,可见角化,基底膜完整。

诊断要点:被覆鳞状上皮增生,形成乳头状或手指状突起,乳头中心为间质;细胞形态、排列层数、极向与正常组织相似。

思考题:(1) 乳头状瘤的大体和镜下各有何特点?

(2) 乳头状瘤起源于什么组织?

(3) 发生在什么部位的乳头状瘤较易发生恶变?

(6) 食管鳞癌(squamous cell carcinoma of esophagus)　片号 52

肉眼观察:条索状组织块,见部分区域色较红,部分区域色浅蓝。

低倍镜:食管壁组织,切片之一侧尚可辨认食管的各层组织结构,大部分黏膜表面的鳞状上皮异常增生,突破基底膜,形成条索状或片块状瘤细胞团,即癌巢;癌巢浸润生长于黏膜层、黏膜下层及肌层,癌巢中心可见层状红染角化物,即癌珠。

高倍镜:癌细胞异型性明显,可见病理性核分裂象。

诊断要点:细胞具有异型性、排列成巢;癌巢内可见鳞状上皮角化过程,高分化者可见细胞间桥和角化珠。

思考题:(1) 什么是角化珠?

(2) 鳞癌的分级代表其分化程度:Ⅰ级(高分化),Ⅱ级(中等分化),Ⅲ级(低分化),各有什么形态特点?

(3) 本例可定为几级,为什么?

(4) 通过本片如何观察不典型增生、原位癌及浸润癌之间的动态发展关系?

(7) 结肠腺癌(adenocarcinoma of colon)　片号 56

肉眼观察:不规则形组织块,可见蓝色结节状突起。

低倍镜:结肠组织。一端为正常结肠结构,层次清楚,腺体大小及排列方向一致。结节状突起及增厚区域为腺癌组织,由多量形状不一、大小不等、排列不规则的腺体构成,组成腺体的癌细胞呈单层或多层不规则排列。部分区域癌组织已浸润肌层深部。

高倍镜:癌细胞呈现不同程度的异型性,细胞大小不一,形态各异,排列紊乱,核大染色较深,病理性核分裂象多见。

诊断要点:肿瘤由大小不等、形态不一的腺体组成,呈浸润性生长;细胞有异型性,病理性核分裂象多见。

思考题:(1) 如何区分癌瘤的实质和间质?

(2) 腺癌的分级怎么定?各级比例分化如何?可定几级?

(3) 本片中哪些属组织结构异型性?哪些属癌瘤细胞异型性?

(8) 脂肪瘤(lipoma) 片号24

肉眼观察:不规则形组织块,染色浅淡。

低倍镜:标本系瘤组织,表面有薄层纤维组织包膜,瘤细胞类似脂肪细胞,可见少量结缔组织间质,其中血管扩张充血。

高倍镜:瘤细胞分化程度高,与正常脂肪组织相似。

诊断要点:瘤细胞分化程度高,有包膜。

思考题:(1) 脂肪瘤和正常脂肪组织的主要区别是什么?

(2) 脂肪瘤的好发部位是什么?

(3) 脂肪瘤是否会发展为脂肪肉瘤?

(9) 子宫平滑肌瘤(leiomyoma of uterus) 片号28

肉眼观察:扇形组织块,可见子宫肌壁间有一境界清楚的红染圆形结节。

低倍镜:子宫平滑肌组织,肌壁间有一圆形瘤组织,包膜不明显,但与周围组织分界清楚;瘤细胞呈束状或漩涡状排列,瘤细胞之间有少量纤维结缔组织间质。

高倍镜:瘤细胞呈长梭形,胞质丰富,粉红染色,边界清楚,胞核长梭形,两端钝,核膜清楚,染色质颗粒较细,分布均匀。

诊断要点:周围组织分界清楚,瘤细胞分化较好。

思考题:(1) 平滑肌瘤好发于什么部位?

(2) 平滑肌瘤大体与镜下各有何特点?

(3) 平滑肌瘤与平滑肌如何区分?

(10) 血管瘤(hemangioma) 片号27

肉眼观察:不规则形组织块,肉眼未见特殊病变。

低倍镜:标本系黏膜组织,表皮下可见成团的、大小不一的毛细血管即瘤组织,有的管腔内充以红细胞。毛细血管团之间有纤维结缔组织间隔。瘤组织无包膜,与正常组织之间无明显分界。

高倍镜:毛细血管管壁厚薄不一,增生的内皮细胞核肥大,但无明显异型性。

诊断要点:肿瘤内见大量扩张的毛细血管;毛细血管内充满红细胞。

思考题:(1) 血管瘤有无包膜?其生长方式如何?

(2) 血管瘤和肉芽组织如何在镜下进行鉴别?

(3) 血管瘤分为哪几型?

(11) 骨肉瘤(osteosarcoma) 片号26

肉眼观察:不规则形组织块,肉眼未见特殊病变。

低倍镜:骨肉瘤组织。肿瘤组织由异型性明显的瘤细胞及残乱的骨小梁及骨样组织构成,瘤细胞与间质混杂、弥漫排列;另外有蓝染的肿瘤性骨小梁和均质粉染的骨样组织,形态不规则,大小不一,排列零乱。瘤细胞可直接形成肿瘤性骨样组织和骨组织是诊断骨肉瘤的组织学依据。

高倍镜:瘤细胞高度异型性,大小不一,形态多样,呈梭形、圆形、三角形,并见较多瘤巨细胞及病理性核分裂象。

诊断要点:瘤细胞可直接形成肿瘤性骨样组织和骨组织。

思考题:(1) 骨肉瘤起源于哪种细胞?

(2) 骨肉瘤的好发年龄和部位是什么?

(3) 骨肉瘤的 X 线表现有何特点?

(4) 骨肉瘤的镜下有何特点?

(12) 皮内痣(Pigmented nevus) 片号 37

肉眼观察:条索形组织块,肉眼未见特殊病变。

低倍镜:皮肤组织,表皮下真皮浅层可见有成团含褐色颗粒的细胞,呈巢状或条索状分布,肿瘤组织无包膜。

高倍镜:表皮下真皮浅层可见有成团含褐色颗粒的细胞,细胞界限不清,有的细胞巢中色素较多,有的色素较少,色素细胞分化良好。

诊断要点:位于表皮下,色素细胞分化良好。

思考题:(1) 色素痣起源于什么细胞?

(2) 色素痣分为哪几型,各有何特点?

(3) 哪型色素痣易恶变? 恶变的指征是什么?

(13) 畸胎瘤(teratoma) 片号 36

肉眼观察:不规则形组织块,呈囊腔样结构,囊腔内可见红染物质。

低倍镜:标本系畸胎瘤组织,囊腔内可见粉染无结构条索状物(即角化物)。

高倍镜:囊壁内部分衬以皮肤组织(包括毛囊、鳞状上皮、丰富的皮脂腺等),部分仅衬以复层扁平上皮或单层立方上皮。囊壁由结缔组织、脂肪组织、平滑肌组织、甲状腺滤泡、脑组织以及少量腺管所构成。

诊断要点:可见多种组织。

思考题:(1) 什么是畸胎瘤? 最常发生于什么器官?

(2) 畸胎瘤中常会出现哪些成分?

(3) 什么是混合瘤? 常见的混合瘤有哪些?

3. 大体标本观察

(1) 皮肤乳头状瘤(papilloma of skin) 33 号

病变特点:标本 1:皮肤表面有一约 3cm×3cm×3cm 肿物突起,肿物呈灰褐色,表面细乳头状,基底部较细呈蒂。标本 2:皮肤表面有一约 1.5cm×1.5cm×1cm 肿物突起,肿物呈灰白色,基部较细呈蒂。

思考题:(1) 乳头状瘤的生长方式是什么?

(2) 乳头状瘤为什么性质肿瘤?

(3) 乳头状瘤的好发部位?

(4) 什么部位的乳头状瘤容易恶变?

(2) 子宫内膜息肉(endometrial polyp) 34 号

病变特点:子宫内膜面有一肿物突向宫腔,呈灰白色,末端膨大,表面粗糙,有出血,基部较细。

思考题:(1) 息肉的性质是什么?

(2) 息肉好发在什么部位?

(3) 息肉的形成机制是什么?

（3）甲状腺腺瘤（thyroid adenoma）　133 号

病变特点：标本 1：切面下方可见结节状肿物，直径为 3.5cm，呈淡灰红色，有暗褐色出血灶。包膜完整，与周围组织分界清楚。标本 2：切面可见一椭圆形 4.5cm×6cm 结节样肿物，与周围甲状腺组织分界清楚，颜色灰白。质地较均一，部分区域尚见少量棕褐色胶质。

思考题：（1）甲状腺腺瘤大体有何特点？

（2）甲状腺腺瘤与结节性甲状腺肿大体如何区分？

（3）甲状腺腺瘤生长方式是什么？

（4）卵巢多房性黏液性囊腺瘤（mucinous cystadenoma of ovasy）　36 号

病变特点：卵巢部位切下的肿瘤，切面见许多大小不等的囊腔（多房性），囊壁薄而光滑，囊腔内充满胶冻状黏液样物质。

思考题：（1）卵巢多房性黏液性囊腺瘤发病机制是什么？

（2）黏液性囊腺瘤呈什么外观？

（3）卵巢黏液性囊腺瘤容易发生恶变吗？

（5）卵巢乳头状浆液性囊腺瘤（serous papillary cystadenoma of ovasy）　37 号

病变特点：标本取自卵巢组织，为瘤体。标本 1：囊状肿物一个，已剖开，囊壁厚 0.1～0.5cm，表面散在米粒大小出血点，囊内面大部分区域灰黄色略粗糙，部分区域呈乳头状突起。标本 2：囊状肿物一个，已剖开，囊壁厚 0.1～0.5cm，囊内及表面可见灰白色乳头状突起。

思考题：（1）囊腺瘤常发生在什么器官？

（2）腺瘤在此为什么表现为囊状？

（3）卵巢囊腺瘤可分为几种主要类型，他们在病理形态上有何区别？

（4）哪一种卵巢囊腺瘤容易恶变？

（6）乳腺癌（carcinoma of the breast）　127 号

病变特点：部分乳腺组织、皮肤粗糙（呈橘皮样改变），乳头下陷，切面：乳头下方有一 5cm×4cm 不规则形肿块，呈灰红色，质地粗糙。并呈蟹足状伸入周围组织中，无包膜形成。

思考题：（1）乳腺癌好发在什么部位？

（2）乳腺癌为什么常呈现乳头下陷，皮肤呈橘皮样改变？

（3）切面呈蟹足状伸向周围纤维脂肪组织，这表明其为何种生长方式？

（7）肝转移癌（metastatic malignant tumor of lives）　161 号

病变特点：肝体积增大，被膜下有多个圆形结节。结节切面呈灰白色，质地粗糙，境界清楚。部分结节中央有坏死、出血。

思考题：（1）为什么器官的转移性癌瘤多在被膜下？

（2）转移性肝癌与原发性肝癌的区别是什么？

（3）转移性肝癌后期会疼痛吗？为什么？

（8）胃癌淋巴结转移（carcinoma of stomach with metastasis of lymph node）　99 号

病变特点：胃大部切除标本（已沿胃大弯侧剪开），胃小弯侧黏膜面有一 10cm×4cm×1cm 肿块，形状不规则，边缘略隆起，中心区有小灶性坏死，脱落形成浅表性溃疡，周围胃黏膜皱襞消失，胃幽门部淋巴结肿大，切面呈灰白色，质地粗糙松脆。

（9）乳腺癌伴腋窝淋巴结转移（carcinoma of the breast with metastasis of lymph node）

128 号

病变特点:部分乳腺组织。皮肤表面观察,乳晕周围皮肤粗糙呈橘皮样改变,乳头内陷。切面见灰红色不规则瘤块,呈蟹足状向周围组织浸润性生长。同侧腋窝淋巴结有转移,呈黄豆及杏仁大小,切面与原发瘤相同。

思考题:(1) 乳腺癌的常见转移途径有哪些?

(2) 淋巴结转移癌的外观形态特点有哪些?

(3) 转移的淋巴结会发生疼痛吗?

(10) 盆腔腹膜种植性转移 38号

病变特点:盆腔部腹膜组织表面散在分布绿豆大至蚕豆大灰白色结节多个,部分结节有出血、坏死。(此患者因胃癌广泛扩散而死亡)。

思考题:(1) 恶性肿瘤常见的扩散途径有哪几种?

(2) 淋巴道和血道分别为什么性质的肿瘤常见的扩散途径?

(3) 种植性转移一般多由哪种脏器发生,种植到哪处形成转移癌?

(11) 结肠多发性息肉(polypoly of colon) 35号

病变特点:结肠组织(已剖开),结肠黏膜面可见无数个米粒大至蚕豆大灰白色结节,呈弥漫散在分布,结节顶端膨大,表面粗糙,基部较细呈蒂状。

思考题:(1) 结肠多发性息肉是肿瘤吗?

(2) 结肠多发性息肉是否属癌前疾病?

(3) 结肠多发性息肉与结肠息肉状腺瘤是一样的吗?

(12) 皮肤鳞状细胞癌(squamous cell carcinoma of skin) 39号

病变特点:标本1:皮肤组织,表面有一 6cm×10cm 溃疡,呈灰白色,底部不平,边缘隆起,与周围组织分界不清。标本2:皮肤组织,表面有一不规则突起,体积为 4cm×4cm×2cm,呈灰白色,表面粗糙,有坏死、出血,部分脱落形成浅表溃疡。

思考题:(1) 鳞状细胞癌的好发部位是哪?

(2) 不是由鳞状上皮覆盖的部位如支气管、胆囊、肾盂等部位发生鳞癌的机制是什么?

(3) 鳞癌肉眼外观多呈什么表现?

(13) 胃癌(隆起型)(carcinoma of stomach—protruded type) 98号

病变特点:标本1:次全切除胃组织(已沿胃大弯侧剪开),小弯侧胃黏膜有一扁圆形肿物,体积为 6cm×6cm×2cm,向胃腔突起,其顶部中央坏死,脱落形成溃疡。组织结构疏松,可见半透明胶冻状物(盘状蕈伞型)。标本2:标本来源同上,见部分胃壁显著增厚隆起,表面粗糙不平,切面组织呈半透明胶冻状,该处胃壁全层被这种组织所代替。

思考题:(1) 食管、胃和大肠的癌起源于什么组织?

(2) 发生在消化道有腔脏器的癌多呈什么生长方式?

(3) 为什么在打开胃腔显示腔面时,要从大弯侧打开?

(4) 胃癌的大体类型有哪些?

(5) 中晚期食管癌肉眼类型有哪些?

(14) 胃癌(溃疡型)(carcinoma of stomach—ulcerative type) 96号

病变特点:标本1:次全切除胃标本(已沿胃大弯侧剪开),胃黏膜面见一 4cm×6cm 大小肿物,形态不规则的缺损,边缘不整齐,呈环堤状隆起,底部不平,周围胃黏膜皱襞消失,呈粗颗粒状。标本2:病变形态同上,唯组织缺损底部及边缘坏死、出血。

（15）胃癌（carcinoma of stomach）　95 号

病变特点:次全切除胃标本(已沿胃大弯侧剪开),胃黏膜面可见一 6cm×6cm×2cm 大小的肿物(肿物已剖开)突出于胃腔,基底部较窄,表面粗糙。切面灰白色,质地粗糙松脆,该处胃壁层次已无法辨认。肿物周围部分胃粘膜皱襞变平,呈颗粒状。

（16）原发性肝癌（primary carcinoma of liver）　104 号

病变特点:肝组织,表面呈结节状隆起。切面见散在多个大小不等的结节,直径为 0.2~5cm,呈灰白色,质地松脆,与周围组织分界尚清,部分结节融合,伴坏死、出血。

思考题:(1) 发生在实质脏器的恶性肿瘤多呈什么外观?

（2）为什么恶性肿瘤常伴有坏死、出血等继发性改变?

（3）原发性肝癌起源于什么组织?

（17）纤维瘤（fibroma）　40 号

病变特点:皮下肿物,椭圆形结节状,表面光滑,有完整的包膜,切面灰白色,较细的纤维束编织状排列,质地韧硬。

思考题:(1) 纤维瘤是什么性质的肿瘤?

（2）纤维瘤常见于何处?

（3）纤维瘤外观形态特点?

（4）手术是否容易切除,切除后还会再复发吗?

（18）纤维肉瘤（fibrosarcoma）　41 号

病变特点:上肢皮下肿物。肿物呈椭圆形,切面粉红色,质细如"鱼肉"状,并见少数黑红色出血坏死区域。

思考题:(1) 纤维肉瘤是什么组织起源的肿瘤?

（2）纤维肉瘤好发在什么部位?

（3）纤维肉瘤与纤维瘤如何区别?

（19）血管瘤（hemangioma）　42 号

病变特点:标本 1:来源不详,肿物呈不规则结节状,无包膜,切面呈疏松海绵状,部分腔隙内充盈血液(黑褐色)。间质可见少量浅黄色及灰白色纤维脂肪组织。标本 2:皮下肿物,表面附有皮肤,切面皮下肿物呈暗褐色海绵状,与周围组织无明显分界。

思考题:(1) 血管瘤分哪几种类型?

（2）血管瘤肉眼观无包膜,呈浸润性生长,与周边组织分界不清,这是良性肿瘤的固有特征吗?

（3）血管瘤好发在什么部位?

（4）如果发生在内脏,最常见的是哪个器官?

（5）血管瘤发生在什么年龄,它会停止生长,甚至自行消退吗?

（20）脂肪瘤（lipoma）　43 号

病变特点:标本 1:结节状肿物,略呈分叶状,包膜完整,切面呈黄色,少量纤维结缔组织条索将肿物分割成大小不等的小叶。标本 2:标本呈球形结节,切面浅黄色,包膜完整。

思考题:(1) 脂肪瘤好发在什么部位?

（2）脂肪瘤的肉眼观有何特点? 如何与正常脂肪区别?

（3）脂肪瘤易恶变吗?

（4）手术是否容易摘除?

(21) 子宫多发性平滑肌瘤(leiomyoma of uterus) 44号

病变特点:标本1:宫体形状不规则表面有多数大小不等结节状隆起,切面见子宫肌壁内有多个大小不等的结节,与周围组织分界清楚,结节切面呈编织状,宫颈肥大。标本2:标本为部分子宫,已失去正常形态,体积显著增大。切面见肌壁间有大小不等的多个肿物,直径0.3~2.0cm不等,灰白色,与周围组织分界清楚,呈编织状。

(22) 子宫平滑肌瘤 (leiomyoma of uterus) 45号

病变特点:子宫体积明显增大,见一灰白色,不规则肿块突向宫腔,表面有包膜,光滑。

思考题:(1) 平滑肌瘤最多见于什么部位?

(2) 发生在黏膜下的平滑肌瘤,临床上产生哪些妇科症状?

(3) 子宫平滑肌瘤的继发性改变有哪些?

(23) 骨软骨瘤(ostechondroma) 46号

病变特点:骨干骺端的椭圆形肿物,表面覆盖有软组织及骨膜,骨膜下可见少量半透明状软骨组织,大部分肿块呈灰白色。

思考题:(1) 骨软骨瘤外观特点是什么?

(2) 骨软骨瘤多发生在什么部位?

(3) 骨软骨瘤发生在什么部位易恶变? 什么部位极少恶变?

(24) 骨肉瘤 (osteosarcoma) 47号

病变特点:标本1:股骨下端梭形肿块,呈灰白色,与周围软组织分界不清,邻近骨皮质也受到破坏。标本2:股骨上端梭形肿块,呈灰白色,质地细,内有暗褐色出血坏死区域,肿物与周围组织分界不清,骨皮质有破坏,灰白色组织充满骨髓腔。

思考题:(1) 骨肉瘤起源于什么细胞?

(2) 好发年龄和部位?

(3) 骨肉瘤的什么病变特征构成了 X 线诊断上所谓的 Codman 三角?

(25) 黑素瘤(melanoma) 48号

病变特点:皮肤表面有一灰褐色突起的肿块。

思考题:(1) 黑素瘤的组织来源有哪些?

(2) 黑素瘤如发生在皮肤,好发在什么部位?

(3) 除皮肤外,黑素瘤还可发生在什么部位?

(4) 哪一种皮肤色素痣易恶变为恶性黑素瘤?

(5) 色素痣发生哪些变化时,可以认为是恶变的象征吗?

(26) 畸胎瘤(teratoma) 49号

病变特点:标本1:卵巢组织内可见囊状肿物,囊腔内充有皮脂、毛发和牙齿等物,囊壁厚0.1~0.3cm,表面光滑。标本2:卵巢组织内可见囊状肿物,切面内见大小不等的三个囊腔和少部分实性区域,囊内含有毛发,实性区域内见黄色脂肪组织。

思考题:(1) 畸胎瘤的组织来源有哪些?

(2) 畸胎瘤的好发器官和部位有哪些?

(3) 畸胎瘤属于混合瘤吗? 为什么?

(4) 畸胎瘤外观分哪几种形态?

四、病例讨论

病例 4-1

病史摘要：

某男，48 岁，近 1 个月来出现间断性咳嗽伴胸痛，无痰，无咯血，自行服用消炎药无明显疗效。

体检：体温 37.4℃，脉搏 70 次/分，血压 16.0/12.0kPa（120/90mmHg），两肺呼吸音稍粗，未闻及啰音，心律齐。腹软，肝脾未触及。

胸透：左肺上叶可见一边界清楚的阴影，直径为 5cm，其他未见异常。

患者入院后行左肺局部肿物切除术。

病理检查：

肿块呈圆形，直径为 4cm，与周围组织分界清楚，可见包膜，切面呈灰白色，质地坚韧。镜下，大量组织细胞呈弥漫分布，细胞呈圆形或椭圆形，胞质丰富，胞质内可见吞噬的细胞碎片，含铁血黄素等，胞核大小一致，无异型性，核仁明显，另外还可见少量淋巴细胞，浆细胞、成纤维细胞及血管。

思考题：（1）本例的病理诊断是什么？

（2）如何理解肿瘤的概念？如何区别肿瘤性增生和炎性增生？

病例 4-2

病例摘要：

某男，58 岁，因慢性咳嗽、咳痰，痰中带血伴低热加重 2 个月而就诊。

体检：体温 37.7℃，脉搏 76 次/分，血压 15.7/11.3kPa（118/85mmHg），两肺底部可闻及干、湿性啰音、左下肺明显，腹软，肝、脾未触及。

胸透：双肺纹理粗，左肺上部有片状阴影，直径约 5cm。边界不清。

住院后经治疗咳嗽减轻，痰量减少，低热未退，胸部阴影仍存在。后行支气管镜检查，发现左肺下叶支气管极度狭窄，取小块组织送病理检查，报告为坏死组织及少量恶性细胞，遂行左肺叶切除术。

病理检查：

左肺下叶部分肺组织实变，切面见支气管壁显著增厚，管腔极度狭窄，肿瘤组织呈灰白色，直径约 6cm，与周围组织界限不清，无包膜，质硬，干燥，其周围肺组织呈灰红色实变。

镜下：肺正常结构破坏，肿瘤细胞分布弥漫，呈实体巢片状结构，细胞较小，细胞异型性明显，可见较多的核分裂象，并可见病理性核分裂象，个别细胞间可见细胞间桥。周围肺组织内有浆液、纤维素及中性粒细胞渗出。

网织纤维染色：细胞间无网状纤维。

思考题：（1）如何鉴别癌与肉瘤？

（2）本例的病理诊断是什么？

病例 4-3

病例摘要：

某女，38 岁，上腹部隐痛 2 年余，经胃镜、钡餐等检查为浅表性胃炎，近半年来腹部疼痛加剧，经常呕吐、食欲极差。近半个月来出现低热而收入住院。

体检：消瘦，面色苍白，体温 37.8℃，脉搏 80 次/分，血压 13.3/10.7kPa（100/80mmHg），两侧颈部、左锁骨上及腘窝淋巴结肿大，两肺可闻及湿性啰音。肝大主脐下两指。

生化检查：血红蛋白 90g/L，血浆总蛋白 42g/L，白蛋白 14g/L。

胸透：双侧肺叶上可见大量直径 1～3cm 大小的致密阴影，边界清楚。

B超：肝组织上有数个直径 2cm 左右的结节，边界清楚。

入院后经抗感染、抗结核治疗均不见好转，仍有持续低热。半小时前排黑色大便，呕吐大量鲜血，昏迷，经抢救无效死亡。

尸检摘要：

胸腹腔内有 500～600ml 淡黄色澄清液体，双侧肺叶表面可见数个直径 2cm 大小灰白色肿块，质硬，边界清楚。胃贲门处有一 4cm×4cm×5cm 肿块，灰白色，质硬，沿胃壁浸润生长，表面溃疡，出血。胃周围淋巴结，颈部及腋下淋巴结肿大，质硬，切面灰白色。肝肿大，表面可见数个 1cm×1cm×2cm 大小的灰白色肿块，质硬，与周围组织界限清楚，腹膜表面较粗糙，可见数个直径 0.5～1cm 大小的结节，灰白色。

镜下：胃部肿瘤细胞形成大小不等，形态不一的腺腔样结构，腺上皮组织多层，排列不规则，失去极向，核大小不一，核分裂象多见。胃周围、颈部、锁骨上及腋窝淋巴结的正常组织结构消失，代之以胃部肿块相同的组织。肺部、肝部肿块及腹膜上结节的镜下结构亦与胃部结构相同。

思考题：(1) 本例的病理诊断是什么？直接死亡原因是什么？
　　　　(2) 如何解释患者出现的临床症状？
　　　　(3) 肺部及肝部的肿块是什么？如何鉴别原发性肿瘤和继发性肿瘤？
　　　　(4) 腹膜上的结节是如何形成的？

病例 4-4
病例摘要：

某女，55 岁，患重度慢性子宫颈糜烂 5 年，一年前曾做宫颈活组织检查，诊断为宫颈黏膜上皮重度非典型性增生，因阴道间断出血半个月而收住入院。

体检：体温 37.4℃，脉搏 82 次/分，血压 16.0/11.3kPa（120/85mmHg），两肺未闻及啰音，腹软，肝、脾未触及。子宫大小正常，质软，宫颈口湿润，色鲜红，可见一直径 1cm×1.5cm 大小肿块，呈外生性生长，触之可出血。

入院后取少量肿瘤组织送病理检查，报告为鳞癌，遂行子宫全切除术。

思考题：(1) 试分析该病例肿瘤形成过程。
　　　　(2) 什么是癌前病变和疾病，两者关系如何？

病例 4-5
病史摘要：

张×，女，52 岁。上腹部疼痛 16 年之久，常在饭后 1～2 小时疼痛发作，但近两年余疼痛无规律，近半年腹痛加剧，经常呕吐。两个月以来，面部及手足水肿，尿量减少，食欲极差。半小时前排黑色柏油样大便，并呕吐鲜血，突然昏倒。急诊入院。体检：消瘦、面色苍白，四肢厥冷，血压 8/5kPa（60/38mmHg），心音快而弱。两腋下及左锁骨上淋巴结显著肿大，质硬。

实验室检查：白细胞 $5×10^9$/L，中性粒细胞 70%，淋巴细胞 25%，单核细胞 4%，红细胞 3

$\times 10^{12}$/L,血红蛋白 100g/L。

患者入院后出血不止,血压急剧下降,抢救无效死亡。

尸检摘要:

全身水肿,两下肢及背部为甚。胸腹腔内分别有 500ml 淡黄色澄清液体。胃小弯幽门区有一 4cm×5cm×5cm 肿块,质硬,表面出血坏死呈溃疡状。取肿块处胃黏膜做病理检查,镜下见局部正常胃黏膜破坏,异型细胞生长,细胞大、核大、染色深,可见不对称核分裂象,腺上皮增生,腺体大小不一,排列紊乱,异型腺体已穿过黏膜肌层浸润达胃肌层及浆膜。肝大、黄色、质软、油腻,镜下见肝细胞内有大小不等的圆形空泡,核被挤向一侧,无异型,苏丹 Ⅲ 染色呈橘红色。肾小管上皮细胞肿大,肾小管腔狭窄,小管上皮细胞内满布针尖大小伊红色颗粒。

思考题:(1) 作出病理诊断,并按病变发展解释患者出现的各种临床表现。

(2) 肝、肾发生了什么病变,分析其原因?

病例 4-6

病史摘要:

患者李×,男性,66 岁。7 天前因高热 3 天入院,入院前 3 个月来,患者有咳嗽、多痰、痰内带血、胸闷、气短、食欲缺乏、乏力、日渐消瘦,同时有低热等症状。于入院前 3 天突发寒战、高热,体温持续在 38~40℃之间,检查白细胞总数高达 24×10^9/L,中性粒细胞 99%,皮肤可见出血点,脾大,虽经积极治疗但病情未能改善。24 小时前心律增快,脉搏细弱,血压持续下降,而后陷入昏迷,经抢救无效死亡。

尸检所见:

1. 全身一般检查 老年男性尸体,消瘦,皮肤苍白,前胸及四肢可见多数出血点,左锁骨上淋巴结肿大约 2cm×1.5cm×1.5cm,质硬。双下肢水肿,压之有凹陷。两侧胸腔各有淡黄色积液约 500ml。

2. 各脏器检查

(1) 肺:肉眼:见左肺近肺门处有一外形不整的肿块,体积约 12cm×10cm×8cm,质地坚硬,切面呈灰白色,部分区域见出血坏死、下叶支气管壁结构不清,管腔阻塞。左肺下叶,另有一边界不清的圆形病灶直径约 6cm,质较软,有囊性感,切开后为一脓腔,流出灰黄色脓液约 15ml。左肺门部淋巴结及气管旁、左锁骨上淋巴结均肿大,如核桃或黄豆大小,互相融合,质硬,切面灰白色。

镜下:①左肺门肿块切片:镜下见大量大小不一,胞质嗜碱性,核大而深染的细胞,病理核分裂象可见,这类细胞呈巢状结构,有的中心有角化珠形成,细胞巢之间则为纤维间质所分隔。这种组织向内突入支气管腔,并破坏管壁,向外浸润至周围肺组织。②左肺门、左锁骨上及气管旁淋巴结切片:淋巴结组织已破坏无余,几乎全为上述的组织所代替。③左肺下叶病理切片:见囊性病变之壁从内向外为脓性渗出物,新生毛细血管及纤维细胞所构成的肉芽组织,其中大量中性粒细胞浸润,血管扩张、充血;周围肺组织有大量的中性粒细胞浸润及浆液渗出。

(2) 心脏:肉眼:见心外膜下有大量的出血点,心脏体积较小,略呈棕褐色,冠状动脉迂曲。

镜下:见心肌纤维横纹消失,胞核两端有脂褐素沉积,胞质内可见多数粉染颗粒。

(3) 肝:肉眼:见肝包膜紧张、切面外翻、呈黑褐色,右叶散在三个直径约 1cm 的灰白色圆形结节。

镜下:见肝细胞肿胀,胞质呈粉红色颗粒状,部分细胞内有圆形空泡,肝组织内有多量的中性粒细胞堆积而成的炎性病灶。灰白色圆形结节处组织结构与肺门部肿块相同。

(4)肾:肉眼:见被膜下有多数脓点,切面灰暗无光泽。

镜下:见肾脏近曲小管上皮细胞肿胀,胞质内多量粉染颗粒;皮髓质内散在多数小脓肿。

(5)脾:肉眼:体积增大,约为正常的2倍,被膜紧张,质甚软。

镜下:单核巨噬细胞高度增生,并有多数中性粒细胞浸润。

思考题:(1)根据尸检结果(大体及镜下)找出各器官病变特点,并分别作出病理诊断。

　　　　(2)根据病史及病变,讨论各种病变之间的因果关系,肯定哪些是原发的?哪些是继发的?并以此解释临床各方面的症状。

　　　　(3)讨论本例死亡的直接原因是什么?是怎样引起的?

五、实验报告题目

(1)绘纤维肉瘤高倍镜图,并作简要描述。

(2)绘食管鳞癌高倍镜图,并作简要说明。

(3)绘骨肉瘤高倍镜图,并标明病变特点。

第五章　心血管系统疾病

一、理论内容概要

(一) 动脉粥样硬化

动脉粥样硬化是一种与血脂异常及血管壁成分改变有关的动脉疾病。病变特征是血中脂质沉积在动脉内膜中,引起内膜灶性纤维性增厚及粥样斑块形成,并使动脉壁变硬,管腔狭窄。

目前认为下列因素被视为危险因素:即血脂异常、高血压、吸烟、糖尿病和高胰岛素血症、基因及其产物的变化、雌激素等。

动脉粥样硬化主要发生于大、中动脉。动脉分叉、分支开口、血管弯曲凸面为好发部位。典型病变的发生发展经历三个阶段:①脂纹期:在动脉内膜形成帽针头大小和宽 1~2mm,长达 1~5cm,平坦或微隆起黄色条纹;镜下,病变处可见泡沫细胞聚集。②纤维斑块期:形成突出于内膜表面的蜡滴状斑块。③粥样斑块期:形成了粥样坏死灶,坏死灶内主要成分为胆固醇结晶和钙盐沉积。粥样斑块形成后可发生斑块内出血、斑块破裂、血栓形成、动脉瘤等复合性病变。

脑动脉粥样硬化最常见于基底动脉、大脑中动脉和 Willis 环;肾动脉粥样硬化最常发生在肾动脉开口处及主干近侧端,亦可累及弓形动脉和叶间动脉,可引起顽固性肾血管性高血压。冠状动脉粥样硬化见冠状动脉粥样硬化及冠状动脉硬化性心脏病部分。

(二) 冠状动脉粥样硬化及冠状动脉硬化性心脏病

动脉粥样硬化多发生在血管的心壁侧,管腔呈偏心性狭窄,按狭窄的程度可分为四级。冠状动脉粥样硬化以左冠状动脉前降支检出率最高。

冠心病是冠状动脉供血不足和心脏耗氧剧增,而冠状动脉供血不能相应增加。

心绞痛是冠状动脉供血不足和(或)心肌耗氧量骤增致使心肌急剧性暂时性的缺血、缺氧引起的临床综合征。心绞痛可分为稳定性心绞痛、不稳定性心绞痛和变异性心绞痛。心肌梗死可分为心内膜下和透壁性心肌梗死。心肌坏死后,血清 CPK(肌酸磷酸激酶)增高尤为明显。心肌梗死尤其是透壁性梗死可合并乳头肌功能失调、室壁瘤、附壁血栓形成、急性浆液性纤维蛋白性心包炎和心源性休克。冠状动脉粥样硬化还可合并心肌纤维化和心肌瘢痕。

(三) 原发性高血压

原发性高血压是一种原因不明,以体循环动脉压升高为主要表现的独立性全身性疾病。其基本病变为全身细动脉硬化。高血压分为原发性和继发性高血压,原发性高血压又可分为良性(缓进型)和恶性(急进型)。

良性高血压的病因目前认为与遗传因素、饮食因素、职业因素和社会心理应激因素有关。良性高血压可分为三期:①功能紊乱期:基本病变为全身细动脉痉挛,无器质性病变。②动脉病变期:表现为全身细动脉硬化,肌型小动脉硬化和弹力肌型及弹力型动脉可伴发粥样硬化。③内脏病变期:可表现为心脏向心性肥大、颗粒性固缩肾和脑出血等改变。

恶性高血压病变进展迅速,较早出现肾衰竭。其主要病变为增生性小动脉硬化和坏死性细动脉炎。

(四) 风湿病

风湿病是一种与 A 组乙型溶血性链球菌感染有关的变态反应性-自身免疫性疾病。本病主要侵犯全身结缔组织,最常累及心脏和关节,以形成风湿小体为其病理特征。

风湿病病因并非是 A 组乙型溶血性链球菌直接感染,而是变态反应性炎症。其发病机制多数学者倾向于抗原抗体交叉反应学说。

风湿病的病理变化按其发展可分为三期:①变质渗出期:结缔组织发生黏液样变性和纤维蛋白样坏死。②增生期:形成特征性风湿细胞和主要由风湿细胞构成的风湿小体,具有诊断意义。③纤维化期:风湿小体纤维化最终成为梭形小瘢痕。

风湿性心脏病包括急性期心内膜炎、风湿性心肌炎和风湿性心外膜炎。①风湿性心内膜炎病变主要侵犯二尖瓣,其次为二尖瓣和主动脉瓣联合受累。急性期,病变瓣膜向血流面闭锁缘形成疣状赘生物,疣赘物为白色血栓,机化后可导致瓣膜病。左心房亦可受累,形成 McCallum 斑。②风湿性心肌炎常表现为心肌间质内小血管附近出现风湿小体,该小体多见于室间隔和左心室后壁上部。③风湿性心包炎突出特征是纤维蛋白和浆液渗出,如渗出的纤维蛋白不能完全吸收,可形成"绒毛心",进一步可发展成缩窄性心包炎。

(五) 感染性心内膜炎

感染性心内膜炎是由细菌感染引起的心内膜炎,可分为急性和亚急性两种。急性是由致病力强的化脓菌引起的脓毒血症的并发症之一。多发生在原无病变的心瓣膜,主要累及二尖瓣或主动脉瓣,在瓣膜表面形成巨大疣赘物。亚急性最常由致病力弱的草绿色链球菌引起,常侵犯有病变的心瓣膜。感染性心内膜炎在受累的瓣膜上形成较大赘生物和溃疡。疣赘物为血栓成分,脱落后可引起脑、肾、脾等器官栓塞,瓣膜损害可造成瓣膜口狭窄或关闭不全等。

(六) 心瓣膜病

心瓣膜病是指心瓣膜因先天性发育异常或后天性疾病造成的器质性病变,表现为瓣膜口狭窄或关闭不全,可单独存在,亦可合并存在。①二尖瓣狭窄:大多为风湿性心内膜炎引起,依狭窄程度可分为轻、中、重三度;依瓣膜病变可分为隔膜型和漏斗型。其血流动力学和心脏变化为:早期,左心房代偿性扩张肥大,失代偿后,左心房淤血,进一步导致肺淤血、水肿,反射性引起肺小动脉痉挛,肺动脉高压,右心室代偿性肥大扩张,最终引起右心房淤血及体静脉淤血,左心室萎缩。②二尖瓣关闭不全:早期可导致左心房代偿性扩张、肥大,进一步引起左心室代偿性肥大。久之,出现肺淤血、肺动脉高压、右心室代偿性肥大,最终出现右心衰竭和全身静脉淤血。X 线示心脏呈"球形"。

(七) 心肌病

心肌病是指合并有心脏功能障碍的心脏疾病,又称为特发性心肌病。常见的有以下三种:①扩张性心肌病:本病是以进行性心肌肥大、心腔扩张和心肌收缩力下降为特征的心肌病。特点为各心腔明显扩张,心室壁略增厚,心尖变薄呈钝圆形。②肥厚性心肌病:本病以心肌肥大、室间隔不均匀肥厚、舒张期充盈异常及左心流出道受阻为特征。③限制性心肌病:本病以左心室充盈受限为特点,典型病变为心室内膜和内膜下心肌进行性纤维化,心腔狭窄。心室内膜可厚达 2~3mm,以心尖部最重。

(八) 心肌炎

心肌炎是指各种原因引起的心肌局部性或弥漫性炎症,包括以下三种类型。

(1) 病毒性心肌炎由嗜心肌病毒引起,常累及心包。常见的病毒是柯萨奇 B 组病毒、埃可病毒等。病毒可直接损伤心肌,也可通过 T 细胞介导的免疫反应引起。其病变特征是心肌间质淋巴细胞浸润,心肌细胞变性坏死。

(2) 细菌性心肌炎由细菌引起常表现为心肌间质内多发性小脓肿。

(3) 孤立性心肌炎曾称 Fiedier 心肌炎,分为以下两型:①弥漫性间质性心肌炎心肌间质小血管周围淋巴细胞、浆细胞浸润,伴嗜酸性和嗜中性粒细胞浸润;②特发性巨细胞性心肌炎心肌内灶性坏死及肉芽肿形成,病灶中央有红染、无结构的坏死物,其间有较多的多核巨细胞。

二、实验目的要求

(1) 掌握风湿病的基本病变及急、慢性风湿病的病理变化。

(2) 掌握高血压病的血管及心、脑、肾病变。

(3) 掌握动脉粥样硬化的基本病理变化。

(4) 掌握冠状动脉粥样硬化及缺血性心脏病的病理变化和后果。

(5) 熟悉二尖瓣狭窄、二尖瓣关闭不全的血流动力学改变。

(6) 了解细菌性心内膜炎的病理变化和后果。

(7) 学习分级要求见表5-1。

表5-1 学习分级要求表

掌握	熟悉	了解
动脉粥样硬化定义、基本病理变化及并发症	动脉粥样硬化主要动脉的病变特点心肌梗死的病理特点类型、并发症	动脉粥样硬化、高血压病、风湿病病因及发病机制
掌握冠状动脉粥样硬化症、高血压病、风湿病基本病理变化	动脉粥样硬化、高血压病、风湿病病因、发病机制及常见累及器官的病变	心绞痛、心肌纤维化、冠状动脉性猝死病因发病机制
掌握冠状动脉粥样硬化性心脏病、感染性心内膜炎、心瓣膜病病变特点		各型心肌病、心肌炎定义、类型、基本病变及对心脏的影响

三、实 验 内 容

组织切片			
风湿性全心炎	片号41	主动脉粥样硬化	片号43.2
脾细动脉玻璃样变	片号44	主动脉粥样硬化	片号43
高血压肾	片号44.1	主动脉粥样硬化	片号43.1

续表

大体标本			
急性风湿性心内膜炎	50 号	高血压病之脑出血	4 号
慢性风湿性心脏病	53 号	主动脉粥样硬化	58 号
慢性风湿性心脏病	51 号	主动脉粥样硬化	59 号
慢性风湿性心脏病	52 号	主动脉粥样硬化	60 号
亚急性细菌性心内膜炎	54 号	冠状动脉粥样硬化	61 号
亚急性细菌性心内膜炎	55 号	心肌梗死	62 号
高血压性心脏病	56 号	基底动脉粥样硬化	63 号
高血压肾	57 号	肾动脉粥样硬化	64 号

1. 组织切片观察

（1）风湿性全心炎（rheumatic pancarditis）　　片号 41

肉眼观察：方形粉染实性组织块。

低倍镜：先辨认三层结构（心内膜、心肌、心外膜），（注：心外膜可见脂肪细胞）左心室壁组织，各层结构清楚，心肌间质疏松水肿，多处可见大小不等、梭形或菱形风湿小体，多位于小血管附近。心内膜及心外膜亦见疏松水肿、充血，炎细胞浸润，心内膜中可见少数风湿小体，心外膜未见典型的风湿小体。

高倍镜：风湿小体中部常可见一些粉染不定形的纤维素样坏死物，外围可见为数不等、体积较大、形状不一、胞质略嗜碱性，核大卵圆形、空泡状，染色质多浓集于核中央的风湿细胞（枭眼样或毛虫样）灶状聚集而成，其外周有一些淋巴细胞、单核细胞及成纤维细胞。

诊断要点：心肌间质形成具有特征性的风湿小体，即阿少夫小体（Aschoff body）。

思考题：（1）风湿病主要发生在哪种组织，它可以累及哪些器官组织？

（2）风湿细胞来源于哪一种细胞？

（3）什么是风湿肉芽肿？它是在风湿病的哪一期形成的，有何意义？

（4）风湿病的典型病变分为哪几期？此片属于哪一期？

（5）风湿性心肌炎反复发作将会给患者带来什么后果？

（2）脾细动脉（中央动脉）玻璃样变　　片号 44

肉眼观察：长方形紫红染色组织块。

低倍镜：系脾组织，脾基本结构可辨认，脾被膜明显增厚，脾小梁数目增多且增宽。呈轻度粉染均质结构。脾小结体积变小，脾白髓中央动脉管壁显著增厚红染，呈均质似玻璃样。

高倍镜：脾中央动脉壁内皮细胞下出现红染无结构均质物质（即玻璃样物质），此类物质多少不等。血管内皮细胞及平滑肌细胞不同程度减少。脾中央动脉腔狭窄。除细动脉外，其他血管也有类似改变。

诊断要点：内皮细胞下出现玻璃样物质。

思考题：（1）玻璃样变性有哪几种类型？

（2）脾中央动脉玻璃样变性是怎样形成的，会有何结果？

（3）细动脉硬化常见于哪些疾病？

（4）细动脉硬化的物质基础是什么？

（3）高血压肾（kidney of hypertension）　片号 44.1

肉眼观察：长方形实性组织块。

低倍镜：肾组织，可见小动脉（弓状动脉，小叶间动脉等）内膜纤维组织增生、内膜增厚，呈洋葱皮样，管壁增厚，管腔狭窄；肾小球入球小动脉（细动脉）出现玻璃样变（仅在极少数肾小球血管极或附近见到）。其旁，多数肾小球无明显变化，少数肾小球部分或全部纤维化、萎缩，有的发生玻璃样变（呈粉染均质的团块状）其附近的肾小管发生萎缩或消失。少部分肾小球体积增大，肾小管明显扩张，有的管腔内充满粉红色均质蛋白管型。

高倍镜：间质纤维组织增生及淋巴细胞浸润，在纤维化玻璃样变的肾小球周围尤为明显。

诊断要点：①肾小动脉内膜增厚；②部分肾小球及入球小动脉玻璃样变性；③健存肾小球代偿性肥大，所属肾小管扩张。

思考题：（1）高血压肾又称为什么？

　　　　（2）高血压病还可导致哪些器官的损害？

（4）主动脉粥样硬化（arteriosclerosis of aorta）　片号 43.2

肉眼观察：该片为一管腔横切面，未完全封闭，标本中心为一半月形隆起。

低倍镜：主动脉壁组织，部分区域内膜显著增厚、隆起，纤维结缔组织明显增生玻璃样变，并见淋巴、单核及一些泡沫细胞浸润，深层为一片浅伊红染色无结构坏死物，其间可见一些菱形、针形或不规则空隙，为胆固醇结晶（由于沉积于组织间的脂质颗粒和结晶在制片中被溶解后留下空隙）；中膜不同程度萎缩变薄，外膜无明显变化。隆起部位两侧管壁的内、中、外膜结构尚正常。

高倍镜：病灶中可见许多圆形或椭圆形胞质空亮、核明显的泡沫细胞及淋巴细胞、单核细胞浸润。

（5）主动脉粥样硬化（arteriosclerosis of aorta）　片号 43

肉眼观察：标本为一管腔纵断面，表面不规则隆起。

低倍镜：主动脉壁组织，内膜明显不规则增厚，为粥样斑块结构。其表层纤维组织增生及玻璃样变。深部组织坏死，呈红染无结构碎块状，其内可见菱形及针形空隙（胆固醇结晶），部分区域见呈不定形深紫蓝色颗粒状的钙盐沉积。斑块边缘可见少量泡沫细胞，动脉中层萎缩变薄，外膜无明显变化。

诊断要点：①内膜表面纤维组织增生，玻璃样变性；②内膜深层内为大量坏死物，并可见胆固醇结晶；③内膜底部和边缘可有肉芽组织增生，外周可见少许泡沫细胞；④中膜不同程度萎缩。

（6）冠状动脉粥样硬化（coronary atherosclerosis）　片号 43.1

肉眼观察：标本为心脏组织，附带有血管，先分出动脉和静脉。

低倍镜：可见冠状动脉管腔偏向一侧，内膜新月形增厚，增厚处为典型粥样斑块，表面大量纤维组织增生，并玻璃样变，内散在少量淋巴、单核细胞。深部可见红染不规则状坏死物和一些菱形、针形结晶的空隙（胆固醇结晶），其边缘有少量泡沫细胞、淋巴细胞、单核细胞浸润，斑块下中膜萎缩变薄，外膜未见明显病变。其余部分管壁结构尚正常。

诊断要点：①内膜增厚、纤维化；②内膜下见粥样斑块。

思考题：（1）根据以上三张切片推断可能发生的继发性改变。

　　　　（2）根据43、43.2号切片联想大体结构有何特点？

(3) 什么是泡沫细胞,它来源于哪一种细胞?

2. 大体标本观察

(1) 急性风湿性心内膜炎(acute rheumatic endocarditis) 50 号

病变特点:心脏标本。在二尖瓣闭锁缘上见一排灰白色、表面光滑、粟粒大小(1~2mm)串珠状排列的疣状突起,部分已融合。瓣膜轻度增厚,未变形,腱索及乳头肌无明显改变。左心腔轻度扩张。

思考题:(1) 急性风湿性心内膜炎镜下的病理改变有哪些?

(2) 疣状赘生物是怎样形成的?

(3) 病变后期可引起瓣膜怎样的改变?

(4) 临床上可有哪些症状和体征?

(2) 慢性风湿性心脏病(chronic rheumatic heart disease,CRHD) 53 号

病变特点:心脏标本。二尖瓣膜增厚、变形,无光泽,质地较硬,弹性差。各瓣叶联合处相互粘连。腱索缩短、增粗,将瓣叶往下拉,使瓣膜口关闭不全。左心房明显扩张,房壁增厚,心内膜弥漫增厚、粗糙、皱缩,尤以左心房后壁显著(McCallum 斑)。左心室略有扩张。

(3) 慢性风湿性心脏病(chronic rheumatic heart disease,CRHD) 51 号

病变特点:心脏组织。从左心房面向下观察,见二尖瓣口狭小呈鱼口状,瓣叶增厚、缩短,互相粘连;左心房扩张,壁较厚;左心室室壁肥厚(正常 0.8~1.2cm)。

(4) 慢性风湿性心脏病(chronic rheumatic heart disease,CRHD) 52 号

病变特点:心脏。二尖瓣瓣膜增厚、变形,无光泽、无弹性,瓣叶粘连呈隔膜状,二尖瓣口径显著缩小;二尖瓣腱索显著增粗、缩短,使瓣膜口关闭不全;左心房明显扩张,内膜增厚、粗糙;左心室扩张,室壁肥厚。

思考题:(1) 解释慢性风湿性心脏病的病理改变。

(2) McCallum 斑是怎样形成的?

(3) 二尖瓣狭窄分为哪几种类型?

(4) 推断临床会有哪些表现?

(5) 亚急性细菌性心内膜炎(subacute bacterial endocarditis,SBE) 54 号

病变特点:心脏组织。标本1:主动脉瓣各瓣膜变形、增厚,上有大而不规则菜花状或息肉状赘生物,棕红色及灰蓝色,并见瓣膜有穿孔,左心室显示扩张。标本2:二尖瓣变形、增厚,近闭锁缘处可见大的结节状赘生物,灰棕色,表面粗糙,质地松脆;左心室显示扩张。

(6) 亚急性细菌性心内膜炎(subacute bacterial endocarditis,SBE) 55 号

思考题:(1) 自己观察主动脉瓣膜及心室等有何变化。

(2) 亚急性细菌性心内膜炎是怎样形成的?

(3) 它与急性细菌性心内膜炎有何不同?(从大体、病因、组织学改变及后果比较)

(7) 高血压性心脏病(hypertensive heart disease) 56 号

病变特点:心脏组织。标本1:心脏体积略增大,重量增加,左心室壁明显增厚,乳头肌及肉柱增粗,左心室腔无明显改变。标本2:同上。

思考题:(1) 什么是向心性肥大和离心性肥大,并解释产生的原因?

(2) 严重者可导致什么后果?

(8) 高血压肾(原发性颗粒性固缩肾)(kidney of hypertension) 57 号

病变特点:肾组织。肾体积略缩小,表面呈均匀一致细颗粒状;切面皮质变薄,皮髓质分界不清,皮髓质交界处的小动脉壁增厚变硬,小动脉口呈哆开状。

思考题:(1) 临床上患者会出现什么症状和体征?

(2) 与该肾相似的表现还可见于哪种疾病?

(9) 高血压病之脑出血(brain hemorrhage of hypertension) 4号

病变特点:大脑半球。大脑半球内囊处见暗红色出血区(已成血凝块),并见血液溢出至侧脑室,压迫周围脑组织。

思考题:(1) 高血压患者的脑出血为何易发生在内囊区?

(2) 脑出血的原因是什么?

(3) 脑出血的后果如何?

(10) 主动脉粥样硬化(arteriosclerosis of aorta) 58号

病变特点:部分主动脉管壁。胸主动脉内膜面见长短不一、灰黄色条纹状及斑点状病灶,微向表面隆起,病灶间内膜较光滑,上述病灶多数分布在肋间动脉开口的周围。

(11) 主动脉粥样硬化(arteriosclerosis of aorta) 59号

病变特点:该标本为上述标本病变进一步发展的结果,内膜凹凸不平,散在多数大小不等、灰黄色及灰白色斑块,隆起于内膜表面,个别斑块溃破形成溃疡。

(12) 主动脉粥样硬化(arteriosclerosis of aorta) 60号

病变特点:与前两个标本相比,病变更为严重,多数斑块溃破形成溃疡,少数底部有出血。

思考题:通过此三个标本考虑各自镜下会有何表现?继发性改变会有哪些?

(13) 冠状动脉粥样硬化(coronary arteriosclerosis) 61号

病变特点:心脏组织。标本1:于标本左侧至房室交界处,见一冠状动脉横断面,管壁不均匀增厚,呈淡黄色,新月形,管腔狭窄,内充浅灰黄色物(此可能是什么)。同侧心室壁内可见形状不规则灰、黑及白色陈旧性梗死灶。标本2:于标本右上方房室交界处,见一冠状动脉横断面,管壁明显增厚,灰黄色,管腔呈缝隙状。左心室腔扩张。

思考题:(1) 一旦病变血管发生痉挛或局部出血会有何后果?

(2) 冠状动脉粥样硬化的好发部位在哪?

(14) 心肌梗死(陈旧性)(myocardial infarction) 62号

病变特点:心脏组织。标本1:左侧的左室壁内见一约1cm的长形病灶,呈暗灰色,中部浅灰棕色较致密。标本2:心尖部稍向外突,心室壁明显变薄,心肌大部分被灰白色长条状纤维瘢痕灶所代替,局部内膜面上附着灰黑及灰黄色附壁血栓。

思考题:(1) 心肌梗死常见的发生部位在哪?

(2) 心肌梗死会给患者带来哪种后果?

(15) 基底动脉粥样硬化(atherosclerosis of brain) 63号

病变特点:大脑半球。大脑基底动脉不规则增粗、弯曲管壁增厚且厚薄不匀,透过血管外膜可见一些长短不一、大小不等的灰黄色粥样病灶。

思考题:患者会有何表现,简单说明理由。

(16) 肾动脉粥样硬化(atherosclerosis of kidney) 64号

病变特点:肾组织。肾表面可见一些较大而形态不规则的凹陷性瘢痕灶,肾表面高低不平,外形发生改变,体积减小,切面皮质略变薄,肾动脉断面显示管壁增厚,哆开。

思考题:与高血压肾的改变有何不同? 为什么?

四、病 例 讨 论

病例 5-1

病史摘要:

患者赵某,女性,10岁。

主诉:不规则发热10天,气急,痰中带血5天,下肢凹陷性水肿2天。

继往史:一个月前曾患急性扁桃体炎。

体检:急性病容,端坐呼吸,体温38.5℃,脉搏150次/分,呼吸35次/分,口唇轻度发绀。眼睑、下肢,中度凹陷性水肿,颈静脉怒张,听诊双肺可闻及湿性啰音,叩诊心界扩大,心前区可闻及心包摩擦音,肝肋下2cm可触及,剑下3cm可触及,质地中等硬度,有轻度压痛,脾左肋下约2cm可触及。

化验:抗链"O"抗体800U,红细胞沉降率45mm/h(韦氏法),血常规:白细胞12×10⁹/L (12000/mm³),中性粒细胞79%,淋巴细胞20%。

入院后:给予抗感染、利尿、激素及洋地黄药物治疗,疗效不显著,心界呈进行性扩大,终因呼吸、循环衰竭死亡。

尸检:患者颜面、下肢可凹性水肿,双侧胸腔有黄色混浊积液200ml,心脏近似球形增大,打开心包,心外膜附一层蛋白性渗出物,绒毛状,全心扩张,左心室为著。二尖瓣增厚,肿胀,闭锁缘有一排粟粒大,灰白色赘生物,与瓣膜粘连,不易脱落。

镜检:赘生物由血小板,纤维蛋白组成,心肌间质可见不典型风湿小体。

肺:肺泡腔内明显浆液渗出,红细胞漏出。

肝:肿大,肝窦,中央静脉明显扩张、淤血。

脾:肿大,脾窦也呈淤血状。

思考题:(1) 本病可诊断为何疾病? 依据有哪些?

　　　　(2) 哪些症状与心脏衰竭有关?

病例 5-2

病史摘要:

患者张某,男性,60岁。

主诉:昏迷2小时。

继往史:高血压10年。

现病史:近年来常感心悸,尤以体力活动时为著,近2周来常感头晕及后枕部疼痛。晨起在厕所突然跌倒,不省人事,右侧上、下肢不能动,大小便失禁。

体检:呈昏迷状,体温38℃,脉搏60次/分,呼吸16次/分,血压29.3/14.7kPa(220/110mmHg)。颜面水肿,右侧鼻唇沟变浅,颈项略强直,右侧上、下肢腱反射消失,呈弛缓性瘫痪,双侧瞳孔不等大,心搏有力,叩诊心界向左略扩大,心律齐。

化验:常规血象正常,尿蛋白(++),脑脊液血性。

入院后:给予吸氧、降压、脱水、凝血治疗无效,呼吸、心跳停止死亡。

尸检:心脏增大,左室壁增厚,室壁厚2.5cm。镜检,心肌纤维增粗,核大;脑右侧内囊出血,可见3cm×2cm×2cm的血肿,局部脑组织伴有坏死及血凝块,脑桥、中脑也见小灶状出血;双肾体积缩小,表面细颗粒状,皮质与髓质界限不清。镜检:部分肾单位萎缩、玻璃样变性、肾小球数目减少,部分肾单位呈代偿性肥大,肾小管扩张。脾小动脉壁玻璃样变性。

思考题:(1) 本病例诊断为何病? 依据如何?

(2) 试分析死亡原因。

(3) 肾病变与高血压有何关系?

病例 5-3

病史摘要:

孙某,男性,68 岁。

主诉:心前区疼痛 3 天。

继往史:过去有过类似发作史。

现病史:3 天前因上楼突感心前区剧痛并向左肩、左上肢放射,全身出冷汗,恶心、呕吐 1 次,经服止痛药、休息 1 小时后缓解,次日早晨进餐后心前区疼痛又发作,持续不缓解,并出现心慌,气短,咳嗽,咳粉红色泡沫状血性痰,不能平卧,随叫急救车去医院诊治。

体检:患者神志清楚,气急,高枕卧位,体温正常,脉搏 132 次/分,血压 8.0/5.3kPa(60/40mmHg),皮肤湿冷,口唇发绀,心律齐,两肺散在湿性啰音,心尖部第一心音明显减弱,余无特殊体征。

化验:白细胞总数为 12×10^9/L(12000/mm³),分类正常,血胆固醇 8.2mmol/L(正常值3.5~6.1mmol/L),乳酸脱氢酶 900U(正常 150~450U),天冬氨酸氨基转移酶 140U(正常 10~80U)。心电图:示冠状动脉供血不足。

入院后:给以吸氧、止痛、纠正休克治疗,病情一度好转,入院第 5 天午餐后又感心前区疼痛伴呼吸急促,咳粉红色泡沫样痰,经抢救无效死亡。

尸检:心脏冠状动脉前降支可见粥样硬化所致的半月形狭窄,左心室前壁及心室间隔前部有数处灰黄色坏死灶,主动脉及主要分支均有程度不等的粥样硬化灶隆起。镜下,主动脉、冠状动脉均见粥样斑块形成,管腔狭窄但无明显阻塞,肺、肝、胃肠道淤血、水肿。

思考题:(1) 本病诊断为何病? 依据如何?

(2) 试分析死亡原因。

(3) 心前区疼痛发作机制是什么? 诱因是什么?

五、实验报告题目

(1) 绘风湿结节的高倍镜图并作简要描述。

(2) 绘主动脉粥样硬化的低倍镜图并简要描述。

【部分答案】

答案 5-1

(1) 本病诊断为急性风湿性全心炎,心力衰竭。根据:①曾患急性扁桃体炎,发病时间符合风湿性变态反应性炎;②抗链"O"800U,较高;③红细胞沉降率快,血常规结果高符合风湿性发作;④尸检:二尖瓣疣状血栓,绒毛心,心肌风湿小体形成。

(2) 与心力衰竭有关的症状:①左心衰竭,肺淤血,表现为咳、喘、端坐呼吸,肺湿性啰音;②右心衰竭:全身水肿,肝脾淤血。

答案 5-2

（1）诊断为高血压脑病,脑出血。根据:①现病史、继往史、血压高;②头痛、昏迷、颈项强直,右侧上下肢弛缓性瘫痪,右侧鼻唇沟浅,脑脊液血性支持脑出血;③尸检:脾小动脉硬化,心、脑、肾出现器质性病变。

（2）死于高血压脑出血,上述②及尸检支持此结论。

（3）肾为高血压引起的颗粒性固缩肾的表现,患者无慢性肾炎病史,故可排除慢性肾小球肾炎所致的原因。

第六章 呼吸系统疾病

一、实验内容概要

(一) 慢性阻塞性肺病

慢性阻塞性肺病是一组以肺实质与小气道受到病理损伤后,导致慢性不可逆性气道阻塞,呼气阻力增加,肺功能不全为共同特征的肺疾病的总称。包括慢性支气管炎、肺气肿、支气管哮喘和支气管扩张症等。

1. 慢性支气管炎 慢性支气管炎是指气管、支气管黏膜及其周围组织的慢性非特异性炎症。临床以上反复咳嗽、咳痰或伴有喘息症状为特征,且症状每年至少持续3个月,连续2年以上。其主要病变为:①呼吸道上皮的损伤与修复;②黏膜下腺体增生、肥大,浆液腺发生黏液腺化生;③支气管壁的慢性炎症和支撑组织的破坏。

2. 肺气肿 肺气肿是指呼吸性细支气管、肺泡管、肺泡囊和肺泡因过度充气呈持久性扩张,伴有肺泡间隔破坏,以致肺组织弹性减弱、容积增大的一种病理状态。其发生可能与慢性支气管炎、老年人的肺弹性下降和 α_1-抗胰蛋白酶缺乏等有关。肺气肿可分为肺泡型肺气肿(又可分为腺泡中央型、全腺泡型、肺泡周围型肺气肿)和间质型肺气肿。此外,还有瘢痕旁肺气肿、老年性肺气肿和代偿性肺气肿。

3. 支气管扩张症 支气管扩张症是肺内支气管管腔持久性扩张伴管壁纤维性增厚的一种慢性化脓性疾病。病变累及直径大于2mm的中小支气管和段级支气管,左肺多于右肺,下叶多于上叶。

4. 支气管哮喘 支气管哮喘是由肺过敏反应或其他因素引起的一种以发作性、可逆性支气管痉挛为特征的慢性支气管炎症性疾病,也可视为慢性阻塞性支气管炎的特殊类型。其主要病变为管壁的平滑肌细胞增生肥大,固有层和黏膜下层有以嗜酸粒细胞为主的炎细胞浸润。

(二) 肺炎

肺炎是肺组织发生的炎症性疾病,常用的分类是根据病因结合发病部位分类。

1. 细菌性肺炎 本病包括大叶性肺炎和小叶性肺炎。

(1) 大叶性肺炎:指主要由肺炎链球菌引起的以肺泡内弥漫性纤维蛋白性渗出为主的急性炎症。病变起始于肺泡,迅速扩展到一个肺段乃至整个大叶。其病变主要见于左肺下叶,其次为右肺下叶,也可累及两个以上肺叶。其典型病变按发展过程可分为四期:①充血水肿期,以浆液渗出为主;②红色肝样变期,以大量红细胞和纤维蛋白渗出为主,患者呼吸困难明显;③灰色肝样变期,以大量白细胞和纤维蛋白渗出为主,肺泡壁毛细血管受压呈贫血状,患者呼吸困难症状有改善;④溶解消散期,渗出的纤维蛋白被溶解,溶解物由气道咳出,也可经淋巴管吸收。大叶性肺炎常见的并发症有肺肉质变、中毒性休克、败血症、脓毒血症、肺脓肿和脓胸。

(2) 小叶性肺炎:是由化脓菌感染引起的以细支气管为中心的肺急性化脓性炎症。本病起始于细支气管,然后经细支气管向纵深蔓延到所属的肺泡管与肺泡,形成以肺小叶为单位的肺组织炎症。病变呈灶状分布于两肺各叶。尤以两肺下叶和背侧多见。病灶中央可见发炎的细支气管。小叶性肺炎易合并呼吸衰竭、心力衰竭、肺脓肿、脓胸、支气管扩张症。

2. 病毒性肺炎　病毒性肺炎是因上呼吸道病毒向下蔓延所致。病变位于肺间质,肺泡病变相对较轻。本病为间质性肺炎。镜下:肺间质有淋巴细胞和单核细胞浸润,有时病变亦可累及肺泡腔,肺泡腔内由于浓缩和空气挤压渗出物可形成透明膜。麻疹病毒性肺炎,支气管和肺泡上皮增生,形成多核巨细胞,在其胞质和胞核内可见病毒包涵体。

3. 支原体肺炎　支原体肺炎是由肺炎支原体引起的一种间质性肺炎。在肺间质内有多量淋巴细胞和单核细胞浸润。

(三) 肺硅沉着症

肺硅沉着症(矽肺)是因长期吸入大量含游离二氧化硅(SiO_2)粉尘微粒沉着肺部引起的一种常见职业病。主要病变为肺实质硅结节形成和广泛纤维化。二氧化硅粉尘微粒致病性取决于硅尘微粒大小、空气中硅尘微粒浓度和分散度、机体清除硅尘微粒的能力。硅结节形成可分为三个阶段,即细胞性硅结节、纤维化硅结节、玻璃样变的硅结节。肺组织广泛纤维化。根据肺内硅结节的数量、大小、分布范围和肺纤维化的程度,将硅肺分为三期。硅肺并发症有硅肺结核病、肺部感染、慢性肺源性心脏病、肺气肿和自发性气胸。

(四) 慢性肺源性心脏病

慢性肺源性心脏病(肺心病)是由慢性肺疾病、肺血管及胸廓的病变引起的肺循环阻力增加、肺动脉压力升高而引起的以右心室肥厚、扩大,甚至发生右心衰竭的心脏病。肺心病的肺部病变无特殊性,心脏病变主要表现为右心室壁肥厚,心腔扩张,心尖钝圆,肺动脉圆锥显著膨隆。肺动脉瓣下 2cm 处右室壁厚大于 5mm 可作为病理诊断肺心病标准。

(五) 呼吸窘迫综合征

发生在成人和儿童者,其发病机制不同,是完全不同的两种疾病。成人型呼吸窘迫综合征是指在肺外或肺内的严重疾病过程中,引起的一种以进行性呼吸窘迫和难治性低氧血症为特征的急性呼吸衰竭综合征。目前认为是急性肺损伤的严重阶段,也是多器官功能衰竭的肺部表现。其病理变化表现为肺间质和肺泡内的渗出和透明膜形成,微血管内常有透明血栓形成。新生儿呼吸窘迫综合征是指新生儿出生后已出现短暂的自然呼吸,继而发生进行性呼吸困难、发绀、呻吟等急性呼吸窘迫症状和呼吸衰竭,其病变特点是在呼吸性细支气管壁、肺泡管和肺泡壁上形成透明膜。

(六) 呼吸系统常见肿瘤

1. 鼻咽癌　鼻咽癌是鼻咽部上皮组织发生的恶性肿瘤。临床上,患者常有涕中带血、鼻塞、鼻出血、耳鸣、听力减退、头痛、颈淋巴结肿大及脑神经受损等症状。鼻咽癌的发生与EB 病毒感染密切相关。抗 EB 病毒壳抗原的 IgA 抗体阳性率可高达 97%,具有一定的诊断意义。鼻咽癌最常见于鼻咽顶部,其次是外侧壁和咽隐窝。鼻咽癌绝大多数起源于鼻咽黏膜柱状上皮的储备细胞,少数来源于鳞状上皮的基底细胞。组织学上分为鳞癌、腺癌、未分化癌,未分化癌又可分为大圆细胞癌和未分化癌两个亚型。大圆细胞癌癌巢内有淋巴细胞浸润。鼻咽癌向上蔓延破坏颅底骨,损伤Ⅱ~Ⅵ对脑神经,向外进入中耳,向前进入鼻腔、眼眶,向后侵犯颈段脊髓。鼻咽癌转移以淋巴道为主,首先转移到同侧颈淋巴结。

2. 肺癌　肺癌绝大多数起源于支气管的黏膜上皮,少数起源于支气管的腺体上皮或肺泡上皮。肺癌可分为鳞癌、腺癌、小细胞癌、大细胞癌。肺鳞癌起源于段和亚段支气管黏膜上皮,腺癌来自支气管黏膜上皮和腺上皮;细支气管肺泡癌来自肺泡、Ⅱ型上皮细胞及黏液细胞;小细胞癌来自支气管黏膜或腺上皮内的嗜银细胞,肉眼观察肺癌可分为中央型、周围型、弥漫型。日本肺癌学会将癌肿直径小于2cm,并局限于肺内的管内型或管壁浸润型列为早期肺癌。肺癌可直接蔓延,也可转移,早期淋巴道转移,晚期血道转移至脑、肾上腺、骨等。

在本章节的学习中要注意掌握慢性支气管炎、肺气肿及肺心病的病理变化,三者的相互关系,要融会贯通,循序渐进。在肺部炎症的学习中,要注意大叶性肺炎、小叶性肺炎及间质性肺炎在病因、发病、病理变化、转归结局等方面的区别与联系。以下通过病例及图解来帮助大家掌握本章的一些重点和难点内容。

在以下病例中,患者最有可能的诊断是什么?结合病例说明它的病因发病及分型和病变特点。

二、实验目的要求

(1)掌握大叶性肺炎、小叶性肺炎的病变及其临床病理联系。
(2)掌握肺癌的病变特点及临床病理联系。
(3)了解慢性支气管炎、支气管扩张症、肺气肿及肺心病病变特点。
(4)了解鼻咽癌的病理特征。
(5)学习分级要求见表6-1。

表6-1　学习分级要求表

掌握	熟悉	了解
慢性支气管炎的概念、病理变化,结局、并发症	支气管哮喘、支气管扩张症、肺气肿的病因、发病机制、病理变化及其临床病理联系	病毒性肺炎的病因、发病机制及其临床病理联系
慢性阻塞性肺气肿、肺心病的病理特点		支原体性肺炎的病因、发病机制及其临床病理联系
大叶性肺炎和肺硅沉着症的病因、发病机制、病理变化临床病理联系、结局	小叶性肺炎、肺源性心脏病的病因、发病机制、临床病理联系及结局	呼吸窘迫综合征、肺硅沉着症的病变特点
小叶性肺炎、间质性肺炎的概念及病理变化	病毒性肺炎、支原体肺炎、呼吸窘迫综合征、肺石棉沉着症的概念	喉癌的病因、发病机制及扩散途径
鼻咽癌和肺癌的病因、发病机制、病理变化和临床病理联系		

三、实验内容

组织切片			
大叶性肺炎	片号46	小叶性肺炎	片号47
肺腺癌	片号51	小细胞肺癌	片号51.1

大体标本			
大叶性肺炎红色肝样变期	65 号	大叶性肺炎灰色肝样变期	66 号
小叶性肺炎	67 号	小叶性肺炎	68 号
间质性肺炎	69 号	肺气肿	71 号
支气管扩张症	70 号	慢性肺源性心脏病	162 号
间质性肺气肿	72 号	肺癌(中央型)	74 号
肺癌(弥漫型)	73 号	肺癌(周围型)	75 号
鼻咽癌	76 号	鼻咽癌椎体转移	77 号

1. 组织切片观察

（1）大叶性肺炎（lobar pneumonia）　片号 46

1）红色肝样变期

肉眼观察:大部分肺组织实变如肝,失去海绵状结构。

低倍镜:肺组织固有结构存在,肺泡内充满渗出物。

高倍镜:肺泡毛细血管扩张充血,肺泡腔内可见大量纤维素、红细胞、少量中性粒细胞以及单核巨噬细胞,部分区域可见浆液。

2）灰色肝样变期

肉眼观察:肺组织失去疏松海绵状结构,实变如肝组织。

低倍镜:肺组织,固有结构清晰可见,肺膜增厚,结构疏松;肺泡弥漫扩张,几乎所有肺泡腔内均充满纤维素及多少不等的炎性细胞,间质血管扩张充血。

高倍镜:几乎全部肺泡均为渗出物所充填,肺泡壁毛细血管扩张充血减轻;部分肺泡腔内充满红染细丝或网状的纤维素、红细胞及嗜中性粒细胞,部分视野可见纤维素条索贯穿于肺泡间孔(孔氏孔);部分肺泡内白细胞及纤维素溶解减少、巨噬细胞增多,为转入溶解消散期变化。

思考题:(1) 大叶性肺炎的病变本质是什么？说明判断依据。

(2) 大叶性肺炎并发症有哪些？

(3) 什么是"肺肉质变"？最常见于哪一期,其病变本质是什么？

(4) 试分析:患者转入"溶解消散期"的必要条件是什么(从机体和肺局部两方面分析)？

（2）小叶性肺炎（lobular pneumonia）　片号 47

肉眼观察:为海绵疏松状结构,可初步确定为肺组织。

低倍镜:肺组织,肺膜充血水肿。肺组织内血管扩张充血,可见弥漫散在的灶性病变,其间的肺泡腔扩张,腔内有炎性渗出物存在,病灶内几乎皆可见发炎的细支气管,属支气管肺炎。

高倍镜:病变以细支气管为中心,肺小叶为单位。细支气管上皮细胞不同程度的变性、坏死、脱落,腔内有大量脓性渗出物。病变细支气管周围的肺泡间隔增宽,血管扩张充血,肺泡腔内充盈大量中性粒细胞、脓细胞、红细胞、浆液及少量的纤维素。病变严重处,原有结构破坏消失,形成小脓肿。病灶之间肺组织的肺泡腔内可见均质粉染物质浆液、不等量白细胞及纤维素。

诊断要点:①病变以肺小叶为单位;②以细支气管为中心的化脓性炎症。

思考题:(1) 小叶性肺炎的本质是什么? 请从镜下观察中找出依据。

(2) 小叶性肺炎有何病变特征?

(3) 小叶性肺炎和大叶性肺炎病变部位有何不同?

(4) 小叶性肺炎并发症有哪些?

(5) 同大叶性肺炎相比,何者的预后更差,为什么?

(3) 肺腺癌(adenocarcinoma of the lung) 片号 51

肉眼观察:未见特殊病变。

低倍镜:肺组织大部分区域被瘤组织代替,癌组织与正常组织间未见明显分界,呈浸润性生长。

高倍镜:大部分区域肺固有结构消失,代之以腺样结构的癌组织,部分癌细胞呈乳头状向腺腔突起。癌细胞多呈立方形或矮柱状,排列紊乱,显示不同程度的异型性。腺腔间有多量纤维组织,癌实质、间质分界清楚。部分肺可见碳末沉积,有的腺腔中可见尘细胞。

诊断要点:①上皮恶性肿瘤的一般特点;②癌细胞呈腺样排列。

思考题:(1) 肺腺癌的常见组织来源是什么?

(2) 哪种大体类型中,肺腺癌所占比例最大?

(3) 肺腺癌的特殊类型有哪些?

(4) 什么是瘢痕癌?

(4) 肺小细胞癌(small cell lung carcinoma,SCLC) 片号 51.1 号

肉眼观察:H.E 染色嗜碱性。

低倍镜:肺组织大部分区域被癌组织浸润,癌细胞呈巢状或片状排列。

高倍镜:瘤细胞小而呈短梭形或淋巴细胞样,有些细胞呈梭形或多角形,胞质少呈裸核,典型时癌细胞常一边稍尖,形似燕麦,称之为"燕麦细胞癌"(oat cell carcinoma)。癌细胞常密集成群,由结缔组织加以分隔。部分区域可见癌细胞围绕小血管排列,形成假菊形团样结构。

诊断要点:癌组织主要由胞质少的小细胞构成,可见较典型的"燕麦细胞"。

思考题:(1) 肺小细胞癌在镜下如何同淋巴瘤鉴别?

(2) 小细胞癌患者临床为什么会出现内分泌异常?

(3) 小细胞癌患者的预后如何?

2. 大体标本观察

(1) 肺气肿(pulmonary emphysema)

1) 肺泡性肺气肿(alveolar emphysema):71 号

病变特点:肺组织,肺叶呈弥漫性膨大,边缘变钝,质地松软,切面呈蜂窝状,细小支气管及肺泡扩张,有的融合成大疱(肺大疱)。整个肺组织内可见许多碳末斑簇状分布。

2) 间质性肺气肿(interstitial emphysema):72 号

病变特点:全肺,各肺叶轻度膨胀,边缘变钝,肺小叶轮廓清晰,肺间质中可见透亮的气泡,部分区域气泡沿肺间质呈串珠状或较大的囊状气泡形成。

思考题:(1) 什么是肺气肿?

(2) 按部位肺气肿如何分类?

(3) 肺气肿同慢性支气管肺炎有什么关系?

（4）请问：间质性肺气肿是否由间质性肺炎所引起？

（5）根据病理学知识，分析肺气肿的病变是否可逆？

（6）什么是肺大疱？

（2）支气管扩张症（bronchiectasis）　70 号

病变特点：一侧肺。下叶部分支气管扩张，直达肺周边部，支气管管壁增厚，部分区域呈纤维性增厚。切面可见一些支气管扩张，呈圆柱状或囊状，有的直达肺膜下。支气管黏膜表面粗糙或形成横形皱襞，周围肺组织实变。

思考题：（1）从标本观察，分析支气管是以何种顺序扩张的？

（2）支气管扩张症的大体有何特点？

（3）支气管扩张症的好发部位是什么？

（4）联系所学病理学知识，分析患者会出现那些临床表现？说明理由。

（3）大叶性肺炎（lobar pneumonia）

1）红色肝样变期：65 号

病变特点：一侧肺组织，中、下肺叶体积增大，质实如肝，颜色灰白，饱满，肺膜表面可见少量纤维素炎性渗出物，切面可见肺中、下叶有大片实变区，粗糙，细颗粒状，灰白色，病灶边缘可见部分区域暗红。

思考题：（1）典型的大叶性肺炎的发展过程分为哪几期？

（2）为什么大叶性肺炎患者会咳铁锈色痰，常常出现在病变的哪一期？

（3）"肺肉质变"容易出现在哪一期，其病理基础是什么？

（4）在"大叶性肺炎灰色肝样变期"边缘出现暗红区，该如何解释？

2）灰色肝样变期：66 号

病变特点：一侧肺组织，中、下肺叶体积增大，质实如肝，颜色灰白，饱满，肺膜表面可见少量纤维素炎性渗出物，切面可见肺中、下叶有大片实变区，粗糙，细颗粒状，灰白色，病灶边缘可见部分区域暗红。

（4）小叶性肺炎（lobular pneumonia）　67 号、68 号

病变特点：部分肺下叶组织。肺膜表面光滑，肺膜下可见多数灰黄色小病灶，切面见多数实变病灶散在分布于肺组织中，其大小不等，直径多在 0.5~1cm 不等；呈圆形或不规则形，灰黄色，多数病灶内见发炎的支气管，个别区域的病灶有融合趋向。病灶间为较正常的肺组织。

思考题：（1）小叶性肺炎与大叶性肺炎大体表现有何不同。

（2）小叶性肺炎的炎症性质是什么，常发生于何种人群？

（5）间质性肺炎　69 号

病变特点：肺组织轻度肿胀，边缘变钝，肺小叶轮廓清楚，肺间质增厚，切面可见灰白色条纹，实变不明显。

思考题：（1）引起间质性肺炎的常见病原菌有哪些？

（2）间质性肺炎患者的血氧饱和度有何变化？为什么？

（6）慢性肺源性心脏病（chronic cor pulmonale）　162 号

病变特点：心脏组织，右心明显肥大，心尖钝圆，房室皆显著扩张，右心室乳头肌、肉柱增粗，室壁明显增厚。

思考题：（1）导致右心肥大的直接原因是什么？

（2）导致肺心病的常见肺部疾患是什么？是通过何种途径致病的？

（3）试分析肺心病患者会出现哪些临床症状？

（7）鼻咽癌（nasopharyngeal carcinoma）

1）鼻咽癌：76 号

病变特点：颅底鼻腔及口腔正中矢状断面。肿瘤侵及整个鼻咽部，癌组织呈灰白色，粗糙，呈不规则结节状溃烂，侵犯破坏颅底及鼻腔后部。

2）鼻咽癌椎体转移：77 号

病变特点：椎体内有灰黄色组织破坏骨质，呈浸润性生长，无包膜，与周围组织分界不清。

思考题：（1）从大体可知，鼻咽癌的生长方式怎样？

（2）根据鼻咽癌发生的部位，试分析其播散途径，并以此推断相应临床表现。

（8）肺癌（lung cancer）

1）肺癌（中央型）：74 号

病变特点：左肺及部分气管。肺门部见一长圆形肿块，切面灰白、粗糙，可见浸润破坏支气管壁，并向管腔突起，使得管腔狭窄及阻塞，肺膜增厚。

2）肺癌（周围型）：75 号

病变特点：部分肺组织，右上外围见一圆形瘤块，灰白色，边界清楚，无包膜，中心可见坏死、出血。部分区域侵及肺膜。

3）肺癌（弥漫型）：73 号

病变特点：部分肺叶，切面见多数结节状病变广泛分布于肺组织中，灰白色、质地粗糙松脆，与周围肺组织分界不清，一些结节中央组织坏死。

思考题：（1）肺癌的大体类型有哪些？

（2）根据理论课知识，分析各型肺癌在好发人群、病理学类型、临床症状以及预后等方面的异同。

（3）根据大体特点，运用解剖、组织学知识，试分析三型肺癌可能对应的组织学类型。

四、病例讨论

病例 6-1

病史摘要：

患者，王××，男性，59 岁，10 天前因高热 3 天入院。入院前 4 个月以来，患者有咳嗽，痰内带血，而后出现胸闷、气短、食欲缺乏，明显消瘦，并时有低热。于入院前 3 天突发寒战、高热，体温持续在 38~40℃ 之间。既往身体健康，吸烟 37 年。体格检查：体温 39℃，脉搏 92次/分，呼吸 26 次/分。神志清楚、急性病容。皮肤可见出血点，脾大，左锁骨上可触及直径1~2cm 的淋巴结 4 枚，质地硬无痛。实验室检查：血红蛋白 68g/L，白细胞 26×10^9/L，中性粒细胞 98%，胸部 X 线片显示左肺下叶主支气管阻塞，近肺门处可见 5cm×6cm 大小的致密阴影，左肺下叶内可见一直径 4cm 的空洞。入院后进行积极抗感染治疗，但病情没有缓解。24 小时前心率增快，脉搏细弱，血压下降，而后陷入昏迷，经抢救无效死亡。

尸检所见：

老年男尸，明显消瘦，皮肤苍白，前胸及四肢皮肤可见多数出血点，左锁骨上淋巴结肿大,质地较硬。双下肢凹陷性水肿。

1. 肺 见左肺门处有一不规则肿块,大小为 6cm×5cm×5cm,质硬,切面灰白色。镜检:肿块由异常增生的细胞构成,细胞呈巢状排列,肿瘤细胞体积较大,巢周围细胞呈短梭形,中间呈不规则形,病理性核分裂象多见,可见单个细胞角化,巢间为纤维组织。

2. 肝 肉眼见包膜紧张,切面外翻,右叶被膜下见 3 个直径 2.5cm 的灰白色结节,中心可见坏死出血。镜检:灰白色圆形结节的组织结构与肺门肿块相同。

3. 肾 肉眼可见被膜下有多数小脓点。镜检可见肾小管上皮细胞肿胀,内含大量红染颗粒,皮质和髓质内可见多数小脓肿。

思考题:(1)分析该患者患有哪些疾病?并找出诊断依据。

(2)根据病史分析各种疾病的相互关系,并解释临床表现。

病例 6-2

病史摘要:

患者,男性4岁。发热,咳嗽,咳痰 10 天,近 2 天加重,并出现哮喘。体检:体温 39℃,呼吸 25 次/分,脉搏 160 次/分。患儿呼吸急促,面色苍白,口唇发绀,精神萎靡,鼻翼扇动,双瞳孔等大等圆,颈软,双肺散在中、小水泡音,心音钝,心律齐。实验室检查:白细胞 21×10^9/L,中性粒细胞 78%,淋巴细胞 17%。X 线检查:左、右肺下叶可见灶状阴影。

临床诊断:小叶性肺炎,心力衰竭。入院后曾肌肉注射青霉素、链霉素,静脉输入红霉素等,病情逐渐加重,治疗无效死亡。

尸检所见:

肺:左右肺下叶背部散在实变区,切面可见散在粟粒至蚕豆大小不等灰黄色病灶。镜下,病灶中可见细胞支气管壁充血并有中性粒细胞浸润,管腔中充满大量中性粒细胞及脱落的上皮细胞,其周围肺泡腔内可见浆液和炎细胞。

思考题:(1)临床诊断是否正确?根据是什么?

(2)患者死因是什么?

病例 6-3

病史摘要:

患者,男性,65 岁,有吸烟史近 40 年,患慢性支气管炎近 20 年,经常咳嗽、咳痰;2 年来自觉蹬自行车费力,感觉气短;近 1 个月来坐下休息时亦觉胸闷、呼吸困难。入院查体:桶状胸,胸廓呼吸运动减弱;叩诊呈现过清音,心浊音界缩小,肝浊音界下降,听诊呼吸音减弱,呼气延长。X 线检查肺部透明度增加。

思考题:(1)该患者最可能的临床诊断?

(2)结合该患者,说明肺气肿的发病机制。

五、实验报告题目

(1)绘大叶性肺炎高倍镜图。

(2)绘典型硅结节图,并简要说明。

(3)绘肺腺癌高倍镜图。

第七章 消化系统疾病

一、理论内容概要

消化系统疾病种类繁多。本章介绍的慢性胃炎、溃疡病、阑尾炎、肝炎、肝硬化、食管癌、胃癌、肝癌和大肠癌是消化系统的常见病、多发病,其中病毒性肝炎、原发性肝癌、肝硬化及消化道肿瘤均属严重威胁国人健康的重大疾病。

(一) 慢性胃炎

慢性胃炎是不同原因引起的胃黏膜的一般非特异性炎症,发病率高,随年龄的增加而增加。可分为下列四型:慢性浅表性胃炎、慢性萎缩性胃炎、慢性肥厚性胃炎、疣状胃炎。

慢性胃炎为上消化道常见病。慢性胃炎以胃黏膜的慢性炎细胞浸润为特点。浅表性胃炎胃黏膜腺体无萎缩性改变。慢性萎缩性胃炎病变特点是:胃黏膜萎缩变薄,腺体减少或消失并伴有肠上皮化生,固有层内大量淋巴细胞浸润。

(二) 消化性溃疡病

消化性溃疡病是以胃或十二指肠黏膜形成慢性溃疡为特征的一种常见病。本病反复发作呈慢性经过,鉴于其发生与胃液的自我消化作用有关,故称为消化性溃疡病。十二指肠溃疡病较胃溃疡多见。前者占70%,后者占25%,胃和十二指肠复合溃疡只占5%。临床上患者出现周期性上腹部疼痛、泛酸和嗳气等症状。溃疡病形成的发病机制见图7-1。

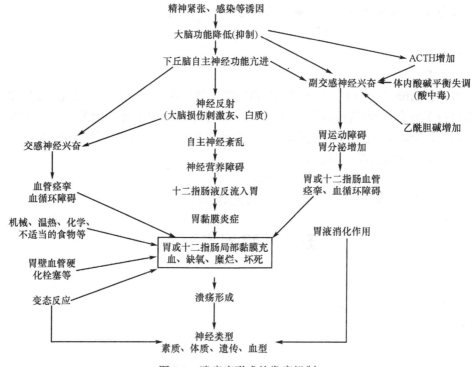

图 7-1 溃疡病形成的发病机制

溃疡病的病变特点是:胃溃疡多位于胃小弯,愈近幽门处愈多见,尤多见于胃窦部。溃疡常一个,呈圆形或椭圆形,直径多在 2.5cm 以内。溃疡边缘整齐,状如刀切,底部平坦、洁净,通常穿越黏膜下层,深达肌层甚至浆膜层。溃疡的幽门侧较浅,作阶梯状,即局部胃壁各层相断为阶梯状显露。溃疡周围的胃黏膜皱襞因受溃疡底瘢痕组织的牵拉而呈放射状。镜下溃疡底部由内向外分四层:最上层由少量炎性渗出物(白细胞、纤维素等)覆盖;其下为一层坏死组织;再下则见较新鲜的肉芽组织层;最下层由肉芽组织移行为陈旧瘢痕组织。十二指肠溃疡与胃溃疡病变相似,但十二指肠多发生在球部的前壁或后壁,溃疡一般较小,直径常在 1cm 以内,溃疡较浅且易愈合。

消化性溃疡病常见并发症有出血、穿孔、幽门狭窄、癌变。溃疡病大出血与食管静脉曲张出血的区别见表 7-1。

表 7-1 溃疡病大出血与食管静脉曲张出血比较

项目	溃疡大出血	食管静脉曲张出血
病史	有溃疡史	有肝病病史
临床症状	有上腹部疼痛、泛酸、嗳气等	多有上腹部饱胀、食欲缺乏、消瘦、乏力等
身体检查	除多有上腹部压痛外,无其他体征	多有肝脾大、腹壁静脉曲张、腹腔积液、蜘蛛痣、肝掌、黄疸等肝病体征
生化检查	肝功能多在正常范围内	多有肝功能损害
血化验	白细胞、血小板计数正常	由于脾功能亢进而白细胞与血小板均减少
X 线检查	多有龛影或间接影像	可发现食管有虫蚀样改变

胃、十二指肠溃疡穿孔,是溃疡病的最严重的并发症,它可引起化学性或细菌性腹膜炎,毒血症以及中毒性休克等不良后果,若不及时处理,可危及生命。临床上分为急性穿孔和慢性穿孔两种。引起溃疡病穿孔的常见原因有精神因素、饮食不节、过度劳累等,使溃疡病变不断向胃或十二指肠深层发展,最后导致穿孔,有时溃疡穿孔无任何诱因。溃疡合并穿孔后的转化规律见图 7-2。

(三)病毒性肝炎

病毒性肝炎是由肝炎病毒引起的,以肝实质弥漫性变性、坏死为主要病变的一种常见传染病。依据引起肝炎病毒的类型不同将本病分为甲型、乙型、丙型、丁型及戊型五种。

1. 基本病理变化 各型病毒性肝炎病变基本相同,均属于变质性炎症,病变包括以下内容。

(1)肝细胞变性坏死:常见有细胞水肿、嗜酸性变两种类型的变性。

(2)肝细胞坏死一般也有两种类型:嗜酸性坏死、溶解性坏死。

(3)点状坏死:指单个或数个肝细胞的坏死,常见于急性普通型肝炎。

(4)碎片状坏死:指肝小叶周边部界板肝细胞的灶性坏死和崩解,常见于慢性活动性肝炎。

(5)桥接坏死:指中央静脉与汇管区之间,两汇管区之间或两个中央静脉之间出现的互相连接的坏死带,常见于慢性活动性肝炎。

(6)大片坏死:指几乎累及整个肝小叶的大范围肝细胞坏死,常见于重型肝炎。

此外,还有炎症细胞浸润、肝细胞再生以及间质反应性增生和小胆管增生。

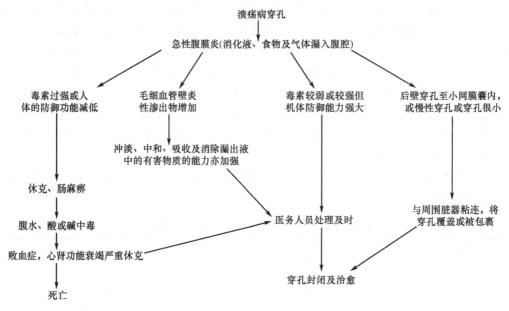

图 7-2　溃疡合并穿孔后的转化规律

2. 临床病理类型　普通型病毒性肝炎(分急性及慢性两种类型)与重型病毒性肝炎。

(1) 急性(普通型)肝炎:变性广泛(水肿),坏死轻微(点状坏死)。

(2) 慢性(普通型)肝炎:持续半年以上者。根据炎症、坏死、纤维化程度,分为轻度慢性肝炎、中度慢性肝炎、重度慢性肝炎。

(3) 重型病毒性肝炎:是最严重的一型病毒性肝炎。分为急性重型和亚急性重型两种。急性重型肝炎:起病急骤,病程短,病变严重,死亡率高。临床上将本型肝炎称暴发型、电击型或恶性肝炎。病变特点:肉眼呈急性黄色或红色肝萎缩。镜下为肝组织的大片坏死。

(4) 亚急性重型肝炎:起病较急性重型肝炎稍慢,病程较长(数周至数月),大多数系由急性重型肝炎迁延而来,少数由急性普通型肝炎恶化进展而来。本型肝炎的特点为既有肝细胞的大片坏死,又有肝细胞结节状再生。

病毒性肝炎、肝硬化、肝癌是肝疾病中最具悲剧性的三步曲。病毒性肝炎以肝细胞变性坏死为主要病变。急性轻型肝炎以点状坏死为特点;急性重型肝炎以大片坏死为特点;亚急性重型肝炎以亚大片坏死和桥接坏死为特点;轻度慢性肝炎以点、灶状坏死和轻度碎片状坏死为特点;中度慢性肝炎以桥接坏死和中度碎片坏死为特点;重度慢性肝炎以广泛桥接性坏死和重度碎片状坏死为特点。肝炎中甲型肝炎可痊愈,而乙型和丙型最易转为慢性。较重的肝细胞坏死常伴有明显纤维组织增生和肝细胞增生,破坏肝的正常结构,形成肝硬化。

(四) 肝硬化

肝硬化是由于肝细胞弥漫性变性、坏死、纤维组织增生和肝细胞结节状再生导致肝变形、变硬的一种常见的慢性肝疾病。晚期患者常见肝门静脉压力升高和肝功能障碍。国际纯形态分类将肝硬化分大结节型、小结节型、大小结节混合型及不全分割型四型。我国常采用的是结合病因、病变特点以及临床表现的综合分类方法。

1. 门脉性肝硬化 是最常见的一型肝硬化。相当于国际纯形态分类中的小结节型肝硬化。肉眼观察:早期肝体积可正常或稍增大,质地正常或稍硬。晚期肝体积明显缩小,重量减轻,硬度增加。表面和切面呈弥漫全肝的颗粒或小结节。结节大小相仿,直径多在0.15~0.5cm之间。切面见有圆形或类圆形岛屿结构,其大小与表面的颗粒或结节一致,周围有灰白色纤维组织条索或间隔包绕。镜下改变:①正常肝小叶结构破坏,被假小叶所取代。假小叶是指由广泛增生的纤维组织分割原来的肝小叶,并包绕成大小不等的圆形或类圆形的肝细胞团。假小叶内的肝细胞排列紊乱,可有变性、坏死及再生的肝细胞。再生的肝细胞体积大,核大且深染,或有双核;中央静脉缺如,偏位或两个以上。②包绕假小叶的纤维间隔宽窄比较一致,内有少量淋巴细胞和单核细胞浸润,并可见小胆管增生。

临床病理联系:

(1)门脉高压症,主要表现:①慢性淤血性脾大;②腹腔积液;③侧支循环形成;④胃肠淤血、水肿。

(2)肝功能障碍:①蛋白质合成障碍;②出血倾向;③胆色素代谢障碍;④对激素的灭活作用减弱,如蜘蛛痣、肝掌;⑤肝性脑病(肝昏迷)。

2. 坏死后性肝硬化 相当于国际纯形态分类中的大结节型和大小结节混合型肝硬化,是在肝细胞发生大片坏死的基础上形成的。

肉眼观察:肝体积缩小,变硬,以左叶为甚,结节大小悬殊,直径在0.5~1cm之间,也可达5~6cm。镜下改变:肝细胞坏死范围及其形状不规则,故假小叶形态大小不一,可呈半月形、地图形,也可见圆形及类圆形,较大的假小叶内有时可见数个完整的肝小叶,有的可见残存的汇管区集中现象;假小叶内的肝细胞有不同程度的变性,坏死,若由病毒性肝炎引起,常可见肝细胞水肿,嗜酸性变或有嗜酸小体形成。纤维间隔较宽,其内有多量炎细胞浸润及小胆管增生。

3. 胆汁性肝硬化 是由于胆道阻塞,胆汁淤积引起的肝硬化,较少见。根据病因不同,分原发性和继发性两种。

肉眼观察:肝缩小不如前两型肝硬化明显(早期常肝大),质中等硬度,表面较光滑呈细小结节或无明显结节,相当于国际纯形态分类中的不全分割型。颜色呈深绿色或绿褐色。镜下改变:原发性胆汁性肝硬化假小叶呈不完全分割型。继发性胆汁性肝硬化镜下见肝细胞明显淤胆而变性坏死,坏死肝细胞肿大,胞质疏松呈网状,核消失,称网状或羽毛状坏死。

(五)食管癌

食管癌是由食管黏膜上皮或腺体发生的恶性肿瘤。男性发病率较高,临床上主要表现为不同程度的吞咽困难,故祖国医学称本病为"噎膈"。

1. 早期癌 临床无明显症状。病变局限,多为原位癌或黏膜内癌,未侵犯肌层,无淋巴结转移。

2. 中晚期癌

(1)肉眼形态可分四型:髓样型、蕈伞型、溃疡型、缩窄型。

(2)镜下改变:约90%为鳞状细胞癌,腺癌次之。

（六）胃癌

胃癌是由胃黏膜上皮和腺上皮发生的恶性肿瘤。好发年龄在 40 ~ 60 岁，男性多于女性。好发于胃窦部小弯侧。

1. 早期胃癌 癌组织浸润仅限于黏膜层，未侵及肌层的胃癌。大体分为隆起型（Ⅰ型）、浅表型（Ⅱ型）和凹陷型（Ⅲ型）三种类型。

镜下：早期胃癌以原位癌及高分化管状腺癌多见，其次为乳头状腺癌，最少见者为未分化癌。

2. 中晚期胃癌（进展期胃癌） 指癌组织浸润超过黏膜下层或浸润胃壁全层的胃癌。癌组织侵袭越深，预后越差，肉眼形态可分为息肉型或蕈伞型、溃疡型、浸润型。镜下观，组织类型有管状腺癌、髓样癌、硬癌、黏液癌。

（七）大肠癌

大肠癌是大肠黏膜上皮和腺体发生的恶性肿瘤。发病仅次于胃癌和食管癌，居第 3 位。老年人多见，青年患者有逐渐增多趋势。临床表现主要有贫血、消瘦、大便次数增多及黏液血便，也有表现为肠梗阻症状。

病理变化：好发部位以直肠最多见（50%），其余依次为乙状结肠、盲肠、升结肠、横结肠及降结肠。大体形态分四型：隆起型、溃疡型、浸润型、胶样型。镜下：大肠癌主要以高分化管状腺癌及乳头状腺癌多见。少数为未分化癌或鳞状细胞癌，后者常发生于直肠肛门附近。

（八）原发性肝癌

原发性肝癌是肝细胞或肝内胆管上皮发生的恶性肿瘤。为我国常见肿瘤之一，多在中年后发病，男性多于女性。肝癌发病隐匿，早期无临床症状，故临床发现时多已进入晚期，死亡率较高。测定患者血中甲胎蛋白（AFP）可发现直径在 1cm 以下的早期肝癌，肝癌患者甲胎蛋白阳性者占 70% ~ 98%，因而甲胎蛋白的测定已被广泛应用于肝癌的诊断。

病理变化（肉眼形态）

（1）早期肝癌（小肝癌）：指单个癌结节最大直径<3cm 或两个癌结节合计最大直径<3cm 的原发性肝癌。形态特点：多呈球形，边界清楚，切面均匀一致，无出血及坏死。

（2）晚期肝癌：肝体积明显增大，重量显著增加（常达 2000 ~ 3000g 以上），大体形态分为巨块型、结节型、弥漫型。

镜下观察有以下三种组织类型：肝细胞癌、胆管细胞癌、混合细胞型肝癌。

二、实验目的要求

（1）掌握溃疡病的病理变化及并发症。

（2）掌握病毒性肝炎的基本病变及各型特点。

（3）掌握肝硬化的基本病变特点及门脉性、坏死后性、胆汁性肝硬化的异同。

（4）熟悉阑尾炎的病变特点及转归结局。

（5）熟悉消化系统常见肿瘤（包括食管癌、胃癌、肝癌及结肠癌）的病理形态特点。

（6）熟悉消化系统恶性肿瘤的肿瘤转移途径及特点。

（7）学习分级要求见表 7-2。

表 7-2　学习分级要求表

掌握	熟悉	了解
慢性胃炎类型及病变特点 消化性溃疡、病毒性肝炎、阑尾炎的病变特点、结局及并发症 常见类型病毒性肝炎、肝硬化病变特点 常见消化道肿瘤的病变特点及播散规律	慢性胃炎、消化性溃疡、阑尾炎、病毒性肝炎、肝硬化及常见消化道肿瘤的病因及发病机制 慢性胃溃疡的结局、并发症及临床病理联系 肝硬化、常见消化系统肿瘤的临床特点	非特异性肠炎、酒精性肝病、胆石症、胆管炎、胆囊炎及胰腺疾病的病变特点、病因及发病机制 Crohn 病、慢性溃疡性结肠炎的病变特点、病因及发病机制

三、实验内容

	组织切片	
慢性胃溃疡	片号 53	门脉性肝硬化	片号 60
急性蜂窝织炎性阑尾炎	片号 55	食管鳞癌	片号 52
中度慢性肝炎	片号 57	胃黏液癌	片号 54.1
急性重型肝炎	片号 59	肝硬化合并肝细胞肝癌	片号 61
坏死后性肝硬化	片号 60.1	结肠乳头状腺癌	片号 56

	大体标本	
慢性萎缩性胃炎	78 号	食管癌（溃疡型）	92 号
慢性胃溃疡	79 号	食管癌（蕈伞型）	93 号
慢性胃溃疡	80 号	食管癌（髓质型）	94 号
慢性胃溃疡	81 号	胃癌（蕈伞型）	95 号
胃多发性慢性溃疡	82 号	胃癌（溃疡型）	96 号
急性化脓性阑尾炎	83 号	胃癌（浸润性）	97 号
慢性阑尾炎	84 号	胃黏液癌	98 号
急性普通型病毒性肝炎	156 号	胃癌伴局部淋巴结转移	99 号
急性重型肝炎	157 号	直肠癌（隆起型）	100 号
亚急性重型肝炎	158 号	直肠癌（溃疡型）	101 号
门脉性肝硬化	88 号	直肠癌（浸润型）	102 号
坏死后性肝硬化	89 号	原发型肝癌（巨块型）合并肝硬化	103 号
胆汁性肝硬化	90 号	原发性肝癌（结节型）	104 号
食管静脉曲张	91 号	原发性肝癌（弥漫型）合并肝硬化	105 号
慢性淤血性脾大	2 号		

1. 组织切片观察

（1）慢性胃溃疡（chronic gastric ulcer）　片号 53

肉眼观察：中间可见一倒梯形凹陷缺损的组织块。

低倍镜：两侧胃黏膜组织显示慢性炎，中间为胃溃疡部，可见凹陷处胃黏膜缺损深达肌层。黏膜下层、肌层的连续性中断。

高倍镜:溃疡部从上至下可分为四层。

渗出层(最表面一层):由粉染细丝状纤维蛋白(纤维素)和中性粒细胞及少量淋巴细胞构成。

坏死层(第二层):为红染无结构的坏死物质,其中散在不定量的中性粒细胞和淋巴细胞及细胞坏死碎片。

肉芽组织层(第三层):由新生毛细血管、成纤维细胞及一定量的炎细胞构成。

瘢痕层(第四层):为肉芽组织老化后形成的纤维组织部分,可发生胶原纤维的玻璃样变,其内可见小动脉内膜增厚,管腔狭窄或闭塞。在溃疡一侧边缘可见到黏膜肌层与肌层黏连、愈合。

另外,在溃疡周围黏膜组织显示慢性萎缩性胃炎(黏膜固有层内腺体萎缩,数目减少,有多量淋巴细胞及浆细胞、单核细胞、嗜酸粒细胞和中性粒细胞浸润,并可见淋巴滤泡形成);并可见肠上皮化生即部分胃黏膜上皮细胞为杯状细胞和潘氏细胞替代。

诊断要点:①胃黏膜局部组织呈凹陷缺损;②其底部从上至下可见典型的四层结构。

思考题:(1) 根据切片推论可能出现的结局和并发症?

(2) 如有癌变发生在哪些部位? 它与溃疡型胃癌如何区分?

(2) 急性蜂窝织炎性阑尾炎(acute phlegmonous appendicitis)　片号55

肉眼观察:空腔器官横切面。

低倍镜:阑尾壁固有结构尚存,阑尾腔内充满多量脓性渗出物及坏死脱落的黏膜上皮细胞,阑尾壁各层内血管高度扩张充血。

高倍镜:黏膜层及黏膜下层均有大量中性粒细胞。少量嗜酸粒细胞、淋巴细胞及巨噬细胞浸润,并散在大量红细胞,肌层及浆膜层疏松水肿,炎细胞弥漫浸润以中性粒细胞为主,以及少量淋巴细胞、巨噬细胞;浆膜层血管内可见中性粒细胞附壁现象。

诊断要点:阑尾壁各层有大量中性粒细胞弥漫浸润。

思考题:(1) 根据切片如果该患者未及时手术治疗将会如何发展?

(2) 如患者为女性,右下腹疼痛,你知道还应与何疾病作鉴别诊断?

(3)中度慢性肝炎(chronic middle hepatitis)　片号57

肉眼观察:不规则较小三角形组织块。

低倍镜:肝组织,被膜轻度增厚,肝小叶轮廓可辨,但肝索排列较乱,肝窦高度狭窄,甚至不可辨认肝细胞变性坏死较为广泛,肝小叶内可有点状坏死、灶状坏死、桥接坏死、碎片状坏死。

高倍镜:绝大部分肝细胞肿大,呈圆形或不规则形,胞质明显疏松、网状、淡染,有些体积显著增大,胞质透明,仅有少量粉染颗粒,即气球样变。偶见少数散在的肝细胞体积缩小,胞质呈红染均质状,核正常或固缩、溶解,即为嗜酸性变或坏死。此外,可见单个或少数肝细胞坏死并有炎细胞局部浸润的点状或灶状坏死,贯通中央静脉与汇管区之间,两个中央静脉之间或汇管区与汇管区之间的桥接坏死,被膜下、汇管区及坏死灶内有以淋巴细胞为主的炎细胞浸润。汇管区纤维组织增生,有些部位向小叶内延伸,局部界板破坏,肝细胞发生碎片状坏死。

诊断要点:①碎片状坏死;②桥接坏死。

思考题:(1) 什么是点状、灶状、碎片状、桥接坏死?

（2）中度慢性肝炎的病变特点？

（3）若病变继续发展,肝会有何改变？

（4）急性重型肝炎（acute severe hepatitis） 片号 59

肉眼观察:长方形组织块。

低倍镜:肝组织,肝小叶广泛大片坏死,肝索解离,肝细胞崩解,核溶解,肝窦扩张充血、出血,仅小叶周边部留有少量肝细胞,小叶内及汇管区有较多炎细胞浸润。

高倍镜:肝细胞溶解,以中央静脉为中心呈弥漫性大片坏死,小叶周边残留肝细胞显示细胞水肿、脂肪变性、淤胆。胆小管内可见胆栓。残留肝细胞再生现象不明显。此外,被膜轻度增厚,小叶内及汇管区皆有淋巴细胞和巨噬细胞浸润,胆小管可见胆栓形成。

诊断要点:①肝组织广泛大片坏死;②残留肝细胞再生现象不明显;③肝血窦显著扩张充血、出血。

思考题:（1）由于肝细胞大片坏死,患者会出现哪些改变？会有好的转机吗？

（2）通过57、59号切片总结病毒性肝炎的基本病理变化？

（5）坏死后性肝硬化（postnecrotic cirrhosis） 片号 60.1

肉眼观察:长方形组织块,可见大小不等圆形或类圆形结节。

低倍镜:肝小叶正常结构消失,肝实质被增生的纤维组织条索（即纤维间隔）分割成圆形、椭圆形及不规则形大小不一的结节即假小叶,纤维间隔较宽,且宽窄不一。假小叶中可见1~2条偏位的中央静脉,或无中央静脉,肝索失去正常走向。

高倍镜:假小叶内肝细胞有细胞水肿改变（胞质疏松化、气球样变）,有的为脂肪变性（胞质内可见大小不等、边缘规整的圆形空泡）。纤维间隔有多量淋巴细胞、单核细胞浸润,小胆管增生,数目增多,并见有假胆管（多呈纵切的管道）形成。

诊断要点:①大小不等的假小叶形成,其内肝细胞常有变性和胆色素沉着;②假小叶间纤维间隔较宽且厚薄不均,炎细胞浸润和小胆管增生显著。

（6）门脉性肝硬化（portal cirrhosis） 片号 60

肉眼观察:长方形组织块,内见大小不等结节。

低倍镜:该病变基本与60.1相似,正常肝小叶结构被破坏,由大小较相近的肝细胞团（假小叶）组成,假小叶周边纤维组织增生,形成的纤维条索较窄相对均匀。

高倍镜:假小叶肝细胞变性较60.1轻,部分细胞显示轻度增生（即细胞体积增大,核较大、染色深,可见双核）,假小叶内中央静脉缺如、偏位或有两个中央静脉;假小叶间纤维条索较窄且相对均匀,其内有淋巴细胞浸润,小胆管增生及假胆管的形成均较60.1轻。

诊断要点:正常肝小叶被完全破坏,由大小相对一致的假小叶取代。

思考题:（1）什么是假小叶,它是怎样形成的？

（2）诊断肝硬化的标准是什么？

（3）60.1与60号切片的病变有什么区别,为什么会有这样的区别？

（4）肝硬化患者临床上会出现哪些表现,分别叙述。

（7）食管鳞状细胞癌（esophageal squamous cell carcinoma） 片号 52

肉眼观察:不规则条状组织块,一侧略隆起。

低倍镜:食管壁组织,切片近隆起一端各层组织结构尚存,黏膜鳞状上皮增生活跃,显示重度不典型增生,基底膜完整。其余大部分区域黏膜正常结构被破坏,可见异型性明显的鳞状上皮癌细胞组成条索状及团块状癌巢,突破基底膜浸润至黏膜下层及浅肌层中。

高倍镜:癌组织呈条索状、片块状或巢状散在分布,部分癌巢中可见层状红染角化物即角化珠,亦称癌珠。癌细胞核大小不等呈圆形或不规则形。染色深、核仁增大,核分裂象可见。癌巢之间有结缔组织分隔,内有一定量的淋巴细胞浸润。

诊断要点:①癌组织呈巢状、片块状或条索状散在分布;②癌细胞异型性大;③部分癌巢中心有癌珠形成。

思考题:(1) 食管鳞癌根据分化程度分为哪几型,各自的特点是什么?

(2) 什么是癌珠?

(3) 通过该切片你能说一下该鳞癌是怎样发展而来的?

(8) **胃黏液癌**(mucoid carcinoma of the stomach) 片号54.1

肉眼观察:类似方形组织块。

低倍镜:胃壁组织明显增厚,一侧可见正常胃体黏膜组织(胃腺内散在分布胞质粉染近似圆形的壁细胞),其一侧为胃窦黏膜,切片中央区黏膜结构已被破坏,其余区域黏膜层、黏膜下层乃至肌层深部皆有大量癌组织浸润。

高倍镜:癌细胞有两种形态:多数为胞质内含有黏液、染色浅淡、核位于一侧的印戒细胞;少数为大小不等、胞质少,核不规则,较大且深染的癌细胞。此两类癌细胞呈大小不等片巢、条索或分散浸润于各层组织间,偶见形成不规则腺管状结构。部分癌组织浸润区域结构疏松,或形成黏液池,其中漂浮有印戒细胞。

诊断要点:①癌组织主要为印戒细胞,可见黏液池;②癌细胞异型性明显。

思考题:(1) 胃黏液癌的分化程度怎样?

(2) 胃癌的其他组织学类型有哪些?

(3) 该类型癌如果侵及浆膜层会发生哪种转移?

(4) 什么是Krukenberg's瘤?

(9) **肝硬化合并肝细胞肝癌**(hepatocellular carcinoma and liver cirrhosis) 片号61

肉眼观察:近方形组织块,在粉染背景下有三处半圆形蓝染区域。

低倍镜:肝组织,粉染区域显示门脉性肝硬化的特征,即肝实质被纤维组织分隔成大小较相近的结节。蓝染部分为癌组织,癌细胞排列成宽窄不等的小梁或大小不等的片巢,其间为血窦样结构。癌结节周围肝组织受压萎缩,有的癌组织中可见坏死灶(粉染无细胞结构区域)。

高倍镜:癌细胞呈多边形或不规则形,核大染色深,呈圆形或不规则形,异型性明显。

诊断要点:癌细胞呈团块状、条索状、不规则排列,间质肿瘤样血窦丰富;癌细胞呈多边形,胞质丰富,颗粒状,异型性明显;癌结节周围可见假小叶。

思考题:(1) 该例切片中肝细胞肝癌可能是怎样发生的?

(2) 原发性肝癌有哪些组织学类型?

(3) 原发性肝癌的发生与哪些因素有关?

(4) 你能推断该例大体可能是什么类型?

(10) **结肠腺癌**(adenocarcinoma of colon) 片号56

肉眼观察:不规则形组织块,可见蓝色结节状突起。

低倍镜:结肠组织。一端为正常结肠结构,层次清楚,腺体大小及排列方向一致。结节状突起及增厚区域为腺癌组织,由多量形状不一、大小不等、排列不规则的腺体构成,组成腺体的癌细胞呈单层或多层不规则排列。部分区域癌组织已浸润肌层深部。

高倍镜:癌细胞呈现不同程度的异型性,细胞大小不一,形态各异,排列紊乱,核大染色较深,病理性核分裂象多见。

诊断要点:肿瘤由大小不等、形态不一的腺体组成,呈浸润性生长;细胞有异型性,病理性核分裂象多见。

思考题:(1) 如何区分癌瘤的实质和间质?

　　　　(2) 腺癌的分级怎么定? 各级比例分化如何? 可定几级?

　　　　(3) 本片中哪些属组织结构异型性? 哪些属癌瘤细胞异型性?

2. 大体标本观察

(1) 慢性萎缩性胃炎(chronic atrophic gastritis)　78 号

病变特点:次全切除胃标本。沿大弯侧剪开,胃窦黏膜薄而平滑,皱襞低平,黏膜表面呈细颗粒状。

思考题:(1) 慢性萎缩性胃炎的镜下特点有哪些?

　　　　(2) 引起慢性萎缩性胃炎的原因有哪些?

　　　　(3) 临床上患者常有哪些症状?

(2) 慢性胃溃疡(chronic gastric ulcer)　79 号

病变特点:次全切除胃标本。在胃小弯黏膜面有一椭圆形缺损,直径小于 2cm,边缘整齐陡立,底部平坦干净。缺损周围胃黏膜皱襞向四周呈放射状排列,溃疡底部有出血。

(3) 慢性胃溃疡(chronic gastric ulcer)　80 号

病变特点:形态基本同 79 号,溃疡较大,底部平坦,尚可见黏膜皱襞呈放射状排列,直径小于 4cm。

(4) 慢性胃溃疡(纵切面)(chronic gastric ulcer)　81 号

病变特点:胃标本。已将溃疡纵向切开,溃疡形似斜漏斗状,一侧耸直(贲门侧),一侧斜坡状(幽门侧),溃疡底深达肌层。

(5) 胃多发性慢性溃疡(multiple chronic gastric ulcer)　82 号

病变特点:胃标本。胃体黏膜面可见两处直径约 1.0cm、0.8cm 大小的椭圆形缺损。溃疡深度不同,其中一个溃疡周围黏膜皱襞呈放射状排列。

思考题:(1) 消化性溃疡在肉眼上有哪些特点?

　　　　(2) 怎样鉴别良、恶性溃疡?

　　　　(3) 消化性溃疡的并发症有哪些?

　　　　(4) 消化性溃疡发生癌变的部位在哪?

　　　　(5) 哪种消化性溃疡可发生癌变?

(6) 急性化脓性阑尾炎(acute suppurative appendicitis)　83 号

病变特点:阑尾肿胀,管径增粗,浆膜面小血管扩张充血,颜色暗紫,部分区域有点状出血或有灰黄色脓性渗出物附着。

思考题:(1) 急性阑尾炎有哪些类型,各类型有什么特点?

　　　　(2) 急性阑尾炎的并发症有哪些?

　　　　(3) 临床上患者会出现哪些症状和体征?

　　　　(4) 临床最常用的治疗方法是什么?

(7) 慢性阑尾炎(chronic appendicitis)　84 号

病变特点:标本 1:阑尾近端管腔阻塞,阑尾管壁萎缩变薄,管腔扩张。标本 2:阑尾管腔扩张,管壁变薄,远侧端有囊状膨出。

思考题:慢性阑尾炎的镜下特点有哪些? 急性发作时的镜下特点有哪些?

(8) 急性普通型病毒性肝炎(acute ordinary viral hepatitis) 156 号

病变特点:肝组织。肝颜色灰黄,体积增大,包膜紧张,切面轻度外翻。

思考题:(1) 急性普通型肝炎我国以哪型为主?

(2) 急性普通型肝炎的主要病变特点?

(3) 什么是慢性肝炎?

(9) 急性重型肝炎(acute fulminant hepatitis) 157 号

病变特点:肝组织。标本 1:肝体积缩小,边缘锐利,包膜皱缩,质地柔软,切面浅黄,见一些暗褐色斑点条纹。标本 2:肝体积显著缩小,包膜皱缩,边缘锐利,切面呈黄褐色。

思考题:(1) 急性重型肝炎的主要病变特点?

(2) 急性重型肝炎可导致哪些后果?

(3) 患者会有好的转机吗?

(10) 亚急性重型肝炎(subacute fulminant hepatitis) 158 号

病变特点:肝组织。肝体积不同程度缩小,表面略不光滑,包膜轻度皱缩,切面散在分布芝麻粒至米粒大小的黄色结节,结节之间肝组织结构不清,并可见纤维组织增生。

思考题:(1) 亚急性重型肝炎有哪些主要病变特点?

(2) 通过 156、157、158 三个病毒性肝炎标本说明病变区别在何处?

(11) 门脉性肝硬化(portal cirrhosis) 88 号

病变特点:肝组织。肝体积缩小,表面凹凸不平。表面和切面均见分布均匀、大小相近的灰白色结节(直径小于 0.5cm),分界清楚,结节之间为窄细的纤维组织间隔。

思考题:(1) 门脉性肝硬化的发生与哪些因素有关? 在我国主要原因是什么?

(2) 临床上可引起哪些后果?

(3) 你能描述其镜下改变吗?

(12) 坏死后性肝硬化(postnecrotic cirrhosis) 89 号

病变特点:肝组织。肝体积缩小,表面不光滑,包膜皱缩,表面和切面弥漫分布有大小不等的结节,多数结节直径大于 0.5cm。结节间纤维组织间隔较宽,且宽窄极不一致。

思考题:(1) 坏死后性肝硬化的发生与哪些因素有关?

(2) 其镜下会有什么改变?

(13) 胆汁性肝硬化(biliary cirrhosis) 90 号

病变特点:肝组织。肝体积缩小,呈深绿色(已褪色),表面和切面呈均匀细颗粒状,如粟米大小,肝内有许多粗细不等的灰白色纤维组织条纹广泛分布。

思考题:(1) 肝硬化肉眼的特点?

(2) 各型肝硬化在肉眼上的区别?

(3) 三种肝硬化常见的病因?

(14) 食管静脉曲张(esophageal varices) 91 号

病变特点:食管。标本 1:食管下段黏膜静脉明显扩张、迂曲,静脉破裂出血。标本 2:食管下段黏膜静脉明显扩张、迂曲,形似蚯蚓,部分区域静脉破裂出血。

思考题:(1) 患者为何会出现食管静脉曲张?

(2) 临床上应对患者采取什么保护措施?

（15）慢性淤血性脾大（chronic congestion of splenomegaly） 2号

病变特点：脾组织。脾体积明显增大，包膜增厚，切面为暗红色，灰白色细小条索（脾小梁）增多。

思考题：（1）为何会出现脾大？

（2）脾大临床上会采取什么疗法？为什么？

（16）食管癌（esophageal carcinoma）（溃疡型） 92号

（17）食管癌（esophageal carcinoma）（蕈伞型） 93号

（18）食管癌（esophageal carcinoma）（髓质型） 94号

病变特点：部分食管。

溃疡型：食管黏膜表面形成溃疡，溃疡外形不整，边缘隆起，底部凹凸不平，深达肌层。

蕈伞型：食管黏膜表面有卵圆性扁平肿物如蘑菇状突入食管管腔内。

髓质型：食管壁均匀增厚，管腔变窄，切面癌组织为灰白色，质软如脑髓，表面可见浅表溃疡。

思考题：（1）标本为部分食管的纵剖面，病变特征如何？此种病变可导致什么后果？可有何临床表现？

（2）中晚期食管癌肉眼分为哪几型？最常见的组织学类型为哪一型？

（3）食管癌最常见的发生部位？

（4）食管癌的扩散途径有哪些？

（5）什么是早期食管癌？什么是Barrett食管？

（19）胃癌（gastric carcinoma）（蕈伞型） 95号

病变特点：标本1：次全切除胃标本，已沿大弯侧剪开，胃黏膜面有一5cm×5cm×2cm大小的肿物突出于胃壁，表面呈乳头状，基底部略窄。切面呈灰白色，质地粗糙、松脆，该处胃壁层次已无法辨认。

（20）胃癌（gastric carcinoma）（溃疡型） 96号

病变特点：次全切除胃标本，胃黏膜面见一4cm×6cm×0.5cm大小的缺损，边缘不整，呈环堤状隆起，底部凹凸不平，周围胃黏膜皱襞消失且变平坦，表面呈粗颗粒状。

思考题：（1）怎样从肉眼上来鉴别良、恶性溃疡？

（2）溃疡较大是否一定是溃疡型胃癌？

（21）胃癌（gastric carcinoma）（浸润型） 97号

病变特点：次全切除胃标本。标本1：部分胃壁增厚，变硬，黏膜皱襞消失，黏膜表面粗糙、松脆，癌组织向胃壁弥漫浸润，与周围正常组织无明显分界；亦称革囊胃。标本2：部分胃壁增厚、变硬，肌层破坏消失。

（22）胃癌（gastric carcinoma）（黏液癌）（mucoid gastric carcinoma） 98号

病变特点：次全切除胃标本。标本1：小弯侧黏膜面有一扁圆形肿物，7cm×6cm×2cm大小，向胃腔突出。其顶部中央坏死、脱落形成溃疡，组织结构疏松，表面及切面可见半透明状物。标本2：次全切除胃标本，见部分胃壁增厚隆起，表面组织呈半透明胶冻状，该处胃壁全层为这种组织所代替。

思考题：（1）什么是早期胃癌？进展期胃癌的肉眼形态分哪几型？

（2）胃癌镜下分为哪几型？

（3）胃癌的扩散途径有哪些？

（23）胃癌伴局部淋巴结转移（gastric carcinoma with metastasis of lymph node） 99 号

病变特点：次全切除胃标本。胃小弯侧黏膜面有一 10cm×4cm×1cm 的肿块，形状不规则，边缘略隆起，形似蕈伞，中心区有小灶性坏死脱落，形成浅表溃疡，周围黏膜皱襞消失。胃大弯可见两个枣大小淋巴结，质地粗糙、松脆，切面灰白色。

思考题：简述胃癌淋巴道转移途径。

（24）直肠癌（隆起型）（1）（2）（carcinoma of rectum） 100 号

（25）直肠癌（溃疡型）（1）（2）（carcinoma of rectum） 101 号

（26）结肠癌（浸润型）（1）（2）（carcinoma of colon） 102 号

思考题：（1）标本为一结肠或直肠的一段，观察肠壁发生的病变及其特征，考虑病变可能引起的后果及临床表现。

（2）大肠癌的好发部位在哪？

（3）大肠癌在肉眼和镜下分为哪些类型？

（4）大肠癌是怎样扩散和蔓延的？

（5）临床最常用也是最简便的直肠癌体检手段是什么？

（27）原发性肝癌（primary carcinoma of liver）（巨块型）合并肝硬化（1）（2） 103 号

病变特点：肝切面，肝右叶见一直径约 8cm 的肿块，中央坏死出血，周围肝组织受压萎缩形成假包膜，肝左叶内见弥漫分布直径约为 0.5cm 的灰白结节，结节周围有纤维组织条索包绕。

（28）原发性肝癌（primary carcinoma of liver）（结节型）（1）（2） 104 号

病变特点：肝。肝体积增大，部分表面不规则结节状隆起。切面可见灰白、疏松粗糙的瘤组织呈大小不等、圆形或椭圆形结节散在浸润于肝内，有的可相互融合成较大结节，部分区域有坏死出血，与邻近肝组织分界尚清。

（29）原发性肝癌（primary carcinoma of liver）（弥漫型）合并肝硬化（1）（2） 105 号

病变特点：肝体积增大，切面灰白、粗糙的瘤组织弥漫浸润，无明显结节或形成极小结节，与周围组织分界不太清楚，其余肝组织呈大小不等的结节，结节间有较宽的纤维结缔组织间隔。

思考题：（1）原发性肝癌的肉眼和组织学类型有哪些？

（2）肝癌是怎样转移和蔓延的？

（3）临床上会出现哪些症状和体征？

四、病 例 讨 论

病例 7-1

病史摘要：

患者男性，47 岁，农民。水肿、腹胀 3 个月，近一周加重。现病史：患者于 4 年前患肝炎，屡经治疗，反复多次发病。近 2 年全身疲乏，不能参加劳动，并有下肢水肿。近 3 个月腹部逐渐膨胀，一周前因过度劳累同时大量饮酒，腹胀加重。患者食欲缺乏，大便溏泻，每日 3~4 次，小便量少而黄。

既往史：患者常年嗜酒，除 4 年前罹患肝炎外无其他疾病。

体格检查：面色萎黄，巩膜及皮肤轻度黄染，颈部两处有蜘蛛痣，心肺未见异常，腹部膨隆,腹围 93cm,有中等量腹腔积液,腹壁静脉曲张,肝于肋缘下未触及,脾大在左肋缘下 1.5cm。下肢有轻度水肿。

实验室检查:红细胞 3.27×10^{12}/L,血红蛋白 70g/L,血清总蛋白 52.3g/L,白蛋白 24.2g/L,球蛋白 28.1g/L;黄疸指数 18μmol/L,谷氨酸氨基转移酶 102U/L。

X 线检查:食管静脉造影提示食管下段静脉曲张。

临床诊断:肝硬化(失代偿期)。

思考题:(1) 你是否同意本病的诊断? 为什么?

(2) 患者为什么会出现腹壁静脉曲张和食管下段静脉曲张? 请用病理学知识解释。

(3) 本例患者的黄疸、腹腔积液、水肿、脾大是怎么产生的?

(4) 本例患者肝可能出现哪些大体和镜下改变?

病例 7-2

病史摘要:

刘某,女性,54 岁。因 3 个月来自觉腹胀、乏力、日渐消瘦,于 1978 年 4 月 8 日入院。一年前患者因有"胃病"症状十多年后,觉上腹饱胀,大便经常发黑,曾于本院行胃次全切术,术中见肝缩小,表面呈弥漫性结节状,质较硬。术后检查胃部病变,见幽门部有一直径约 3cm、边缘不整,并呈堤状隆起的溃疡。幽门上下淋巴结肿大,切面瓷白色。出院后一般情况尚好,近 3 个月来自觉乏力、消瘦、腹胀、并日渐加重,近 1 个月来,大便次数增加,有下坠感。10 年前患有肝炎,伴有黄疸。

查体:消瘦,神志清楚,巩膜无明显黄染。左锁骨上淋巴结可以扪及,如蚕豆大小,质硬。心肺正常。腹软,较饱满。腹壁皮下静脉稍曲张,肝右叶边缘可以扪及,有结节感,脾下端在左肋缘下 4 横指。腹部叩诊有轻度移动性浊音(表示有腹腔积液)。

入院后虽经积极治疗,然患者胃食欲缺乏日渐衰弱以致长期卧床不起,七月上旬开始发热、咳嗽、白细胞总数升高,而后呼吸急促,口唇发绀,两肺下叶及背侧满布湿性啰音,而后,腹腔积液增加,巩膜出现轻度黄染,至 7 月 20 日,终因呼吸循环衰竭死亡。

尸体解剖所见:

一般检查:老年女尸,甚消瘦,皮色苍白而灰暗,下肢有压陷性水肿,左锁骨上淋巴结肿大如蚕豆,巩膜轻度黄染。两侧胸膜腔各有少量浆液纤维素性渗出物。腹腔有血性积液 600ml,肠管表面尤其是盆底腹膜面可见散在的米粒至黄豆大小结节。

内脏检查:

肺:表面暗红色,两下叶实变,入水下沉。切面暗红,可见多数黄色实变病灶,直径约 1.0cm。有的融合成片块。以下叶背部为甚。镜检:上述病灶中细支气管及周围肺泡腔内可见中性粒细胞浸润,部分胸膜受累。

心:心脏无特殊病变,主动脉内膜存在多数黄色斑块,有的中心形成溃疡,尤以腹主动脉为甚。镜检可见主动脉内膜下多量胆固醇结晶沉积,并有钙化。

胃:已行次全切除术。残余部分与空肠上段做端侧吻合,吻合口通畅,未发现溃疡或特殊病变。

肝:体积缩小,表面或切面可见绿豆或黄豆大小结节,弥漫散在,呈棕黄色。另见被膜下及肝小叶内有十余个核桃大小圆形肿物。切面灰白,部分中心坏死、出血。切片见正常肝小叶结构已消失,并被多数纤维条索分隔成假小叶。肝细胞肿胀,胞质呈粗颗粒状,部分可见大小不等空泡。上述核桃大结节,主要由大小形态不一的腺泡及腺管组成,腺上皮细胞明显恶变,表现为核较大,深染,细胞大小不一,有多数病理性核分裂象。有的管腔内充有大量黏液,并有印戒细胞散在。

脾:重700g(正常250g)。被膜紧张,切片见高度淤血,纤维组织增生。

卵巢:左侧卵巢鸭蛋大。切面:质地坚实,有的区域成胶冻状。切片见卵巢原有结构已消失,代之以恶变的黏液腺管、腺泡及散在的印戒细胞。

腹膜结节及肠管浆膜面结节:切片见多量的黏液腺管、腺泡及散在的印戒细胞浸润于腹膜下及其内的淋巴管和小静脉。

左锁骨上淋巴结:切片内仅残存少量淋巴组织,大部分被恶变的腺管、腺泡及印戒细胞所代替。

思考题:(1) 根据上述病变的描述,结合病史,分析各器官病变的特点,并作出病理诊断。

(2)根据病史及病变,讨论各器官之间的因果关系。肯定哪些是原发的? 哪些是继发的? 哪些是并存的? 并以此解释临床各方面的症状。

病例7-3

病史摘要:

马某,男,53岁。上腹闷胀1个月,泛酸、嗳气等症状近一周加重。于2001年11月20日入院治疗。患者1月前无明显诱因出现上腹闷胀不适,进食后疼痛加重,空腹时疼痛缓解,伴有嗳气、泛酸,无肩背部放射痛,未予特殊治疗。近一周上述症状加重,故患者不敢进食且恶心、呕吐,呕吐物为胃内容物,量多有发酵食物之味。当地医院做胃镜检查,结果为多发胃窦部溃疡,幽门梗阻。即来我院就诊。发病以来无黑便。近1个月,食欲下降,明显消瘦。

查体:体温、心率、呼吸、血压均正常。心肺(—),腹软,平坦,未及肠型及蠕动波,上腹正中轻度压痛无反跳痛,未触及包块,肠鸣音稍活跃4次/分。

初步诊断:胃窦多发性溃疡,幽门不全梗阻。

术中所见:腹腔内无腹腔积液,肝未见占位性病变,胰、脾、小肠、结肠、盆腔未见异常。胃窦部有纤维瘢痕形成,幽门管明显狭窄,胃窦部瘢痕组织与肝十二指肠韧带下端及胰头关系密切,不易游离十二指肠,故行胃大部切除术,毕罗Ⅱ式吻合。

病理检查:

肉眼:次全切除的胃组织,沿大弯侧剪开胃壁,在胃窦小弯侧距上切缘4.5cm、下切缘3cm处可见一体积为2.5cm×2cm×0.5cm的椭圆形溃疡病灶,底部平坦,有灰白色渗出物,溃疡边缘黏膜呈环堤状隆起,整齐规则,周围黏膜沿溃疡呈放射状排列且黏膜皱襞变平坦,溃疡切面呈灰白色,质地稍韧。同时,在胃窦部胃后壁距此溃疡2cm处,另可见一体积为1.5cm×1cm×0.5cm的溃疡病灶,形态与前者基本相同。

镜下:溃疡病灶处可见炎性渗出物和坏死组织,以及肉芽组织和纤维瘢痕组织。病灶边缘黏膜组织显示慢性萎缩性炎,腺体轻度肠化,并有轻至中度不典型增生。

思考题:(1) 如患者不及时手术治疗,会有何后果发生?

(2) 如患者胃溃疡癌变,如何与溃疡型胃癌鉴别?

病例 7-4

病史摘要：

王某，男，23 岁。因上腹疼痛伴恶心 1 天，右下腹疼痛 3 小时，于 2001 年 3 月 5 日上午 10 时急诊入院，

患者近 3 天忙于春播春种农活较重，24 小时前感身体不适、力不可支，上腹剑突下疼痛且恶心。近 3 日由于农活繁重，饮食较不规律，有饱饥不均情况，今上午起，上腹疼痛减轻但右下腹疼痛明显并自觉发热，遂来医院就诊。

体格检查：体温 38℃，呼吸 18 次/分，心率 90 次/分，血压正常，心肺正常，腹平坦，未见肠形及蠕动波，右下腹肌肉略紧张，压痛（+）有轻度反跳痛。实验室检查：白细胞 $15×10^9$/L，中性粒细胞 90%。

入院后做好术前准备，于 11 时在硬膜外阻滞麻醉下行阑尾切除术。术后恢复良好，术后第 7 天患者痊愈出院。

病理检查：

阑尾增粗直径约 0.8cm 浆膜失去正常光泽血管扩张，部分区域附以脓苔，阑尾腔有粪石阻塞，镜下：阑尾腔内有脓性渗出物及脱落黏膜上皮细胞，阑尾壁四层内皆有大量中性粒细胞、少量嗜酸粒细胞及淋巴细胞弥漫浸润，尤以黏膜及黏膜下层较为明显。

诊断：急性蜂窝织性阑尾炎并阑尾周围脓肿形成。

思考题：（1）请分析该例患者阑尾炎发生的原因。

（2）如患者未得到及时有效的治疗，会产生何种结局？

五、实验报告题目

（1）绘坏死后性肝硬化低倍图，并作描述。

（2）绘食管鳞癌高倍镜图（重点绘出角化珠结构）。

（3）绘肝硬化合并肝细胞肝癌低倍镜图（交界处）并作简要描述。

第八章　淋巴和造血系统疾病

一、理论内容概要

造血系统包括造血器官和血液。胚胎时期,肝、骨髓、脾、淋巴结都参与造血过程。出生后主要的造血器官为骨髓。在疾病或骨髓代偿功能不足时,肝、脾、淋巴结可恢复胚胎时期的造血功能称髓外造血。传统上习惯把造血器官和组织分为髓样组织(myeloid tissue)和淋巴组织,髓样组织包括骨髓和骨髓中所产生的细胞,即红细胞、血小板、粒细胞和单核细胞。淋巴组织包括胸腺、脾、淋巴结和分散的淋巴组织。实际上这两种组织并不能截然分开,如成熟的淋巴细胞多不在骨髓内,但淋巴干细胞则由骨髓产生。白细胞的恶性肿瘤——白血病来源于骨髓但累及淋巴结和脾。

淋巴造血系统疾病的种类很多,常见的疾病包括淋巴造血系统各种成分的量和质的变化。量的减少如贫血、粒细胞减少症和血小板减少症;量的增多如真性红细胞增多症、白细胞增多症、真性血小板增多症和淋巴结反应性增生等。质的改变即为造血系统的恶性肿瘤。主要掌握的是造血系统的恶性肿瘤。

(一) 恶性淋巴瘤

恶性淋巴瘤是指发生于淋巴结和结外淋巴组织的恶性肿瘤。

1. 霍奇金淋巴瘤　原称霍奇金病(Hodgkin disease),是一种独特类型的恶性淋巴瘤,多发生于青年人,其病理特点为:①病变主要发生于颈、纵隔和主动脉旁淋巴结,结外淋巴结组织较少发生。病变常从一个或一组淋巴结开始,逐渐向远处淋巴结播散;②瘤组织构成复杂多样,肿瘤细胞中有特征性的瘤巨细胞(Read-Sternberg cell,R-S cell),又常伴有大量炎症细胞浸润和纤维化。可分为四种类型。

(1) 结节硬化型:较为常见,以累及颈根部、锁骨上和纵隔淋巴结为多见。病理形态上有两个特征:一是存在较多的陷窝细胞;二是存在多少不等的胶原纤维索,将淋巴样组织分割成若干个境界清楚的结节,其组织学背景中尚有多种非肿瘤性细胞,包括小淋巴细胞、嗜酸粒细胞、浆细胞和巨噬细胞,而典型的 R-S 细胞并不多见。肿瘤细胞有其典型的免疫表型。即 CD15 和 CD30 阳性,而 CD45 则为阴性。本型预后较好。

(2) 混合细胞型:最为常见,以男性更为多见,组织学改变以大量典型和单核型的 R-S 细胞以及非肿瘤性炎症细胞为主要特征,还可伴有小灶性坏死和纤维化,肿瘤细胞的免疫表型与结节硬化型相同。此型患者起病时常有播散病灶,故通常有全身症状,但其预后较好。

(3) 淋巴细胞为主型:此型不常见,好发于年轻男性。其组织学特点是以成熟的淋巴细胞增生为主,其中多数来源于 B 细胞,并伴有不同程度的组织细胞增生。增生的细胞可排列成结节状或呈弥漫性分布。典型的 R-S 细胞较少见,多为不典型 R-S 细胞,如爆米花细胞,而其他炎症细胞较少,很少发生坏死和纤维化。其免疫表型检测显示 CD45 和 CD20 阳性,而 CD15 和 CD30 则为阴性。本型肿瘤预后也较好。

(4) 淋巴细胞减少型:少见,多发生于年长者。此型特点为淋巴细胞的数量减少而 R-S

细胞或其变异型的多型性 R-S 细胞相对较多,可见梭形肉瘤细胞,非肿瘤性炎症细胞减少,部分可有较多的坏死区,或呈弥漫纤维化分布。网状纤维增加以及有无定形的蛋白物质。本型病程进展较快,预后是霍奇金淋巴瘤中最差的。

2. 非霍奇金淋巴瘤　非霍奇金淋巴瘤约占恶性淋巴瘤的80%,其特点为:①发生于淋巴结外器官或组织者较常见,如扁桃体、胃肠、皮肤等部位;②瘤组织内细胞成分较单一,常以一种瘤细胞类型为主。

常见的恶性淋巴瘤有以下几种。

(1)滤泡型淋巴瘤(follicular lymphoma):本病多见于老年人,临床上患者常表现为无痛性、全身淋巴结肿大。瘤细胞主要可分为两类:一类是中心细胞,即小核裂细胞,体积大于正常淋巴细胞,核裂不规则,呈锯齿或线状皱折,核染色质粗而致密,核仁不明显,分裂象少见;另一类是中心母细胞,体积较前者大,核染色质较稀疏、核仁多个。在多数肿瘤中,以前者为多见。瘤细胞具有 CD19、CD20、CD10 以及 SIg 标记物,但不表达 CD15,瘤细胞也异常表达 BCL-2 蛋白。

(2)弥漫型大细胞性 B 细胞淋巴瘤:本型较常见,占侵袭性淋巴样恶性肿瘤的60%~70%和非霍奇金淋巴瘤的20%。好发于老年人,以大细胞居多,其中大核裂细胞的核比正常组织细胞大,呈不规则锯齿状,核染色质散在,核仁不明显,通常有胞质稀少、色淡;大无核裂细胞比正常淋巴细胞大4倍,核呈圆形或卵圆形,核仁明显,通常有1~2个,核染色质呈空泡状,分裂象多见。肿瘤细胞通常表达 B 细胞标记,如 CD19、CD20 和 SIg。另有一些病例可有3号染色体 *Bcl*-6 基因的转位以及缺乏 BCL-2 的重排等改变。本病呈进展性,预后较差。

(3)伯基特(Burkitt)淋巴瘤:好发于12~14岁儿童,主要流行于非洲地区,与 EB 病毒感染有关。常起病于颌骨、颅面骨、腹腔内脏(肾、卵巢、肾上腺等)。其他地区则为散发性或感染 HIV 所致的侵袭性淋巴瘤,以累及腹腔回盲部、腹膜为多见。肿瘤由未分化、中等大小的 B 细胞构成,直径 10~25μm,核呈圆形或卵圆形,染色质较粗,有2~5个核仁,核分裂象多见。胞质呈嗜碱性,充满小的脂质空泡。肿瘤内有无数体积较大的巨噬细胞,胞质丰富,内含吞噬的各种细胞碎屑,形成"星孔"状图像。瘤细胞表达 SIgM、CD19、CD20、CD10 以及单型性 κ 或 λ 链。本瘤呈侵袭性,但多数病例对大剂量化疗有效。

(4)周围 T 细胞淋巴瘤:在我国和东南亚国家的发生率要高于欧美国家。包括了多形性周围 T 细胞淋巴瘤、T 免疫母细胞性淋巴瘤等亚型。主要见于成年人,有全身性淋巴结肿大,有时伴有皮疹、发热及体重下降。病理学改变形态多样,但各型中有一些共同特点如淋巴结结构破坏,瘤细胞为大小不等的多形性细胞。常伴有嗜酸粒细胞、浆细胞和组织细胞的浸润。瘤细胞可表达 CD2、CD3、CD5 等成熟 T 细胞标记。该瘤临床上进展快,是高度恶性的肿瘤。

(5)NK/T 细胞淋巴瘤:又称血管中心性淋巴瘤。来源于细胞毒性 T 细胞或 NK 细胞。绝大多数发生在鼻腔和上呼吸道等结外组织,与 EB 病毒感染关系密切。发生在鼻腔的肿瘤常引起患者的鼻腔阻塞,鼻中隔穿孔及广泛的坏死。病理组织学主要改变为肿瘤细胞穿入血管壁,使血管壁增厚,呈洋葱皮样改变,管腔狭窄。肿瘤中及周围组织出现广泛的凝固性坏死。瘤细胞多呈多形性,核不规则,有多个核仁,并有明显的炎症细胞浸润。肿瘤细胞可表现 T 细胞抗原 CD2、CD3 以及 NK 细胞标记 CD56。该病经放射治疗,效果较好。

(二) 白血病

白血病是骨髓造血干细胞来源的恶性肿瘤,其病理特点是骨髓内异常的白细胞弥漫性增生,并进入周围血和浸润肝、脾、淋巴结等全身各组织和器官。骨髓多能干细胞形成肿瘤时,向髓细胞方向分化为克隆性增生的粒细胞、红细胞、巨核细胞和单核细胞系统的白血病,统称为髓样肿瘤,向淋巴细胞方向分化克隆性增生则形成淋巴样肿瘤。白血病居我国恶性肿瘤死亡率的第 6 位或第 7 位,尤其多见儿童和青少年。

(三) 分析恶性淋巴瘤与白血病的异同

掌握镜影细胞、双核 R-S 细胞、霍奇金细胞、陷窝细胞的形态特征。

二、实验目的要求

(1) 掌握淋巴瘤的病理类型及相应的形态学特点。掌握肿瘤的分类及命名原则。
(2) 白血病的病理类型及病理特点,熟悉其临床特征(表 8-1)。

表 8-1 常见白血病分类

类型	病理变化	临床与病理联系
急性粒细胞性白血病(AML)	异常的原始粒细胞明显增生,并可浸润肝、脾、淋巴结等全身各器官,镜下各种白血病细胞主要沿肝窦在小叶内弥漫浸润	发热、乏力、进行性贫血、出血倾向、肝、脾和淋巴结肿大等。由于患者免疫力和抵抗力低下,常伴发口腔、皮肤和肺等部位继发细菌和真菌感染
急性淋巴母细胞性白血病(ALL)	幼稚的淋巴细胞弥漫增生,常取代正常骨髓组织。多数患者白细胞数明显增高,可达$(20\sim50)\times10^9/L$(较 AML 为低),可出现多少不等的异常淋巴母细胞。血红蛋白和血小板低于正常。淋巴结、脾和肝随着病程的进展而逐渐增大。淋巴结正常结构部分或全部为大量增生的淋巴母细胞破坏取代,瘤细胞还可侵及包膜及结外组织。脾一般中度大,切面呈暗红色,质软,镜下见红髓中大量淋巴母细胞浸润,多压迫白髓。肝受累时淋巴母细胞主要浸润于汇管区及其肝窦内	如全身乏力(贫血所致)、出血(血小板减少引起)和感染(粒细胞减少所致)等
慢性粒细胞白血病(CML)	约 90% 以上的慢性粒细胞白血病病例有特征 ph^1(philadelphia)染色体(即 22 号染色体长臂移位到 9 号染色体长臂)。骨髓,其次是脾,骨髓细胞数可为正常骨髓的 $10\sim20$ 倍,以幼稚和成熟的粒细胞为主,髓母及前髓细胞数常低于 10%,白红细胞之比显著增大,但红细胞、血小板等细胞的绝对值也有增加,尤其是巨核细胞明显增多。脾体积高度肿大(称巨脾症),可达 $4000\sim5000g$。肿大的脾可占据腹腔大部,甚至达到盆腔,镜下脾脏红髓的脾窦内有大量的白血病细胞浸润,可压迫血管引起梗死	易疲劳、体重减轻,厌食等。贫血和脾显著肿大是重要的体征,故部分患者可首先因脾大或脾梗死而表现左上腹疼痛而就诊
慢性淋巴细胞性白血病	大量接近成熟的小淋巴细胞增生并浸润淋巴结和肝、脾器官。白细胞计数可达$(30\sim100)\times10^9/L$。成熟淋巴细胞比例超过 60%。骨髓内可见分化良好、大小一致的瘤性小淋巴细胞大量增生,呈弥漫性或结节性分布,偶见原淋巴细胞和幼淋巴细胞。全身淋巴结明显增大,直径可达数厘米,质地变硬,切面呈灰白色。镜下正常淋巴组织被小淋巴细胞取代,但有多个分裂象。脾中等大,不及慢性粒细胞白血病显著,早期主要为脾小体显著增生,严重者可致脾小体及脾髓结构消失。晚期出现肝大,瘤细胞多沿汇管区及其周围浸润	疲乏、体重下降、厌食。多数患者淋巴结及肝脾大。由于正常淋巴细胞减少,部分患者还可以出现低丙种球蛋白血症及自身免疫异常等

（3）学习分级要求见表8-2。

表8-2　学习分级要求表

掌握	熟悉	了解
淋巴瘤的病理类型及相应的形态学特点。 白血病的病理类型及病理特点	熟悉白血病的临床特征	组织细胞和树突状网状细胞肿瘤 恶性组织细胞增生症 朗汉斯巨细胞组织细胞增生症

三、实 验 内 容

组织切片	
非霍奇金淋巴瘤（大无裂细胞型）	片号30
霍奇金病	片号32
大体标本	
白血病之脾	106号
急性淋巴细胞白血病之肾	110号
小肠非霍奇金恶性淋巴瘤	107号
非霍奇金恶性淋巴瘤	108号
霍奇金病	109号

1. 组织切片观察

（1）非霍奇金淋巴瘤（大无裂细胞型）（non-hodgkin lymphoma）　片号30

肉眼观察：长方形组织块。

低倍镜：系淋巴结组织，原结构消失，代之大量弥漫分布的淋巴样瘤细胞，其间有少量的血管和纤维组织支架。

高倍镜：瘤细胞体积较大，胞质较丰富，胞核淡染，呈圆形或椭圆形，核膜较厚，核仁明显，核分裂象较多。偶见少量网织细胞散在。

诊断要点：成分较单一的肿瘤性淋巴细胞取代正常淋巴结结构；淋巴细胞有异型性。

思考题：（1）非霍奇金淋巴瘤可分为哪几种类型？

　　　　（2）它的组织来源是什么？

（2）霍奇金淋巴瘤（hodgkin lymphoma）　片号32

肉眼观察：长方形组织块。

低倍镜：系淋巴结组织。被膜增厚，淋巴滤泡消失，纤维组织增多，部分显示玻璃样变。

高倍镜：纤维组织间，可见大量淋巴细胞、多形性组织细胞及少量浆细胞、中性粒细胞弥漫散在。其中还可见体积较大，胞质丰富的单核、双核或多核的巨细胞。如为双核时，两者相对排列如镜影（镜影细胞），此种细胞核多呈椭圆形或不规则形，位于细胞中部，核膜较厚，核仁显著增大，呈紫红色，边缘光滑，周围有透明区环绕，此即典型R-S细胞。

诊断要点：淋巴结结构破坏，其中见多种细胞成分；典型的R-S细胞。

思考题：（1）霍奇金淋巴瘤可分为哪几种类型？

　　　　（2）它的组织来源是什么？

2. 大体标本观察

(1) 白血病之脾 106 号

病变特点:脾显著大,包膜紧张、增厚,脾小体不明显,呈均质状。

思考题:(1) 脾为什么会增大?

　　　　(2) 你知道正常成人的脾有多大?

　　　　(3) 白血病时病变将累及哪些脏器?

(2) 急性淋巴细胞白血病之肾 110 号

病变特点:肾轻度增大,切面可见一不规则形浸润灶,灰白色,边界不清,内见暗红色出血灶。

思考题:各种急性白血病的器官浸润基本相似,其特点如何?

(3) 小肠非霍奇金恶性淋巴瘤 107 号

病变特点:肠壁淋巴组织及所属肠系膜淋巴结显著增大,切面为灰红或灰白色,较均匀一致。

思考题:(1) 什么是非霍奇金恶性淋巴瘤?

　　　　(2) 非霍奇金恶性淋巴瘤好发于哪些部位?

(4) 非霍奇金恶性淋巴瘤 108 号

病变特点:纤维脂肪组织内可见数个大小不等肿大的淋巴结,互相融合。切面灰白均匀细腻。

思考题:淋巴结的肉眼变化能说明或是诊断恶性瘤吗?

(5) 霍奇金病 109 号

病变特点:标本1:为数枚淋巴结,其中一个肿大如鸡蛋大,表面附有较多软组织,与邻近淋巴结粘连。切面灰白,质地均匀细腻,内有纤维组织条索。标本2:一块肿大的淋巴结,切面均匀细腻。

思考题:(1) 霍奇金病的常见病变部位有哪些?

　　　　(2) 简述霍奇金病的病理临床联系。

四、病例讨论

病例 8-1

病史摘要:

肖××,男,25 岁,发现右侧颈部淋巴结肿大半年,不痛,伴间歇性低热。在当地按结核病治疗未见明显效果。近 2 个月低热不退,伴盗汗、疲乏、贫血,颈部淋巴结增大。体检:患者贫血、消瘦,右侧颈部淋巴结肿大,质较硬,向表面隆起,略呈分叶状,大小为 14cm×8cm×5cm。皮肤无破溃,右锁骨上亦见肿大结节,大小为 3cm×2cm×2cm。心肺检查未见异常。肝脾不肿大。

颈部肿块活检:

镜下未见明显淋巴结结构,淋巴细胞和组织细胞大量增生,弥漫分布,其中见少量多核瘤巨细胞,呈椭圆形,胞质丰富红染,核大、核膜增厚,并见"大红晕"核仁,双核者两核对称排列。另见一些细胞呈陷窝状,散布于淋巴细胞之间或排列成片。此外尚见小灶性坏死,嗜酸粒细胞、浆细胞和中性粒细胞浸润。切片中见增生的纤维组织呈条索状,将上述细胞分隔成许多大小不等的结节,部分区域有带状胶原纤维条索形成,有的条索与包膜相连续。

　　思考题:(1) 根据临床与活检资料,提出诊断意见(包括分型),并列出诊断依据。

　　　　　(2) 颈部淋巴结肿大可由哪些病变引起?

病例8-2

病史摘要:

　　魏××,女,20岁。数月前,患"咽喉炎"后发现左颈部有一黄豆大小淋巴结,不红不痛,未经治疗,以后逐渐长大。1个月后发现淋巴结约蚕豆大小,圆形、界清、活动,质中等硬,无触痛,局部皮肤无异常,当地医院诊断为"慢性淋巴结炎",给予消炎治疗。3个月后,患者出现不规则低热、乏力、食欲差,左颈部淋巴结约桂圆大小,尚能活动,不痛,质稍硬,在其边缘可触及另一枚绿豆大小淋巴结。X线发现左肺上叶有一钙化灶。诊断为"颈淋巴结结核",给予抗结核治疗,2个月后,发现颈部有明显肿块,约3cm×5cm×4.5cm大小,质韧而固定,表面凹凸不平,触及有分叶感,似多个淋巴结融合,肿块后缘尚能触及黄豆、花生米大小肿物各一个,左颈静脉轻度怒张。2个月来,患者有间歇性低热、乏力、食欲减退等表现,血常规无明显异常,肝脾不肿大,其他部位浅表淋巴结未能触及。做肿块活检,报告为恶性淋巴瘤。给予抗肿瘤治疗,一个疗程后,肿块缩小,病情好转。

　　思考题:(1) 诊断恶性淋巴瘤有哪些依据?

　　　　　(2) 来源于淋巴组织的肿瘤与来源于上皮组织的恶性肿瘤有什么不同?

五、实验报告题目

(1) 绘非霍奇金淋巴瘤(大无裂细胞型)高倍图。

(2) 绘霍奇金淋巴瘤高倍图。

第九章 泌尿系统疾病

一、理论内容概要

(一) 如何通过实验学习和掌握肾小球肾炎

1. 首先应掌握正常的肾组织结构(包括超微结构)及其功能,以便于理解肾小球肾炎病变发生的部位、电子致密沉积物所沉积的部位,并利于较好地掌握肾小球肾炎的病理变化和临床病理联系,为学习和掌握肾小球肾炎打下良好的基础。

2. 可以用列表的形式来掌握各型肾小球肾炎(表9-1,表9-2)。具体内容包括各型肾炎的光镜、电镜、临床病理联系和预后。通过这种归纳、比较和总结,有助于记忆和掌握各型肾小球肾炎。

表 9-1 肾小球肾炎各型特点

类型	主要临床表现	发病机制	病理特点		
			光镜	电镜	免疫荧光
急性弥漫性增生性肾炎	急性肾炎综合征	抗体介导、循环或植入的抗原	系膜细胞和内皮细胞增生	上皮下驼峰状沉积	GBM 和系膜区颗粒状 IgG 和 C3 沉积
快速进行性肾炎	快速进行性肾炎综合征	抗 GBM 型 免疫复合物型 免疫反应不明显型	新月体形成	GBM 缺损和断裂	线性沉积 颗粒状沉积 无沉积物
膜性肾炎	肾病综合征	原位抗原抗体反应	GBM 增厚及钉状突起	上皮下沉积物,GBM 增厚	颗粒状沉积
轻微病变性肾炎	肾病综合征	不清,肾小球多聚阴离子丧失	肾小管脂质沉积	上皮细胞足突消失	无沉积物
膜性增生性肾炎	肾病综合征、血尿、慢性肾衰竭	Ⅰ型免疫复合物 Ⅱ型自身抗体,补体替代途径激活	系膜增生并插入GBM,使其增厚,呈双轨状	Ⅰ内皮下沉积物,Ⅱ GBM 致密沉积物	Ⅰ:IgG、C3、C1、C4、 Ⅱ:C3
系膜增生性肾炎	蛋白尿、血尿肾病综合征	不明	系膜细胞增生,基质增多	同光镜	系膜区 IgG、IgM、C3 沉积
慢性肾炎	慢性肾衰竭	根据原病变类型	肾小球纤维化、硬化和玻璃样变	根据原病变类型	根据原病变类型

表 9-2 肾小球病变时肾小球结构成分的基本反应

肾小球结构	反应形式
肾小球细胞[系膜细胞、内皮及上皮细胞(足细胞)]	增生、肿胀、物质储积、上皮细胞足突融合
系膜	系膜基质增多(增宽),物质储积和沉积,单核细胞浸润
Bowman 囊	增宽,与毛细血管粘连
Bowman 囊上皮	囊上皮细胞增生——新月体形成
肾小球毛细血管基底膜	增宽,钉状物形成,分层
毛细血管丛	坏死,粒细胞聚积,血栓

3. 可以用病理变化来推测有可能出现的临床症状,如弥漫性毛细血管内增生性肾小球肾炎时,由于内皮细胞和系膜细胞的增生肿胀,毛细血管受压血流受阻,肾小球滤过率降低,而肾小管再吸收无明显障碍,因此患者会出现少尿的症状。反之,用临床出现的症状也能理解病理变化。如快速进行性肾小球肾炎时,患者会出现少尿、血尿等症状,这些症状的产生和肾小球囊新月体形成压迫毛细血管,毛细血管坏死,基底膜缺损等改变有关。因此,如果将这些内容联系起来学习和考虑,将有助于理解和掌握肾小球肾炎的病理变化和临床病理联系。

4. 可以用病例的形式来了解和掌握各型肾小球肾炎及各型肾小球肾炎之间的关系。

(二) 如何学习和掌握肾盂肾炎

1. 首先应掌握肾盂肾炎的概念

(1) 病因:细菌感染。

(2) 发病部位:肾小管、肾盂和肾间质为主。

(3) 分型:急性肾盂肾炎和慢性肾盂肾炎。

2. 病因发病机制

(1) 病因:细菌感染。

(2) 感染途径:血源性感染和尿源性感染。

(3) 发病:尿路阻塞、尿道手术、膀胱输尿管反流等因素。

3. 急性肾盂肾炎

(1) 首先要掌握概念:①病因:细菌感染。②病变性质:化脓性炎。③病变部位:肾间质和肾小管。

掌握好概念、病理变化也就不难理解急性肾盂肾炎了。

(2) 注意区分血源性感染和尿源性感染病变的不同。

(3) 了解急性肾盂肾炎的并发症、临床病理联系及其结局转归。

(4) 可以用病例的形式来了解和掌握急性肾盂肾炎。

4. 慢性肾盂肾炎

(1) 重点掌握:①病变特点:肾小管和肾间质活动性炎,肾组织纤维化瘢痕形成,肾盂、肾盏变形。②肉眼变化:两侧肾不对称,大小不等,体积缩小,质地变硬,表面有不规则的凹陷性瘢痕。

(2) 了解临床病理联系。

(三) 如何学习和掌握肾肿瘤

1. 肾细胞癌　是肾原发性瘤中最常见的,因此应重点掌握肾细胞癌。

(1) 掌握肾细胞癌的来源:肾小管上皮细胞。

(2) 掌握肾细胞癌的好发部位:肾两极,尤其是上级。

(3) 掌握肾细胞癌的肉眼变化:呈多彩状,常有假包膜。

(4) 掌握肾细胞癌的镜下变化:癌细胞类型为透明细胞和颗粒细胞。癌细胞常可排列成管状(似肾小管),癌组织血管丰富。

(5) 转移:癌早期一般多从淋巴道转移,而肾细胞癌则从血道转移。

(6) 了解肾细胞癌的临床病理联系:①血尿癌组织浸润血管。②肾区痛和肿块:肿瘤体积大或侵犯包膜。③瘤细胞产生的激素或激素样物质。

红细胞生成素——→红细胞增多症

甲状旁腺样激素——→血钙过多症

肾素——→高血压

2. 肾母细胞瘤

（1）了解肾母细胞瘤的来源:肾胚基。

（2）了解肾母细胞瘤的发病年龄:多见于小儿。

（3）瘤细胞两种成分:一种为肉瘤性梭形细胞和圆形细胞;另一种为上皮细胞组成的肾小球样和肾小管样结构。

（4）常见症状:腹部肿块。

（四）如何学习和掌握膀胱肿瘤

膀胱肿瘤 95% 来源于膀胱上皮,膀胱的上皮性肿瘤绝大多数为恶性。

1. 如何学习和掌握膀胱移行细胞乳头状癌

（1）首先应掌握肿瘤的好发部位:膀胱侧壁和三角区。

（2）病理变化:①膀胱移行上皮增生形成乳头状,肿瘤实质在乳头表面间质位于乳头轴心。②肿瘤分化程度高,但多数人将其归为低度恶性的肿瘤。③临床病理联系:细而长的乳头折断,导致乳头轴心血管破裂,从而引起血尿。

2. 如何学习和掌握膀胱癌　膀胱癌是泌尿道肿瘤中最常见的,多见于男性。

（1）首先应掌握肿瘤的病因:①职业因素:纺织、印染等行业的工人,应用的偶氮染料的中间产物有致癌性,其膀胱癌的发病率比未接触者高 50 倍。②慢性炎症的机械刺激:可引起黏膜上皮细胞增生和化生,引起癌症。

（2）应掌握肿瘤的好发部位:膀胱侧壁和三角区。

（3）应掌握肿瘤的组织学类型:移行细胞癌、鳞癌和腺癌。

（4）应掌握膀胱移行细胞癌的分级。

1）移行细胞癌 Ⅰ 级:癌组织呈乳头状,癌细胞可侵及固有膜。

2）移行细胞癌 Ⅱ 级:肿瘤呈乳头状、菜花状或扁平状。瘤细胞异型性明显,癌细胞可侵及肌层。

3）移行细胞癌 Ⅲ 级:肿瘤呈菜花状或斑块状,瘤细胞高度未分化,瘤细胞可穿过膀胱壁到达邻近器官。

（5）应了解膀胱癌的临床病理联系。

1）无痛性血尿:乳头断裂、瘤组织坏死和并发膀胱炎。

2）尿频、尿急和尿痛:肿瘤侵犯膀胱壁,刺激膀胱黏膜及并发感染。

3）肾盂肾炎和肾盂积水:瘤组织累及输尿管开口处,可造成尿路阻塞导致肾盂肾炎和肾盂积水。

附:肾基本组织结构见图 9-1,肾小球结构模式图见图 9-2,肾小球肾炎时免疫复合物大小及沉积部位见图 9-3:

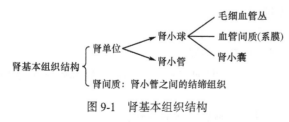

图 9-1　肾基本组织结构

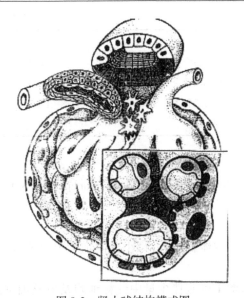
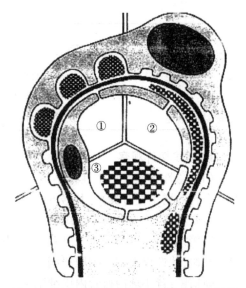

图 9-2　肾小球结构模式图

示入球及出球小动脉、血管丛、Bowman 囊和近球旁器切面放
大图:中央系膜及系膜细胞,毛细血管基底膜、衬以内皮细胞
的毛细血管腔和位于基底膜外的上皮细胞(足细胞)

图 9-3　肾小球肾炎时的免疫复合物大小及其
沉积部位

1. 上皮下沉积(驼峰状);2. 内皮下免疫复合物;
3. 不溶性免疫复合物的清除

二、实验目的要求

（1）掌握肾小球肾炎的病理变化与临床病理联系。

（2）掌握肾盂肾炎的病理变化特点与临床病理联系。

（3）掌握肾癌的组织学类型、各类型病变形态与临床病理联系。

（4）掌握膀胱癌的常见组织学类型,各型病变特点与临床病理联系。

（5）通过实习总结本系统各类疾病的共同特征和特殊病变形态及其临床病理联系规律。

（6）学习分级要求见表 9-3。

表 9-3　学习分级要求表

掌握	熟悉	了解
肾小球肾炎、肾盂肾炎的发病机制、病理变化及其临床联系	肾腺癌、膀胱癌的发病机制、病理变化及其与临床联系	泌尿系统疾病的病因,肾母细胞瘤病理变化、临床病理联系

三、实 验 内 容

组织切片			
急性弥漫性增生性肾小球肾炎	片号 63	快速进行性肾小球肾炎	片号 64
慢性肾小球肾炎	片号 65	急性肾盂肾炎	片号 66
膀胱移行细胞癌	片号 68		

续表

大体标本			
急性弥漫性增生性肾小球肾炎	111 号	快速进行性肾小球肾炎	112 号
慢性肾小球肾炎	113 号	急性肾盂肾炎	114 号
急性肾盂肾炎	115 号	慢性肾盂肾炎	116 号
膀胱移行细胞癌	117 号	肾细胞癌	118 号

1. 组织切片观察

（1）急性弥漫性增生性肾小球肾炎（acute diffuse proliferative glomerulonephritis，又称为毛细血管内增生性肾炎）　片号 63

肉眼观察：长方形粉染组织块。

低倍镜：病变弥漫累及几乎所有肾小球，肾小球体积增大，肾小球内细胞数目增多，肾间质充血、灶性出血和炎细胞浸润。

高倍镜：肾小球内血管内皮细胞和系膜细胞增生肿胀伴少量中性粒细胞及单核细胞浸润，毛细血管腔狭小甚至闭塞，很少见到红细胞，肾小球呈贫血状态，并见不等量中性粒细胞浸润，部分肾小球内血管发生节段性纤维素样坏死，形成红染无结构的模糊小灶；肾小球内可见红细胞或少量蛋白性液体渗出，部分上皮细胞轻度增生肿胀；肾小管尤其近曲小管上皮细胞肿胀，管腔内有脱落的上皮细胞、红细胞、白细胞及不定型粉染蛋白性物质，有的腔内充有均质粉染团块状蛋白管型；肾间质毛细血管扩张充血及炎细胞浸润。

诊断要点：①肾小球内系膜细胞和内皮细胞增生及中性粒细胞浸润；②间质水肿及炎细胞浸润。

思考题：（1）肾小球的贫血状态是怎样形成的？

（2）肾小球毛细血管出现了哪些损害？会出现什么样的临床表现？

（3）切片中构成"大红肾"、"蚤咬肾"的组织病理学特征有哪些？

（4）急性弥漫性增生性肾小球肾炎的转归如何？

（2）快速进行性肾小球肾炎（rapidly progressive glomerulonephritis，RPGN；又称为新月体性肾小球肾炎或毛细血管外增生性肾小球肾炎）　片号 64

肉眼观察：梯形红染组织块。

低倍镜：肾组织，多数肾小球内可见到新月体和环状体形成。

高倍镜：肾小球囊壁层上皮细胞高度增生成多层，状如新月（即新月体），有细胞性、纤维细胞性和纤维性三种形式，重者包绕整个血管丛，构成环状体；部分肾小球毛细血管丛呈分叶状与增生的新月体相互粘连，部分肾小球体积变小或纤维化、玻璃样变性，其所属的肾小管亦发生萎缩；部分肾小球正常或代偿性肥大，所属肾小管亦扩张，管腔内可见粉染蛋白管型。间质充血、水肿，少量淋巴细胞浸润。

诊断要点：①大部分肾小球内有新月体形成；②新月体主要由肾小球囊壁层上皮细胞增生和渗出的单核细胞组成。

思考题：（1）新月体形成的主要因素是什么？

（2）新月体由哪些成分组成？

（3）快速进行性肾小球肾炎血尿的病变基础是什么？

（4）该型肾炎快速进行的临床特征的病理学基础有哪些？

（5）根据免疫学检查结果该肾炎可分为哪几种类型？

（3）慢性肾小球肾炎（chronic glomerulonephritis）　片号65

肉眼观察：长方形粉染组织块。

低倍镜：肾组织大部分肾小球完全或不完全的纤维化，玻璃样变，并互相靠近，呈集中趋势，所属肾小管萎缩消失及纤维化；残存肾单位代偿性肥大，肾小球体积增大，肾小管扩张，有的肾小管上皮细胞呈柱状，部分肾小管囊状扩大，上皮细胞呈扁平状，肾小管内可见管型；肾间质纤维组织广泛增生，大量淋巴细胞、少量浆细胞浸润，小动脉壁增厚，管腔不同程度狭窄。

思考题：（1）本病的病因及发病机制是什么？

（2）临床上哪些疾病可最终引起肾上述病变？相互之间如何区别？

（3）慢性肾小球肾炎的临床病理联系？

（4）各类型肾小球肾炎各自具有哪些特点？

（5）该型肾炎预后如何？

（4）急性肾盂肾炎（acute pyelonephritis）　片号66

肉眼观察：近似方形粉染组织块。

低倍镜：肾组织，被膜增厚，肾组织中见片状分布的炎性病灶，肾盂黏膜充血、水肿，并有炎细胞浸润。

高倍镜：病灶中心区，肾小球和肾小管已坏死，被大量中性粒细胞代替；病灶周边区，肾小管管腔内积有大量炎性细胞和坏死组织的碎片；少量肾小管内可见蛋白管型；肾间质内血管轻度扩张，大量中性粒细胞浸润，并见纤维组织增生；残留肾小球未见明显改变。

诊断要点：①肾间质充血、水肿，大量中性粒细胞浸润，甚至形成小化脓灶；②肾小管腔内充满脓细胞。

思考题：（1）急性肾盂肾炎是哪种类型炎症？感染途径有哪些？

（2）急性肾盂肾炎的临床病理联系？

（3）急性肾盂肾炎的病变特点有哪些？

（4）急性肾盂肾炎与急性弥漫性增生性肾小球肾炎如何区别？

（5）急性肾盂肾炎的治疗原则和预后如何？

（5）膀胱移行细胞癌（transitional cell carcinoma of the bladder）　片号68

肉眼观察：条形组织块，蓝染部位呈菜花状。

低倍镜：膀胱组织，黏膜呈乳头状增生，细胞层次增多排列紊乱，极性消失。

高倍镜：乳头表面被覆多层癌细胞，类似移行上皮，癌细胞排列密集，核呈椭圆形，胞质粉染量少。细胞分界不清，部分呈巢状侵及基底膜下；乳头间质血管丰富，扩张充血。

诊断要点：①肿瘤来自移行上皮，乳头状增生，层次增多，排列紊乱；②细胞异型性明显，核分裂象多见。

思考题：（1）本病的好发于哪些人群？

（2）该癌的分级及形态特点有哪些？

（3）它的主要临床表现是什么？

（4）膀胱癌晚期是如何转移的？

（5）该肿瘤的预后与肿瘤生物学行为的关系如何？

（6）本病早期发现，早期诊断的方法有哪些？

2. 大体标本观察

（1）急性弥漫性增生性肾小球肾炎（acute diffuse proliferative glomerulonephritis）　111 号

病变特点：一侧肾轻到中度肿大，包膜紧张，表面光滑，新鲜标本呈红色，称"大红肾"。肾表面或切面可见小出血点如蚤咬状，故又称"蚤咬肾"。切面皮质增厚，纹理模糊，髓质明显充血，皮髓质界限尚清楚。

思考题：（1）出现大红肾及蚤咬肾的原因是什么？

　　　　（2）显微镜下有何病变形态？

　　　　（3）临床上有何表现？

　　　　（4）患者预后如何？

（2）快速进行性肾小球肾炎（rapidly progressive glomerulonephritis，RPGN）　112 号

病变特点：双侧肾增大，颜色苍白（大白肾），表面光滑，切面皮质增厚，皮髓质界限与髓放线不清楚。

思考题：（1）其镜下病变特征有哪些？

　　　　（2）快速进行性肾小球肾炎的主要临床表现有哪些？

　　　　（3）快速进行性肾小球肾炎的预后如何？

（3）慢性肾小球肾炎（chronic glomerulonephritis）　113 号

病变特点：肾体积明显缩小，重量减轻，质地变硬，包膜不易剥离，肾表面凹凸不平，呈细颗粒状，切面皮质变薄，皮髓质分界不清，条纹模糊，个别小动脉口哆开，管壁增厚，肾盂周围脂肪组织增多。

思考题：（1）慢性肾小球肾炎的镜下病变特点有哪些？

　　　　（2）慢性肾小球肾炎的预后如何？

　　　　（3）实验室检查的主要改变有哪些？

　　　　（4）引起慢性肾小球肾炎大体变化的组织病理学基础是什么？

（4）急性肾盂肾炎（acute pyelonephritis）　115 号

病变特点：肾体积显著增大，颜色苍白，呈分叶状；切面可见弥漫分布的大小不等的囊样病灶；肾盂、输尿管扩张。

（5）急性肾盂肾炎（acute pyelonephritis）　114 号

病变特点：肾表面及切面有多数灰黄色化脓病灶，其周围充血出血、肾盂黏膜粗糙，有脓性渗出物覆盖。

思考题：（1）急性肾盂肾炎的大体病变是如何形成的？

　　　　（2）其组织病理学特点是什么？

　　　　（3）其主要临床表现是什么？预后结局如何？

（6）慢性肾盂肾炎（chronic pyelonephritis）　116 号

病变特点：肾体积缩小，质地变硬，包膜不易剥离；肾表面高低不平，有不规则凹陷区；切面见凹陷处肾实质变薄，皮髓质分界及髓放线不清，肾盂黏膜粗糙增厚。

思考题：（1）慢性肾盂肾炎大体特征性改变是什么？

　　　　（2）其组织病理学基础是什么？

　　　　（3）其临床表现及预后如何？

（7）膀胱移行细胞癌（transitional cell carcinoma of the bladder）　117 号

病变特点：标本 1. 手术切除膀胱。见一蕈状肿物突出于膀胱腔内，由较多数量乳头构

成。标本 2. 手术切除膀胱。底部见不规则结节隆起,表面有乳头状结构;癌组织浸润膀胱壁,使其增厚结构不清。

　　思考题:(1) 膀胱癌的类型、分级及其各型各级比较?

　　　　　　(2) 所见病变可导致哪些临床表现?

　　　　　　(3) 所见标本系何分级?

　　　　　　(4) 其预后如何?

　　(8) 肾细胞癌(renal cell carcinoma)　118 号

　　病变特点:系肾组织。外形不规则增大,切面见不规则结节状肿瘤,部分区域边界较清;肿 瘤切面呈灰黄、灰白色及棕黄色,并见暗红色出血灶。

　　思考题:(1) 肾细胞癌的来源?

　　　　　　(2) 大体标本中有哪些肾细胞癌的病变特征?

　　　　　　(3) 其转移规律特征有哪些?

　　　　　　(4) 其预后如何?

四、病 例 讨 论

病例 9-1

病史摘要:

　　女性,7 岁,全身水肿 4 天,呼吸困难 1 天,10 月 19 日急症入院。患儿于本月 13 日早晨起床时两眼睑开始出现轻度水肿,后逐渐加重,并遍及颜面、四肢以及全身,尿量减少,但一般情况尚好。至 15 日夜间开始出现呼吸困难伴有轻度发热,自诉两侧上胸痛。入院当天下午,呼吸困难明显加重,无尿。患儿于 2 个月前下肢发生多个脓疱疮,至今仍有少数未愈,其余无特殊病史。

　　体格检查:体温 38℃,脉搏 124 次/分,呼吸 42 次/分,血压 20/8kPa(150/60mmHg)。营养、发育中等,烦躁,呼吸困难,不能平卧,呈急性病容,口唇发绀,鼻翼扇动,全身有凹陷性水肿,两下肢有少数脓疱疮。两侧颈静脉轻度怒张,心界稍扩大,心音弱,无杂音,心率 124 次/分,律齐,两肺可闻及少许湿性啰音。腹部膨胀,有轻度移动性浊音,肝于右肋下 5cm,边缘钝,质中等硬度,有压痛。

　　实验室检查:血红蛋白 96g/L,红细胞 $3.6×10^{12}$/L,白细胞 $13.9×10^9$/L,中性粒细胞74%,淋巴细胞 23%,单核细胞 1%,嗜酸粒细胞 2%。尿常规:蛋白(+++),红细胞(++),WBC 1~3 个/HPF,颗粒管型 0~1 个/HPF。酚红试验:2 小时酚红排泄总量 45%,红细胞沉降率为 26mm/h。X 线:心脏扩大、心搏减弱,肺呈淤血表现。入院后经利尿、强心治疗后,病情未见好转而死亡。

　　尸检所见:

　　两侧肾呈对称性肿大,包膜紧张,表面光滑,色泽红,表面有小点状出血。切面皮质增厚,纹理模糊,但与髓质界限清楚。心脏扩大,肺呈淤血、水肿改变。

　　思考题:(1) 本病的病理诊断如何? 推测组织学上有何改变?

　　　　　　(2) 从病理变化如何解释临床症状?

　　　　　　(3) 该病例死因是什么?

病例 9-2

病史摘要：

李×，女性，28 岁，已婚，恶寒、发热 6 天，腰酸、腰痛、尿频、尿急、尿痛 3 天。

3 天前觉腰部酸痛难受，排尿次数增多，每天多达 20 次左右，尿急，有尿意感时必须解小便，否则尿液即流出。半年前曾有"膀胱炎"病史，出院后，每日解小便次数比往日增多，无尿痛。

体格检查：体温 40℃，脉搏 135 次/分，呼吸 25 次/分，血压 17.95/9.98kPa（135/75mmHg）。心肺无异常，肝脾未触及，右肾区（脊肋角）有明显叩击痛。实验室检查：白细胞 $17×10^9$/L，中性粒细胞 85%，淋巴细胞 15%。尿蛋白（+），红细胞（+），白细胞（+++），未发现管型。早晨中段尿培养有大肠杆菌生长，尿菌落计数 11 万/ml。

思考题：(1) 患者所患何病？其诊断依据是什么？

(2) 试分析膀胱炎与本次发病的关系如何？

(3) 本例尿检查未发现管型，为什么？

病例 9-3

病史摘要：

顾××，男性，54 岁，主诉无痛性血尿就诊，有慢性膀胱炎病史。

体格检查：膀胱镜检查见膀胱表面有 3cm×4cm×3.5cm 乳头状突起，其由细长多数乳头组成。活组织病理检查见乳头表面被覆上皮增厚，细胞大小不一，核大深染，明显间变，部分成片巢状侵及固有膜下。实验室检查：尿中红细胞（+++）。

思考题：(1) 该患者所患何病？诊断依据是什么？

(2) 其主诉症状是如何产生的？临床表现与病变的关系如何？

(3) 该患者预后如何？

(4) 病因与病变的联系如何？

五、实验报告题目

(1) 绘慢性肾小球肾炎低倍镜图。

(2) 绘快速进行性肾小球肾炎低倍镜图。

(3) 绘膀胱癌的低倍镜图。

(4) 绘急性肾盂肾炎低倍镜图。

第十章　生殖系统疾病

一、理论内容概要

生殖系统疾病包括女性生殖系统疾病和男性生殖系统疾病两部分。常见的女性生殖系统疾病主要是各种炎症、内分泌失调引起的疾病、与妊娠有关的疾病及肿瘤等。男性生殖系统常见疾病包括各种炎症、肿瘤、与内分泌失调有关的疾病等。男性生殖系统炎症比女性多见,多数与某些传染病并发,如结核病时并发的附睾结核。

(一) 慢性宫颈炎

1. 病因　因宫颈暴露于外界环境,接触空气和寄生于阴道内的菌群(如葡萄球菌、链球菌、肠道细菌等),而且又易受到性生活和分娩引起的创伤等影响所致。临床症状主要为白带过多,有时可带血性。

2. 病理变化　肉眼可见子宫颈黏膜充血、肿胀,呈颗粒状或糜烂状。镜下:子宫颈间质内有单核细胞、淋巴细胞及浆细胞浸润。子宫颈上皮可伴有不同程度的增生及鳞状上皮化生。

3. 类型

(1) 子宫颈糜烂:慢性子宫颈炎时子宫颈阴道部的复层鳞状上皮因炎症或损伤而发生坏死脱落,形成表浅的溃疡,称为真性糜烂。但这种糜烂很少见,因为很快即被向外生长的颈管内膜所覆盖。而临床上常见子宫颈糜烂是由于宫颈阴道部复层鳞状上皮脱落后被增生的单层柱状上皮所代替,间质内大量淋巴细胞、浆细胞浸润,且常伴间质血管扩张充血和水肿等。阴道镜检查可见子宫颈外口黏膜变薄及毛细血管扩张,表现为红色糜烂状,现称为子宫颈柱状上皮移位。

(2) 子宫颈息肉:部分慢性宫颈炎可伴有宫颈内膜组织增生、突起,形成绿豆至黄豆大小的宫颈息肉。

(3) 子宫颈囊肿:部分病例子宫颈黏膜的腺腔被增多的黏液或化生的鳞状上皮堵塞,使黏液潴留,腺体扩大形成囊肿,称纳博特囊肿。囊肿常为多发性。镜下,腺体扩张呈囊状,囊壁为单层扁平上皮、立方或柱状上皮,囊内含清亮液体或黏液,伴感染可为黏性脓液。

(二) 子宫颈癌病变特点、扩散途径

1. 病理变化和临床分期　宫颈上皮内瘤变在肉眼上与慢性子宫颈炎难以区别,临床上可采用碘溶液涂抹加以鉴别(Shiller 试验)。由于癌细胞内缺乏糖原而不显红棕色;或采用稀醋酸使之病灶变为苍白色,此期在肉眼上称为糜烂型。病理上可通过细胞学检查或组织活检加以确认。肿瘤进展到浸润癌后的生长方式可表现为如下类型:①菜花型:浸润癌的早期常呈结节状,随肿瘤增大,呈灰白或淡粉红色乳头状或菜花状,易脱落。本型属最常见的肉眼类型。②溃疡型:因坏死组织大量脱落,形成火山喷口状缺口或溃疡,一旦坏死物阻塞颈管合并感染可致颈管内积脓。③浸润型:肿瘤以内生性生长为主,浸润宫颈管壁。

宫颈癌在镜下分为鳞状细胞癌、腺癌、腺鳞癌和小细胞未分化癌。80%~95%为鳞状细

胞癌。镜下按其细胞分化程度可分为高、中、低三个等级(即Ⅰ、Ⅱ、Ⅲ级)。鳞状细胞癌分化高者以角化珠和细胞间桥存在为特征,肿瘤细胞排列成巢状、带状;低分化者细胞体积小,呈圆形或梭形,大小和形态较为一致;腺癌的发病部位可在宫颈外口或宫颈管内部。腺癌的肉眼形态与鳞癌相似。镜下其细胞可呈腺管状排列,有时具有黏液分泌空泡。

根据组织学检查所确认的癌浸润范围,子宫颈癌可分为以下四期。

0期:原位癌,指癌细胞局限于整个子宫颈鳞状上皮层,故又称上皮内癌,上皮下基底膜仍保持完整;原位癌有时可累及宫颈黏膜腺体,但一般不发生转移。

Ⅰ期:病变局限子宫颈,包括1a早期浸润癌:镜下间质有微小浸润的癌与癌浸润间质深度少于5mm两种。早期浸润癌甚少发生淋巴结转移;1b浸润癌:癌浸润深度距基底膜已超过5mm。

Ⅱ期:癌已累及宫颈旁组织,但未到达骨盆;累及阴道,但未累及其下1/3。

Ⅲ期:癌累及阴道下端1/3和宫颈旁组织,且已达骨盆内壁。

Ⅳ期:癌侵犯骨盆外组织或累及膀胱、直肠黏膜,已发生淋巴结或内脏远处转移。

2. 宫颈原位癌及其类型 宫颈癌多起源于宫颈上皮内瘤变(cervical intra-epithelial ne-oplasia,CIN)或不典型上皮增生,后者通常发生在宫颈外口柱状上皮和宫颈阴道部鳞状上皮的交界处。

Ⅰ级CIN:在各种致癌因子的作用下,该处底层细胞增生,核增大、深染或呈以挖空细胞增多等为特征的湿疣。挖空细胞(koilocytosis)指鳞状上皮中出现核蜕变,两端尖刺状,核周胞质有空泡的细胞。肉眼观为隆起或扁平。

Ⅱ级CIN(中度不典型增生):随着病变进展,细胞排列更为紊乱,大小有异形,核极性消失,并出现异常核分裂象,但棘层与角化层仍有分化。

Ⅲ级CIN(包括重度不典型增生与原位癌):细胞异型性更为显著,表层上皮细胞的正常分化和挖空细胞形成少见或消失,间变细胞占据整个上皮层,而且还可累及宫颈黏膜腺体,但不典型细胞未突破基底膜而进入间质。

CIN各级之间无明显界限,不一定均发展成癌,但随病变加重,癌变可能性增加。后者还可进一步演变为浸润癌。

(三) 乳腺癌病变特点、主要类型、扩散途径及临床病理联系

1. 病因与发病机制 目前流行病学的研究表明,与乳腺癌发生相关的危险因素甚多,如遗传倾向、生育过迟、肥胖、服用雌激素或避孕药、伴上皮不典型增生的乳腺病等,其中较为肯定的是遗传因素、雌激素作用、环境影响。

2. 病理类型和病理变化

(1)非浸润性癌

1)小叶原位癌:末梢导管内肿瘤细胞增生,但未穿破基底膜。肉眼观,见切面有直径仅为数毫米隆起的乳腺组织,呈淡红色,质尚软。镜下观,小叶结构保存,末梢导管扩张,管壁上皮增生成实心团块,细胞较正常稍大而一致,胞质中等量,核呈圆形或卵圆形,有小核仁,核分裂象罕见,且不伴有肿瘤坏死,罕见钙化。

2)导管内癌:此癌主要在较大导管管腔内生长,未穿破导管基底膜,但可沿导管蔓延。肉眼观其肿块边界不清。切面有时见管腔内有牙膏状、灰白色坏死物,犹如脸部粉刺,故又称粉刺癌。镜下见乳腺导管扩张,管腔内充满坏死组织,紧贴管壁者为排列紊乱的肿瘤细胞,体积大而呈圆形,核大深染,有异型性,部分管腔内全由癌细胞填塞。导管内癌还可呈

实性、筛状、乳头状与微小乳头状结构。

（2）浸润性癌

1）浸润性导管癌：最常见。肉眼观，肿瘤边界不清，质地坚硬，呈灰白色。切面如同果汁不多的梨肉，内有散在黄色小点，此为肿瘤坏死。晚期，肿瘤像树根样向周围浸润，深者可达筋膜，甚至浸润肌肉。镜下观，癌细胞排列成巢团状，或呈不规则形，并为中等量的纤维组织所分隔。细胞中等大小，呈圆形或多角形，含有大小均等、深染的胞核，分裂象少见。肿瘤可浸润周围组织，如肿瘤有大量纤维组织增生，质地坚硬，肿瘤细胞体积小、胞质少、核深染，且呈单行排列，散在分布，则称之为硬癌。

2）浸润性小叶癌：巨块，质硬，切面如橡胶，类似硬癌，界限不清。镜下观，瘤细胞弥漫浸润性生长，常呈单行排列，被纤维间质分隔，也可呈不规则团块状生长。肿瘤细胞小而均匀，异型性不明显，可呈同心圆状围绕正常导管排列，称为牛眼型（bull's eye pattern）。肿瘤常为多灶性，20%为双侧性，易发生转移，因此必须对另一侧乳腺加以仔细检查和随访。

3）特殊类型癌：种类很多，如髓样癌、胶样（黏液）癌、管状癌、Paget 病及乳腺炎样癌等。

3. 乳腺癌分期和扩散方式

（1）分期：0 期，原位癌；Ⅰ期，肿块直径小于 2cm，不伴淋巴结和血道转移；Ⅱ期，肿块直径 2~5cm，只伴局部淋巴结转移；Ⅲ期，肿块直径大于 5cm，伴有或不伴同侧局部淋巴结转移，但无血道转移；Ⅳ期，肿块已发生远处转移。

（2）扩散：乳腺癌的扩散有直接浸润、淋巴道及血道转移。

1）直接浸润可侵袭乳腺实质、乳头、皮肤、筋膜、胸肌以及胸壁其他结构。

2）淋巴道转移，约 2/3 浸润癌的病例在确诊时已发生局部淋巴结转移。外侧象限和乳腺中央区的肿瘤常首先转移至同侧腋下淋巴结；内侧象限的肿瘤则沿着内乳动脉旁的淋巴结链转移。锁骨上淋巴结转移常较晚。

3）血道转移常以肺、骨、肝和肾上腺等为多见，其次可转移到脑、脾、垂体等。

（3）临床病理联系：乳腺癌患者常以无痛性肿块起病，随着肿瘤的浸润性生长，可累及胸部肌肉和胸壁深筋膜，肿块固定不活动。如肿瘤位于乳头深部，则因肿瘤内增生纤维组织的收缩，以及组织内肌成纤维细胞的收缩而使乳头凹陷。如癌肿扩展到淋巴管，可因淋巴管阻塞以及随之出现淋巴回流障碍而引起局部淋巴性水肿，局部皮肤增厚，且因受毛囊和汗腺牵拉的皮肤则相对凹陷，使其局部皮肤呈现橘皮样改变。有时肿瘤生长迅速，可引起急性炎症反应，出现红、肿、触痛等症状，被称为炎性癌（inflammatory carcinoma）。多见于妊娠妇女。

4. 葡萄胎、恶性葡萄胎及绒癌的病理变化的异同

（1）葡萄胎：又称水泡状胎块，常发生于妊娠 4~5 个月的患者，一旦出现葡萄胎，其临床症状为子宫增大迅速，常超过相同月份正常妊娠子宫，其他表现有阴道无痛性流血，胎动和胎心音消失。B 超和血、尿 HCG 检测可确定其诊断。

病理变化：肉眼可见子宫腔内充满无数大小不一的水泡，状如葡萄，水泡间有纤细的结缔组织索相连。水泡直径自 1mm~2cm 不等，壁薄呈透明或半透明状，镜下见水泡有三个特征：①绒毛间质疏松，呈黏液性水肿状；②绒毛间质血管关闭，且多已消失；③绒毛滋养层细胞显著增生。

（2）侵蚀性葡萄胎：又称恶性葡萄胎，其特征在于葡萄胎伴有局部浸润，而不发生远处转移。

病理变化:肉眼见子宫增大,腔内充满肿块,部分呈大小不一的水泡。肿瘤可穿透子宫壁,局部浸润到阔韧带和阴道,也可引起子宫破裂,甚至导致腹腔内大出血而危及生命。镜下显示绒毛水肿,绒毛上皮细胞高度增生和不典型增生。恶性葡萄胎可穿破血管壁,发生肺、脑等脏器栓塞。一般不形成转移灶,相反常可发生自发性消退。化疗对其大多数病例治疗有效。

(3)绒毛膜上皮细胞癌:简称绒癌(choriocarcinoma)。主要症状为阴道大量、不规则流血,子宫增大迅速,血和尿内有高滴度的HCG,一旦肿瘤发生远处转移,则可引起转移部位的症状,如肺转移可发生咯血,胸膜转移出现血性胸腔积液,脑转移则可出现抽搐、瘫痪或昏迷等。

病理变化:肉眼见绒癌以子宫内出血、坏死为主要改变。肿瘤以出血性外观为主,呈暗红色,质脆。肿瘤组织成堆或呈结节状,多数突向宫腔内,大小不一,似血凝块。少数肿瘤的主体可浸润于子宫壁内。镜下特点:①癌组织全由异常增生的滋养层细胞组成,细胞滋养层细胞和合体滋养层细胞排列紊乱、参差不齐,细胞异型性大,但不伴有间质和血管。②出血坏死明显,是由于肿瘤缺乏血管而靠侵袭邻近血管获取营养、且生长迅速而发生缺血性坏死所致。③无绒毛或水泡形成。

绒癌易经血道转移而达到肺、肝、脑、肾、脾等,甚至逆行转移到阴道。本症近年来通过化疗,其死亡率大为降低,且能保留生育功能,然而起源于性腺者,其化疗效果不明显。

子宫颈病变特点及滋养层细胞疾病特点见表10-1、表10-2。

表10-1　几种子宫颈病变特点的对比

病变类型	病变性质	组织学特点
轻度不典型增生	常见于慢性炎时,恶变率低,易恢复	异型细胞限于上皮层的下1/3区
中度不典型增生	可发展为重度不典型增生	异型细胞占上皮层下部的2/3
重度不典型增生	易恶变成子宫颈癌	增生异型细胞超过全层的2/3
子宫颈原位癌	可长期不发生浸润,易治疗,预后好	异型细胞占上皮全层,但未突破基底膜
早期浸润癌	比浸润癌易于治疗和预后较好	浸润深度不超过基底膜下3~5mm
浸润癌	癌的较晚期阶段	浸润深度超过基底膜下5mm

表10-2　几种滋养层细胞疾病特点的对比

疾病名称	滋养层细胞增生和异型性程度	有无绒毛形成	有无局部浸润	有无远处转移
良性葡萄胎	一般较轻	有绒毛形成	无	无
侵蚀性葡萄胎	比良性葡萄胎明显	有绒毛形成	有	可发生
绒毛膜癌	非常明显	无绒毛形成	有	易发生

二、实验目的要求

(1)掌握子宫颈癌的病理特征。
(2)熟悉慢性子宫颈炎的形态特点及类型。
(3)掌握滋养层细胞肿瘤的形态特点。
(4)熟悉滋养层细胞肿瘤的扩散规律。

（5）了解卵巢常见肿瘤的形态特征。

（6）了解前列腺增生症、前列腺癌的病变特点。

（7）了解睾丸生殖细胞源性肿瘤及阴茎癌的病变特点。

（8）掌握乳腺癌的常见组织学类型及形态特点。

（9）学习分级要求见表 10-3。

表 10-3 学习分级要求表

掌握	熟悉	了解
子宫颈上皮非典型增生和原位癌的概念	子宫内膜增生症、子宫内膜异	慢性宫颈炎的病理变化
子宫颈癌的病理变化及扩散转移途径	位症及平滑肌瘤的病理变化	乳腺纤维囊性变、乳腺增生性病变的病理
葡萄胎、侵袭性葡萄胎、绒毛膜上皮癌的	及临床病理联系	变化
病理变化和临床病理联系	子宫内膜癌的病理变化	卵巢肿瘤的分类及病理变化
乳腺癌的病理变化、分类及转移扩散	宫颈癌的临床分期	

三、实 验 内 容

组织切片			
慢性子宫颈炎	片号 102	子宫颈上皮非典型增生	片号
葡萄胎	片号 73	子宫颈癌	片号
子宫绒毛膜癌	片号 74	子宫平滑肌瘤	片号 28
乳腺浸润性导管癌	片号 80	子宫内膜腺癌	片号

大体标本			
慢性子宫颈炎		子宫颈癌（糜烂型）	119 号
子宫颈癌（内生浸润型）	120 号	子宫体癌（弥漫型）	122 号
子宫颈癌（外生菜花型）	121 号	子宫平滑肌瘤	44 号
正常妊娠子宫及胎盘	123 号	卵巢浆液性囊腺瘤	36 号
葡萄胎	124 号	子宫绒毛膜癌	125 号
乳腺癌	127 号、128 号、129 号	绒癌肺转移	126 号
卵巢乳头状囊腺瘤	37 号		

1. 组织切片观察

（1）慢性子宫颈炎（子宫颈黏膜息肉）（chronic cervicitis） 片号 102

肉眼观察：息肉组织，大部分呈鸭梨状膨隆（息肉体部）

低倍镜：息肉由颈管黏膜上皮和增生的间质构成，表面被覆一层柱状上皮，上皮下为多数腺体，腺上皮与宫颈黏膜腺体类似，间质为疏松的结缔组织，通常有充血，水肿及炎细胞浸润；息肉顶端可有溃疡形成，有时伴随鳞状上皮化生。

思考题：（1）真性糜烂与假性糜烂有何区别？

（2）慢性子宫颈炎的主要临床表现是什么？

（3）宫颈息肉是如何形成的？

（2）子宫颈上皮非典型增生（cervical epithelial dysplasia）

低倍镜：轻度（CIN Ⅰ）；异型细胞局限于上皮层的下 1/3；中度（CIN Ⅱ）；异型细胞占上

皮层下 1/2～2/3,细胞异型明显(核质比例增加,极性稍乱);重度(CINⅢ)异型细胞显著增多,超过上皮层的下 2/3,核异型性大,深染,上皮细胞层次消失,仅表层尚可见某些成熟的扁平细胞覆盖于表面。

思考题:(1) 子宫颈上皮非典型增生的定义。

(2) 它的好发部位是什么?

(3) 子宫颈原位癌(carcinoma in situ of cervix)

肉眼观察:近似长方形组织块,一侧边缘呈蓝色,可见针尖至小米粒大的空腔。

低倍镜:宫颈组织,表面被覆鳞状上皮,部分区域鳞状上皮被具有不同程度异型性的上皮替代。这些异型细胞类似正常的基底细胞,细胞核较大深染,核膜不规则,细胞质稀少,细胞排列紊乱可见病理性核分裂象。部分区域全层皆为异型细胞替代,但没有突破基底膜(称为原位癌);宫颈部分黏液腺体内同时出现黏液柱状上皮和异型的鳞状上皮。间质可见淋巴细胞、单核细胞浸润。CIN 根据非典型增生的程度和病变范围分为Ⅲ级。

诊断要点:①上皮层被基底细胞样异型细胞替代;②基底膜完整。

思考题:(1) 什么是子宫颈上皮内瘤变?

(2) CIN 如何分级?

(3) 什么是原位癌?

(4) 什么是早期浸润癌?

(5) 宫颈原位癌累及腺体与早期浸润癌如何区别?

(6) 什么是浸润型宫颈癌?

(4) 子宫颈鳞状细胞癌(squamaceous cell carcinoma of the cervix)

低倍镜:癌组织突破基底膜向深部浸润性生长,呈巢状,部分癌巢中心形成红染角化物质(角化珠)。

高倍镜:癌细胞异型性明显,核浆比例失常,核分裂象易见;癌细胞间有时可见到细胞间桥;间质伴大量炎细胞浸润。

诊断要点:①癌细胞多边形,核大;②癌细胞聚集成巢,可见细胞间桥和角化珠。

思考题:(1) 子宫颈癌的好发部位及其组织来源是什么?

(2) 子宫颈癌的主要转移途径及其预后的主要影响因素?

(5) 子宫腺肌病(adenomyosis)

肉眼观察:蓝染区为子宫内膜,红染区为肌层,在红染区内散在分布的蓝染区即为异位的内膜。

低倍镜:距子宫内膜基底层以下至少一个低倍视野(大约 2mm)深处的子宫肌层中可见呈岛状分布的腺体及间质,腺体和间质均呈增生期改变,在岛状分布的子宫内膜周围有肥大的平滑肌纤维。

诊断要点:内膜基底下方 3mm 以上的肌壁间出现内膜。

思考题:(1) 什么是子宫腺肌病?

(2) 子宫腺肌病主要临床表现是?

(3) 子宫腺肌病的内膜有何特点?为什么?

(6) 子宫平滑肌瘤(leiomyoma)   片号 28

肉眼观察:子宫壁肌层可见一圆形结节。

低倍镜:瘤细胞与正常平滑肌细胞相似,但细胞数目增多,瘤细胞呈束状或漩涡状排列,瘤细胞之间有少量纤维结缔组织间质;瘤组织无包膜,但与正常组织分界清楚。

高倍镜:瘤细胞呈长梭形,胞质丰富,边界清楚,胞核长梭形,两端钝,核膜清楚,染色质颗粒较细,分布均匀。

诊断要点:肿瘤由分化成熟的平滑肌纤维构成。

思考题:(1) 子宫平滑肌瘤最多见于哪个年龄段? 为什么?

　　　　(2) 子宫肌瘤会出现什么临床表现?

　　　　(3) 肌瘤的继发性改变有哪些?

(7) 子宫平滑肌肉瘤(leiomyosarcoma of uterus)

低倍镜:分化好者,瘤细胞排列成束状,细胞大小、形态较一致;分化差者,瘤细胞弥漫性分布,有明显多形性。

高倍镜:分化好者,瘤细胞似正常平滑肌,但体积大,核大呈杆状,染色深,核分裂象多见;分化差者,瘤细胞形态各异,瘤巨细胞可见,核呈圆形、杆状或不规则形,染色质粗,核分裂象及病理性核分裂象常见,间质血管丰富。

诊断要点:①肿瘤由梭形平滑肌细胞组成;②以分化程度高低有不同程度的异型性。

思考题:(1) 子宫平滑肌瘤与子宫平滑肌肉瘤如何区别?

　　　　(2) 子宫平滑肌肉瘤的可能来源是什么?

　　　　(3) 子宫平滑肌肉瘤的好发年龄是什么? 临床表现是什么?

(8) 子宫内膜腺癌(adenocarcinoma of endometrium)

低倍镜:高分化腺癌(Ⅰ级)结构很像子宫内膜腺体,管状腺排列拥挤、紊乱,腺体之间极少间质相隔,细胞轻度异型性;中分化腺癌(Ⅱ级)腺体不规则,有较多腺体或微腺体结构,细胞不规则、复层,核异型,可见核分裂象。

思考题:(1) 子宫内膜癌好发于哪个年龄段,主要临床症状是什么?

　　　　(2) 子宫内膜癌的好发部位是什么?

　　　　(3) 子宫内膜癌的生长方式是什么?

　　　　(4) 子宫内膜癌如何转移? 临床上如何分期?

(9) 葡萄胎(hydatidiform mole)　　片号73

肉眼观察:切片呈囊泡状,囊泡边缘深染,囊腔内粉染。

低倍镜:胎盘绒毛肿胀,大小不一,间质高度水肿,并形成水泡。

高倍镜:绒毛间质高度水肿,绒毛内血管减少或消失,绒毛表面的滋养叶细胞(合体细胞及朗汉斯巨细胞)显示不同程度增生,形成大小不一滋养叶细胞团。合体细胞胞质红染,核大深染不规则,细胞边界不清,细胞滋养层细胞胞质淡染,核呈圆形或椭圆形,细胞呈镶嵌状排列,可见核分裂象。

诊断要点:①绒毛间质高度水肿;②滋养层细胞增生;③绒毛间质血管减少或消失。

思考题:(1) 什么是葡萄胎? 葡萄胎的主要症状是什么?

　　　　(2) 完全性葡萄胎和部分性葡萄胎有何区别?

　　　　(3) 葡萄胎是如何发生的?

　　　　(4) 葡萄胎的预后如何?

　　　　(5) 葡萄胎有哪些形态特征?

(10) 子宫绒毛膜癌(choriocarcinoma of uterus)　　片号74

肉眼观察:长方形组织块,中央部分区域深红染色,周围区域蓝染。

低倍镜:癌组织由两种细胞组成,不见绒毛,无间质和血管,侵入子宫平滑肌层,肌层内见异型性明显的癌组织;并伴有出血坏死和炎细胞浸润。

高倍镜:①一种癌细胞与细胞滋养层细胞相似,细胞界限清楚,胞质丰富而淡染,核大而圆,核膜增厚,核呈空泡状;②另一种癌细胞与合体滋养层细胞相似,体积大,形态不规则,胞质丰富红染或嗜双色,核呈长椭圆形,深染;③两种癌细胞多少不等,彼此紧密镶嵌,组成不规则的团块状或条索状。

诊断要点:①成片增生及分化不良的滋养层细胞侵入肌层和血管;②滋养层细胞有明显的异型性,核分裂象多见;③癌组织无间质,无绒毛,常广泛出血。

思考题:(1) 绒毛膜癌与侵蚀性葡萄胎的主要区别。

(2) 绒毛膜癌的转移特点?

(11) 乳腺浸润性导管癌(invasive ductal carcinoma of the breast)   片号80

肉眼观察:不规则组织块,呈囊泡状,囊泡边缘蓝色,囊腔内呈红染组织。

低倍镜:乳腺组织,周边部见一些正常小叶,腺泡及小导管小而一致,细胞亦小,大小均匀,其余大部分区域为癌组织,表现为导管扩张,大小不一,导管内充满体积大、异型性较明显的癌细胞。多数管腔中癌细胞大片坏死,呈红染无结构状,仅周围残留不等量的癌细胞,有些小叶内的腺泡内充满癌细胞,体积变大。

思考题:乳腺癌的分型及各自有何特点?

2. 大体标本观察

(1) 慢性子宫颈炎(chronic cervicitis)

病变特点:子宫组织。标本1:子宫颈黏膜充血、肿胀,呈颗粒状或糜烂状;标本2:增生显著可形成宫颈息肉和潴留囊肿;肥大型者宫颈肥厚、质硬、表面光滑,乳白色。

思考题:(1) 什么是宫颈糜烂?

(2) 什么是宫颈息肉?

(3) 慢性宫颈炎时会出现什么渗出?

(2) 子宫颈癌(carcinoma of the cervix)糜烂型   119号

病变特点:子宫组织。宫颈肥大,外口附近部分区域暗红色,粗糙呈细颗粒状。

(3) 子宫颈癌(carcinoma of the cervix)内生浸润型   120号

病变特点:子宫组织。标本1:宫颈显著增大,被肿瘤浸润破坏,肿瘤组织浅灰黄色,粗糙疏松,部分区域较致密。其主要向深部及上部浸润,亦向外隆起,表面有溃烂。标本2:宫颈明显增大,浅灰黄色均系癌组织向深部浸润,并有明显破溃,形成深浅不一的溃疡。

(4) 子宫颈癌(carcinoma of the cervix)外生菜花型   121号

病变特点:子宫。肿瘤主要向外突起生长,形成菜花状结节,表面有溃烂。

思考题:(1) 子宫颈癌大体分型有哪些?

(2) 子宫颈癌的常见病理类型有哪些?

(3) 什么是早期浸润癌?

(4) 宫颈癌的转移途径是什么?

(5) 子宫体癌(弥漫型)   122号

病变特点:标本1、2,子宫体明显增大,癌组织侵及子宫内膜及子宫壁,形成大小不等结节状突起。

（6）子宫腺肌病（adenomyosis）

病变特点：子宫。弥漫型表现为子宫均匀增大，局灶型者子宫呈不规则增大，多见于子宫后壁内出现与正常子宫内膜相似的子宫内膜腺体、间质及含铁血黄素。

思考题：（1）子宫腺肌病的诊断标准是什么？

　　　　（2）什么是腺肌病？与肌瘤如何区分？

　　　　（3）子宫腺肌病的临床表现是什么？

（7）子宫平滑肌瘤（leiomyoma of uterus）　44号

病变特点：标本1为子宫标本。宫体形状不规则，表面有多数大小不等结节状隆起。切面：子宫壁内有多个大小不等的结节，与周围组织分界清楚，结节切面呈编织状。宫颈肥大。标本2为标本为部分子宫；已失去正常形态，体积显著增大；切面肌壁间有大小不等多个肿物，直径0.3~2cm不等，灰白色，与周围组织分界清楚，呈编织状。

思考题：（1）子宫肌瘤大体有何特征？

　　　　（2）子宫平滑肌瘤在临床上产生什么症状？

（8）葡萄胎（hydatidiform mole）　124号

病变特点：标本1子宫体明显增大，宫腔内充满大量大小不等半透明水泡状物，形似葡萄。标本2为半透明水泡状物，形似葡萄。

思考题：（1）葡萄胎的大体表现有何特点？

　　　　（2）葡萄胎的主要发病机制是什么？

　　　　（3）葡萄胎与侵蚀性葡萄胎的区别是什么？

（9）子宫绒毛膜癌（choriocarcinoma of uterus）　125号

病变特点：标本1显示子宫增大，宫底部见暗红色肿物突起于宫腔，并向宫壁深部浸润。标本2为子宫及附件；宫体增大，宫底部不规则灰红及暗红色肿物突起于宫腔；宫壁深层亦有浸润。

思考题：（1）绒癌肉眼观的主要特点是什么？

　　　　（2）绒癌的组织病理学特点是什么？

　　　　（3）绒癌的转移规律有何特殊？

（10）绒癌肺转移　126号

（11）乳腺癌（carcinoma of the breast）　127号、128号、129号

病变特点：部分乳腺组织，表面皮肤橘皮样外观，乳头下陷，切面瘤组织灰白色，呈不规则形，蟹足样侵入周围脂肪组织中，附近见一些大小不等的囊腔。

思考题：（1）乳腺癌的乳房皮肤橘皮样外观是如何形成的？

　　　　（2）乳头下陷的原因是什么？

　　　　（3）乳腺癌的好发部位是什么？

四、病例讨论

病例10-1

病史摘要：

患者，女，60岁，一年前有不规则阴道出血及大量恶臭白带，半年前开始腹痛，有脓血便，量不多，每日3~4次，同时有里急后重感，无发热，食欲尚可。3个月前左下肢肿胀并伴有腰骶部疼痛，小便正常，无咳嗽、咳痰。30年前曾有结核病史。体格检查：血压20/12kPa

(150/90mmHg),轻度贫血貌,体质消瘦,心肺(−),腹稍胀,下腹部有压痛,左侧腹股沟有一不规则肿块,固定不易推动,下腹壁及左下肢水肿。肛门指诊:直肠前壁可触及一稍硬而不规则的肿块,有压痛,指套带血。妇科检查:外阴水肿,阴道不规则狭窄,宫颈外口有一菜花状肿物突入阴道,并浸润阴道壁。活检,病理报告为鳞状细胞癌。

实验室检查:

血常规:血红蛋白85g/L,白细胞 $5.6×10^9$/L,中性粒细胞72%,淋巴细胞28%。大便常规:脓血便,红细胞(+++),脓细胞(+),白细胞(++)。

思考题:(1) 该患者应诊断为什么病?

（2）脓血便的原因是什么?

（3）下肢水肿发生的原因是什么?

病例 10-2

病史摘要:

患者,女性,29 岁。2 年前患过葡萄胎。3 个月前,出现无原因的阴道出血,出血量多少不等,且混有血块,以后出血量和次数都逐渐加重。体检子宫体积轻度增大,妊娠反应呈强阳性,子宫排出物为凝血及坏死组织,镜下可见恶变的滋养层细胞,肺X线检查可见左侧肺外缘有一直径3cm 的棉絮状类圆形阴影。临床诊断为子宫绒毛膜癌并有肺转移,进行化疗及手术切除子宫及附件,术后初期经过良好,2 个月后,突因昏迷抢救无效死亡。

病理检查:

手术摘除的子宫:在子宫前壁近顶部处,有一直径约5cm 的类圆形紫褐色肿瘤结节,瘤体向宫腔内突出;切面可见瘤组织已侵入子宫肌层深部,主要由破碎的坏死组织及凝血块组成,和正常组织分界不清,瘤体周围未见包膜形成。镜下检查可见瘤组织由两种细胞组成,一种为多角形、细胞分界清楚、胞质淡染、相似于细胞滋养层细胞;另一种胞质红染、细胞分界不清、核染色深的合体细胞样细胞。瘤细胞呈团块状增生,相互交错,不形成绒毛结构,瘤组织间为出血和被破坏的坏死组织。

肺:左肺外缘可见一个类圆形、暗红色肿瘤结节,结节内肉眼和镜下的表现与子宫内的瘤组织相似。

脑:右脑近脑室处见一直径 2cm 的暗红色类圆形结节,部分区域破入侧脑室,脑室内充满大量血液,镜检亦为绒毛膜癌结构。

思考题:(1) 叙述各组织、器官病理学检查发现的病变。

（2）分析本病例的发展过程及各病变所处的相互关系。

五、实验报告题目

（1）绘宫颈息肉的低倍镜图,并描述其形态。

（2）绘宫颈鳞癌的高倍镜图。

（3）绘子宫平滑肌瘤低倍镜图并描述病变形态。

（4）绘子宫内膜癌的高倍镜图并描述病变形态。

（5）绘葡萄胎的低倍镜图。

（6）绘绒癌高倍镜图并描述病变形态。

（7）绘乳腺癌高倍镜图。

第十一章 内分泌系统疾病

一、理论内容概要

内分泌系统疾病种类繁多,本章主要介绍甲状腺疾病和糖尿病,另外扼要介绍弥漫性神经内分泌系统肿瘤。甲状腺疾病包括甲状腺肿、甲状腺肿瘤和甲状腺炎症性疾病,这些疾病较常见。糖尿病是严重影响国人健康的重要疾病,需认真掌握学习。

非毒性甲状腺肿、毒性甲状腺肿、甲状腺炎、甲状腺腺瘤、甲状腺癌均可导致甲状腺肿大。非毒性甲状腺肿与缺碘有关,甲状腺可呈弥漫性或结节状(多于3个)增生。毒性甲状腺肿伴有甲状腺功能亢进,是一种自身免疫性疾病。表现为甲状腺上皮增生呈柱状,形成乳头。滤泡腔内胶质少,并出现吸收空泡。亚急性甲状腺炎又称肉芽肿性甲状腺炎,滤泡破坏,形成类结核样肉芽肿。慢性淋巴细胞性甲状腺炎也是一种自身免疫性疾病,以滤泡上皮萎缩、嗜酸性变和大量淋巴细胞浸润为特点。甲状腺腺瘤是常见的甲状腺良性肿瘤,多为单发,甲状腺内形成境界清楚的单一结节。甲状腺癌形成边界不清的结节,质硬,生长快。以乳头状癌最多见,恶性度低,淋巴道转移为主。滤泡腺癌和髓样癌恶性度较高。而未分化癌恶性度最高。

糖尿病分为胰岛素依赖型(1型)和非胰岛素依赖型(2型),两型均有显著遗传倾向。1型多见于青少年,与病毒感染、免疫有关,胰岛内B细胞明显减少;2型多见于老年肥胖者,与胰岛素抵抗有关。胰岛内B细胞无明显减少。两型糖尿病患者晚期均可出现动脉粥样硬化、肾小球硬化、视网膜病、糖尿病性昏迷等病症。

散在于体内多器官的神经内分泌细胞具有摄取胺的前体物脱羧形成多肽类激素的功能,称为APUD细胞,由APUD细胞发生的肿瘤称为APUD瘤。

(一) 非毒性甲状腺肿

非毒性甲状腺肿又称单纯性甲状腺肿,可分为地方性和散发性两种。地方性甲状腺肿是在世界许多地方和相当多的人口中发病,一般易于发生在远隔海岸的内陆山区和半山区。祖国医学称之为瘿或瘿病。

1. 增生期 肉眼观察:甲状腺呈弥漫性肿大,表面光滑无结节。镜下观:滤泡上皮活跃增生并伴有小滤泡新生,滤泡上皮呈立方形或柱形,胶质含量少。

2. 胶质储积期 肉眼观察:甲状腺均匀肿大。切面呈淡褐色半透明状。镜下观:滤泡高度扩张,滤泡腔内充满大量浓厚胶质。上皮细胞呈立方或扁平状。

3. 结节期 由于甲状腺内不同部分的滤泡上皮增生与复旧变化不一致,则逐渐形成不规则的结节,称为结节性甲状腺肿。

(二) 弥漫性毒性甲状腺肿

临床上主要表现为甲状腺肿大,心悸、多食、消瘦、多汗、眼球突出等症状,故又有突眼性毒性甲状腺肿之称,又称Graves病。

肉眼观察:甲状腺呈不同程度的弥漫性肿大,可达正常 2~4 倍,表面光滑,有包膜,质实,状如牛肌肉。切面灰白、胶质含量少。镜下观:增生的滤泡大小不等,滤泡上皮多呈高柱状,向腔内突出形成乳头,腔内胶质少而稀薄,靠近上皮的胶质内,出现许多吸收空泡;间质中血管丰富,显著充血,并有淋巴细胞浸润和淋巴滤泡形成。

(三) 甲状腺炎

有急性、亚急性、慢性三种。其中亚急性和慢性甲状腺炎是甲状腺的特征性病变。

1. 急性甲状腺炎　甚为少见。通常表现为急性间质炎或化脓性炎。

2. 亚急性甲状腺炎　又称巨细胞性甲状腺炎或肉芽肿性甲状腺炎。其病因不明,可能与病毒感染或其后的变态反应有关。

3. 慢性甲状腺炎　可分以下两种类型。

(1) 慢性淋巴细胞性甲状腺炎(亦称桥本病):

肉眼观察:甲状腺弥漫性中度肿大,质硬,包膜完整,极少与周围组织粘连。切面呈分叶状灰白色。

镜下改变:甲状腺滤泡被破坏变形或消失,常见嗜酸变性的滤泡上皮细胞。间质内有大量激活的单核细胞浸润,常有淋巴滤泡形成,不同程度纤维组织增生。

(2) 纤维性甲状腺炎,亦称 Riedel 甲状腺炎,甚少见。

肉眼观察:病变多从一侧开始肿大,但不明显,表面略呈结节状与周围组织明显粘连。切面灰白、甚硬。

镜下改变:滤泡显著萎缩,纤维组织明显增生、玻璃样变性,甲状腺组织完全破坏。血管壁显著肥厚,纤维组织内可见少量淋巴细胞。因增生的纤维组织压迫周围组织,患者常有吞咽困难、呼吸困难或声音嘶哑等表现。亦可引起甲状腺功能低下。

(四) 甲状腺肿瘤

1. 甲状腺腺瘤　为甲状腺最常见的良性肿瘤,多见于 30~50 岁,女性略多于男性。

肉眼观察:肿块大小由数毫米至数厘米不等,边界清楚,有完整包膜,一般为单发。镜下观:可分为滤泡性腺瘤(胚胎性腺瘤、胎儿性腺瘤、单纯型腺瘤、胶样腺瘤、嗜酸性细胞腺瘤)和乳头状腺瘤两大类。

2. 甲状腺癌

(1) 乳头状腺癌:出现真性乳头及毛玻璃样核为特点,间质常有砂粒体存在,但为非特异性,此型最常见,约占 50%。

(2) 滤泡性腺癌:由不同分化程度的滤泡构成,分化好者细胞异形性小,分化差者,细胞异形性大,排列常呈实体状,有嗜酸性细胞出现者,称嗜酸性细胞腺癌。

(3) 髓样癌:来源于滤泡旁细胞(C 细胞),属 APUD 瘤,可分泌多种激素。瘤细胞似类癌的结构,嗜银染色可见胞质内含嗜银细颗粒。电镜下,瘤细胞内有神经内分泌颗粒。间质中常有淀粉样物和钙盐沉积。约占 5%。

(4) 未分化癌:恶性度高,早期即有周围组织浸润和转移。分为小细胞癌、巨细胞癌和梭形细胞癌,约占 15%。

(五) 糖尿病的病理改变

1. 胰岛　不同类型的糖尿病及其不同时期,病变差异很大。

1 型:早期胰岛呈炎症改变以淋巴细胞为主的炎细胞浸润,后期胰岛数目减少破坏、消失、纤维化。

2 型:早期常规方法见不到变化,后期 B 细胞可减少。

2. 其他组织变化及并发症

(1) 血管病变:动脉粥样硬化、细动脉玻璃样变性。

(2) 肾病变:肾小球硬化(弥漫性肾小球硬化及结节性肾小球硬化)、动脉硬化性肾硬化、急性和慢性肾盂肾炎、肾近曲小管远端上皮细胞有糖原沉积。

(3) 糖尿病性视网膜病:背景性视网膜病、增殖性视网膜病、白内障。

(4) 神经系统病变:周围神经由血管病引起缺血性损伤,出现相应症状;脑可发生广泛变性。

(5) 其他器官病变:肝细胞核内糖原沉积。皮肤出现黄色瘤结节或斑块。

(6) 糖尿病性昏迷:酮血症酸中毒高血糖引起高渗透压性利尿脱水。

(7) 感染:因代谢障碍及血管病变使组织缺血,极易合并各种感染。

(六) 胰腺内分泌肿瘤

胰腺内分泌肿瘤是不常见的,占所有胰腺肿瘤的 1%~2%。肿瘤可以生在任何年龄,没有性别差异,发病高峰年龄是 30~60 岁。

根据临床表现,将胰腺内分泌肿瘤分为功能性和非功能性。

功能性肿瘤:伴有不适当的激素分泌引起的临床综合征,包括胰岛素瘤、高血糖素瘤、生长抑素瘤、胃泌素瘤、VIP 瘤和其他不常见的肿瘤。大多数胰岛素瘤是良性的,而其他类型的功能性肿瘤被划分为高分化肿瘤伴不确定行为(大约 10%~15%),或更常见的情况下被划分为高分化癌(大约 85%~90%)。

非功能性肿瘤:这类肿瘤不伴独特的激素综合征,但在血中或组织切片的免疫反应仍然显示激素水平升高。少数非功能性肿瘤是高分化肿瘤显示良性或不确定行为;然而,大多数(大约 90%~95%)是高分化癌。

二、实验目的要求

(1) 熟悉非毒性甲状腺肿的病理变化特征。

(2) 掌握毒性甲状腺肿的病变特点及临床病理联系。

(3) 熟悉甲状腺腺瘤及甲状腺腺癌的病变特点。

(4) 学习分级要求见表 11-1。

表 11-1　学习分级要求表

掌握	熟悉	了解
毒性甲状腺肿的病理变化及临床病理联系	非毒性甲状腺肿的病理变化;甲状腺腺瘤、甲状腺癌的病理变化	糖尿病的病理变化及其临床病理联系

三、实验内容

组织切片			
地方性甲状腺肿	片号 84	甲状腺功能亢进症	片号 83
甲状腺腺瘤	片号 85		

大体标本			
甲状腺功能亢进症	130 号	弥漫性甲状腺肿	132 号
结节性甲状腺肿	131 号	甲状腺腺瘤	133 号

1. 组织切片观察

（1）地方性甲状腺肿（endemic goiter）　片号 84

肉眼观察：长方形组织块。

低倍镜：甲状腺组织，滤泡扩张，大小不一致，滤泡腔内充满稠厚的粉染胶质。

高倍镜：滤泡上皮细胞多为矮立方或扁平状。部分区域尚可见增生痕迹，上皮细胞为立方或矮柱状，复层排列或呈乳头状突向腔内。

诊断要点：①滤泡上皮增生肥大，伴小滤泡增生；②大部分滤泡显著扩大，内积大量胶质；③滤泡大小差异显著。

思考题：（1）引起甲状腺肿的因素有哪些？

（2）甲状腺肿分为哪三期，各时期的病变特点是什么？此片属于哪一期？

（3）甲状腺肿会癌变吗？

（4）在镜下怎样区别结节性甲状腺肿与甲状腺腺瘤？

（2）甲状腺功能亢进症（甲亢）（hyperthyroidism）　片号 83 号

肉眼观察：长方形组织块。

低倍镜：以滤泡增生为主要特征。可见滤泡呈弥漫性增生，滤泡大小不等。

高倍镜：滤泡上皮细胞呈单层柱状，部分区域向腔内形成乳头状突起。滤泡中粉絮胶质少而稀薄，在靠近上皮细胞处有空泡形成（吸收空泡，其实是含水的固定液引起的人为改变，因为电镜下无此改变），间质增多，血管丰富。（本片由于术前给予碘治疗及滤泡内空泡形成，间质内淋巴滤泡不易找到）。

诊断要点：①滤泡弥漫增生大小不等，以小型滤泡为主；②滤泡内胶质少而稀薄，出现吸收空泡；③间质血管丰富，充血，有淋巴细胞浸润和淋巴滤泡形成。

思考题：（1）甲亢患者的甲状腺病变有哪些？

（2）此病的发生与哪些因素有关？

（3）为什么此片中滤泡内胶质含量较少？

（4）在镜下其与非毒性甲状腺肿的区别有哪些？

（3）甲状腺腺瘤（thyroid adenoma）　片号 85

肉眼观察：梯形组织块，见部分区域色较红，部分区域色浅蓝。

低倍镜：甲状腺组织，红染区为正常甲状腺，蓝染区为瘤组织；瘤组织呈膨胀性生长与正常的甲状腺组织间有薄层纤维组织包膜，界限清楚，包膜周围甲状腺组织受挤压，致使滤泡变窄。

高倍镜:蓝染的瘤组织由大小不等的腺泡组成,上皮细胞为单层立方形,大小较一致,与甲状腺组织类似。但腺泡上皮细胞核较大,染色较深,染色质颗粒分布均匀。

诊断要点:瘤组织与正常组织界限清楚。瘤组织由增生的大小形态不一致的腺体构成。瘤细胞异型性不明显。

思考题:(1) 组织切片中为什么正常的甲状腺组织区域色较红,而肿瘤区域色较蓝?

　　　　(2) 腺瘤起源于什么组织?

　　　　(3) 你知道根据腺瘤的组成成分或形态特点,可分哪几种类型?

　　　　(4) 腺瘤多见于什么器官和组织?

2. 大体标本观察

(1) 甲亢 (hyperthyroidism)　130 号

病变特点:部分甲状腺组织。标本 1 为部分弥漫性肿大的甲状腺组织,表面光滑,切面呈浅灰棕色,质地较实,肉样外观,胶质含量少。标本 2 为部分甲状腺组织,切面致密、质实,灰红色新鲜牛肉样外观,胶质含量少。

思考题:(1) 除了甲状腺病变,甲亢患者还可见哪些器官组织的病变?

　　　　(2) 临床上可出现哪些症状和体征?

(2) 结节性甲状腺肿(nodular goiter)　131 号

病变特点:甲状腺肿大,切面棕红色,可见多数大小不等的结节内充满棕褐色半透明胶质,结节界限清楚。结节外,甲状腺滤泡亦显示扩张,并见较多纤维组织增生。

(3) 弥漫性甲状腺肿(diffuse nontoxic goiter) 132 号

病变特点:甲状腺弥漫性显著增大,表面光滑,为深棕红色,无明显结节形成,切面见滤泡不同程度扩张,内充棕褐色半透明胶质。

思考题:(1) 不同时期的甲状腺肿在肉眼观上有哪些特点和区别?

　　　　(2) 肉眼上怎样鉴别毒性甲状腺肿与非毒性甲状腺肿?

(4) 甲状腺腺瘤(thyroid adenoma)　133 号

病变特点:甲状腺。标本 1 甲状腺显著肿大,显示甲状腺肿改变。一端见一圆形结节,边界清楚,与周围甲状腺组织分界明显,有完整包膜包绕,内部实性、均质、淡灰红色,有灶性出血。标本 2 为部分肿大的甲状腺,切面见一大的结节,灰白质实,边界清楚,有完整包膜。

思考题:甲状腺肿与甲状腺腺瘤的鉴别点有哪些?

四、病 例 讨 论

病例 11-1

病史摘要:

患者,女性,31 岁,因心悸、怕热多汗,食欲亢进,消瘦无力,体重减轻,来院就诊。

体格检查:体温 37℃,脉搏 98 次/分,呼吸 20 次/分,血压 20/9.3kPa(150/70mmHg)。双眼球突出,睑裂增宽。双侧甲状腺弥漫性对称性中度肿大,听诊有血管杂音。心率 98 次/分,心尖部可闻及收缩期杂音。肺部检查无异常发现。腹平软,肝脾未触及。

基础代谢率+57%(正常范围-10% ~ +15%)。T_3、T_4 水平升高,甲状腺 ^{131}I 吸收率增高。入院后行甲状腺次全切除术,标本送病理检查。

病理检查：

肉眼见甲状腺弥漫性肿大，但仍保持甲状腺原有形状，表面光滑。略呈分叶状，质实，色灰红，呈新鲜牛肉状外观。

镜下可见甲状腺滤泡弥漫性增生，上皮细胞呈柱状，并形成乳头状结构突向滤泡腔。滤泡腔较小，腔内胶质少而稀薄，靠近上皮边缘有成排的吸收空泡。间质血管丰富，明显充血，有大量淋巴细胞浸润并有淋巴滤泡形成。

思考题：根据上述资料，请写出病理诊断并提出诊断依据。

五、实验报告题目

（1）绘甲状腺腺瘤的低倍镜图。

（2）绘结节性甲状腺肿的低倍镜图。

第十二章　神经系统疾病

一、理论内容概要

神经系统疾病病理学方面具有和其他实质性器官不同的一些特殊规律：①病变定位和功能障碍之间的关系密切，如一侧大脑额叶前中央回病变可导致对侧肢体偏瘫；②相同的病变发生在不同的部位可出现不同的综合征及后果，如额叶前皮质区的小梗死灶可不产生任何症状，而如发生在延髓则可导致严重后果，甚至危及生命；③对各种致病因子的病理反应较为刻板，表现为神经元的变性、坏死，髓鞘的脱失，小胶质细胞的激活，星形胶质细胞的增生。而同一种病变可出现在许多不同的疾病中，如炎症渗出过程往往表现为血管套的形成；④脑的恶性肿瘤极少发生颅外转移，而颅外恶性肿瘤却常转移至脑；⑤某些解剖生理特征具有双重影响，如颅骨虽有保护作用，但又是颅内高压和脑疝形成的重要条件。神经系统还可出现与其他器官共有的病变，如血液循环障碍、炎症、肿瘤，还可有其特殊的病变，如神经元的变性疾病、海绵状脑病以及脱髓鞘疾病。

（一）流行性脑脊髓膜炎

流行性脑脊髓膜炎是由脑膜炎双球菌引起的脑脊髓膜的急性化脓性炎。多见于婴幼儿，冬春季发病。临床表现高热、头痛、呕吐、皮肤淤点及脑膜刺激症状。

1. 病理变化

（1）流行性脑脊髓膜炎病变：肉眼观，脑脊膜血管高度扩张充血，蛛网膜下腔充满灰黄色脓性渗出物，脑沟、脑回结构被覆盖，以脑顶部病变明显。镜下观，蛛网膜下腔内充满大量变性、坏死的中性粒细胞，少量纤维素，革兰染色可见细菌，近脑膜的脑实质充血、水肿。

（2）暴发型脑脊膜炎：即脑膜炎双球菌败血症（华-弗综合征）。多见于儿童及青壮年。主要表现：周围循环衰竭、休克、全身皮肤黏膜广泛淤点和淤斑。两侧肾上腺严重出血，微血栓形成。发病机制：大量内毒素释放→DIC。

2. 临床病理联系　①脑膜刺激症状；②脑内压升高症状；③脑神经麻痹；④脑脊液的变化；⑤全身症状。

（二）流行性乙型脑炎

病变广泛累及中枢神经系统灰质，以大脑皮质、基底核、丘脑最严重。病变以脑实质的变质性炎、筛状软化灶为特征。镜下，变质：卫星现象、噬神经现象、软化灶形成镂空筛网状。渗出：脑血管周围炎细胞呈袖套状浸润。增生：小胶质细胞增生、形成胶质结节。临床表现为嗜睡昏迷，颅内压升高，脑疝形成，压迫生命中枢。

（三）脊髓灰质炎

镜下，脊髓前角运动神经元变性、坏死；淋巴细胞、巨噬细胞、中性粒细胞浸润；小胶质细胞增生。导致脊髓前角萎缩，前根萎缩、变细。瘫痪的肌肉萎缩，肌纤维变小。下肢瘫痪,骨骼发育停滞,肌肉萎缩。延髓网状结构受累可导致中枢性呼吸衰竭和循环衰竭而致死。

(四) 海绵状脑病

海绵状脑病是一组慢性病毒感染性疾病。可因摄入异常朊蛋白而感染,如疯牛病。皮质内神经毡内出现大量空泡,呈现海绵状外观,可致大脑萎缩。患者可有步态异常、肌阵挛和进行性痴呆等表现。

(五) 缺氧与脑血管病

1. 缺血性脑病 患者缺血缺氧4分钟即可造成神经元的死亡。

常见类型有层状坏死、海马硬化和边缘带梗死。梗死与血压下降有关;血压持续下降,C形梗死区向其两侧扩大,并自大脑顶部向颅底发展;大脑缺血性脑病边缘带梗死的极端情况是全大脑的梗死,但脑干的各核团由于对缺血(氧)的敏感性较低仍可存活,该患者生命体征存在,意识丧失,成为植物人。

2. 阻塞性脑血管病

(1) 血栓性阻塞:粥样斑块好发于颈内动脉与大脑前动脉、中动脉分支处及后交通动脉、基底动脉等处。斑块内出血、血栓形成均可阻塞血管。临床表现为偏瘫、神志不清、失语。此外,来自心脏的血栓常阻塞大脑中动脉,临床症状发生突然、急骤,预后较差。

(2) 栓塞性阻塞:常见病变有脑贫血性梗死、出血性梗死和腔隙状梗死。

3. 脑出血 常见病变有脑内出血、蛛网膜下腔出血和混合性出血。

(六) 阿尔茨海默病

肉眼:脑萎缩明显,脑回窄、脑沟宽,病变以额叶、顶叶及颞叶最显著,脑切面可见代偿性脑室扩张。镜下:老年斑、神经原纤维缠结、颗粒空泡变性和 Hirano 小体。

但是,上述变化均为非特异性,可见于无特殊病变的老龄脑,仅当其数目增多达到诊断标准并具特定的分布部位时才能作为阿尔茨海默病的诊断依据。

(七) 帕金森病

肉眼:黑质和蓝斑脱色是本病特征。镜下:可见该处的神经黑色素细胞丧失,残留的神经细胞中有 Lewy 小体形成。电镜下:该小体由细丝构成,中心细丝包捆致密,周围则较松散。补充脑组织中多巴胺不足或用抗胆碱能药物有抑制乙酰胆碱的作用,对本病有一定的疗效。

(八) 神经系统肿瘤

1. 中枢神经肿瘤

(1) 胶质瘤:星形胶质细胞瘤、少突胶质细胞瘤、室管膜(细胞)瘤。

(2) 髓母细胞瘤。

(3) 脑膜瘤。

2. 周围神经肿瘤

(1) 神经鞘瘤(施万细胞瘤)。

（2）神经纤维瘤。

（3）恶性周围神经鞘瘤。

二、实验目的要求

（1）掌握流行性脑脊髓膜炎与流行性乙型脑炎的病理改变及临床病理联系。

（2）掌握脊髓灰质炎的病理变化及临床病理联系。

（3）熟悉缺血性脑病的病理变化、常见类型；脑梗死与脑出血的病理变化及临床病理联系。

（4）熟悉神经系统常见的良、恶性肿瘤的病变特点。

（5）了解阿尔茨海默病、帕金森病的病理变化及临床表现。

（6）熟悉中枢神经系统疾病常见并发症的临床联系及意义。

（7）学习分级要求见表12-1。

表 12-1　学习分级要求表

掌握	熟悉	了解
流行性脑脊髓膜炎、脊髓灰质炎、流行性乙型脑炎的病因、发病机制、病理变化及其与临床联系	缺氧与脑血管病、神经系统肿瘤以及中枢神经系统疾病常见的并发症	神经系统变性疾病

三、实验内容

组织切片			
流行性脑脊髓膜炎	片号90	流行性乙型脑炎	片号91
脊髓灰质炎	片号92		

大体标本			
流行性脑脊髓膜炎	159 号	流行性乙型脑炎	160 号

1. 组织切片观察

（1）流行性脑脊髓膜炎（epidemic cerebrospinal meningitis）　片号90

肉眼观察：长方形切片组织，边缘蓝染，其内淡粉染色。

低倍镜：大脑组织。蛛网膜血管高度扩张充血，蛛网膜下腔间隙加大，充满大量的脓性渗出物，其中有大量的炎细胞，脑实质炎症反应不明显。

高倍镜：可见蛛网膜下腔中渗出的炎细胞为分叶的中性粒细胞、单核细胞、淋巴细胞；浅层脑实质较疏松，出现一些大小不等的空隙，细胞及血管周围间隙增大，此即脑水肿。血管内皮细胞肿胀，周围有少量淋巴细胞、单核细胞及中性粒细胞浸润，见散在灰白色软化灶形成；大脑皮质正常。

诊断要点：蛛网膜下腔充满大量脓性渗出物，脑实质炎症反应不明显。

思考题：（1）流行性脑脊髓膜炎为何类炎症？它的感染途径是什么？

　　　　（2）流脑出现什么样的临床表现？

　　　　（3）流行性脑脊髓膜炎的结局及并发症是什么？

（4）如何诊断流脑？

（2）流行性乙型脑炎（epidermic encephalitis B） 片号 91

肉眼观察：不规则组织切片，红染，中央可见星芒状红染区。

低倍镜：大脑组织。脑膜血管扩张、充血，蛛网膜下腔及血管周围有少量或中等量单核细胞及淋巴细胞形成袖套状浸润，血管周围间隙增宽；脑实质内广泛分布圆形或卵圆形的边界清楚淡染的镂空筛网状软化灶。

高倍镜：神经细胞肿胀，Negri 小体消失，实质内空泡形成，部分神经核固缩、碎裂、消失形成软化灶，为增宽的少突胶质细胞所环绕（如 5 个以上少突胶质细胞环绕一个神经元，则称为卫星现象），在坏死的神经元周围小胶质细胞增生，并吞噬神经元称为噬神经细胞现象；增生的小胶质细胞形成结节，称为胶质结节。

诊断要点：①神经细胞变性坏死，神经细胞卫星现象，噬神经细胞现象，软化灶；②胶质细胞增生；③血管周围淋巴细胞形成袖套状浸润。

思考题：（1）乙脑的病变有何特点？

（2）乙脑的病理变化是什么？

（3）什么是噬神经现象及卫星现象？

（4）尼氏体的本质是什么？其数目减少或消失说明什么？

（3）脊髓灰质炎（poliomyelitis） 片号 92

肉眼观察：圆形组织切片，一侧凹陷即前正中沟，凭此可区分脊髓前后，中央可见小管，小管周围染色较深呈蝴蝶状。

低倍镜：脊髓组织。中央可见形态一致的长梭形室管膜细胞呈放射状排列构成的中央导水管，导水管周围呈蝶形的区域为脊髓灰质，主要由神经元构成；周围为传导纤维组成的白质。

高倍镜：脊髓前角神经细胞变性、坏死（细胞肿胀，胞质内尼氏体消失，核偏位，或胞体缩小，胞质和胞核深染），细胞数量减少，并见噬神经细胞现象。胶质细胞增生，并有聚积成胶质结节现象。血管扩张充血，血管内皮细胞肿胀，周围有淋巴细胞、中性粒细胞等围管性浸润。后角及白质亦有上述变化，但较轻，神经节细胞明显肿胀，尼氏体消失。

诊断要点：病变主要位于脊髓前角。

思考题：（1）脊髓灰质炎传播途径是什么？

（2）脊髓灰质炎主要累及的部位是？它会引起什么样的后果？

（3）脊髓灰质炎的病变有何特点？

2. 大体标本观察

（1）流行性脑脊髓膜炎（epidemic cerebrospinal meningitis） 159 号

病变特点：脑组织。脑膜血管扩张充血，蛛网膜下腔脓性渗出物积聚，尤以血管周围显著，脑沟脑回模糊不清。

思考题：（1）流脑镜下病变有哪些？

（2）其临床病理联系如何？

（3）流脑的结局和并发症有哪些？

（2）流行性乙型脑炎（epidermic encephalitis B） 160 号

病变特点：脑组织。脑膜血管扩张充血，切面大脑实质内（主要在灰质）有针头大小、颜色灰暗，略微下陷的软化灶。

思考题：(1) 乙脑的组织病理学有何特点？

    (2) 乙脑的病理临床联系如何？

    (3) 乙脑的结局和并发症有哪些？

(3) 神经鞘瘤(neurilemoma，又称施万细胞瘤)

病变特点：神经根。肿瘤为长梭形结节状，包膜菲薄，界限清楚；切面呈实性，间质呈灰白或灰黄色，半透明。

(4) 神经纤维瘤(neurofibromatosis，von recklinghausen's disease)

病变特点：皮肤及皮下单发性神经纤维瘤境界明显，无包膜，质实，切面呈灰白色，略透明。如发生肿瘤的神经粗大，则可见神经纤维消失于肿瘤中。肿瘤质实，切面可见漩涡状纤维和胶原纤维，很少发生变性、囊腔形成或出血。

思考题：(1) 神经纤维可转变为什么？

    (2) 组织病理学特点是什么？

    (3) 其与恶性周围神经鞘瘤的关系？

    (4) 病理与临床联系有哪些？

四、病 例 讨 论

病例 12-1

病史摘要：

患者，男性，40 岁，于半年前无明显原因出现头痛，去当地卫生所诊治，血压正常，无发热，按感冒头痛服用解热止痛片治疗。3 个月后，头痛逐渐加重，服用止痛片无效，遂诊断为神经性头痛，加大药物剂量及应用哌替啶等强止痛剂，仍无效，于 1970 年 5 月突然死亡。

尸检所见：

成年，男性，心、肺等正常。开颅检查，大脑左半球额叶明显较对侧增宽。切面在左额叶查见一灰白色肿物，侵入大脑皮质，肿瘤与周围组织界限不清，无出血，有多数小的囊性变，散在于肿瘤之中。左侧脑室受压变窄。脑干处可见枕骨大孔的压迹。

思考题：患者的死因是什么？如何发生的？此病例的显微镜观察可能有哪些病理改变？

五、实验报告题目

(1) 绘乙脑高倍镜图。

(2) 绘脊髓灰质炎高倍镜图。

第十三章　传　染　病

一、理论内容概要

传染病是由病原微生物通过一定的传播途径进入易感人群的个体所引起的一组疾病，并能在人群中引起流行。在我国等发展中国家，传染病仍是主要的健康问题。其中以结核、流脑、乙脑、伤寒、细菌性痢疾等多见，近年来，梅毒、艾滋病，尖锐湿疣等性传播性疾病发病率也有不断提高的趋势。

传染病包括结核病(肺结核病、肺外结核病)、麻风、伤寒、细菌性痢疾、钩端螺旋体病、流行性出血热及性传播性疾病(淋病、尖锐湿疣、梅毒、艾滋病、深部真菌病、念珠菌病、曲霉菌病、毛霉菌病、隐球菌病)。

发病机制：病原体不同引起细胞病变的机制不同：①病原体进入细胞内直接引起细胞死亡。②病原体释放内毒素或外毒素杀伤细胞，或释放酶降解组织成分或损伤血管引起缺血性坏死。③病原体引起免疫反应，由免疫介导机制引起组织的损伤在传染过程中隐性感染的情况较多，对防止流行和扩散有积极意义。人体被病原体侵袭后，不出现或仅出现不明显的临床表现，但可产生特异性免疫被称为隐性感染，隐性感染的发现主要是通过特异性免疫的检查而被发现。传染或感染过程中可出现的表现最易识别的是显性感染。

基本病理变化：病原体进入人体后，机体的免疫应答系统立即积极反应，调动细胞免疫和体液免疫，同时引起局部和全身反应。由于不同病原体引起病理改变的基本性质属于炎症范畴，因此传染病的局部和全身反应的变化规律和炎症的变化规律是一致的。随着疾病的发展，临床也出现潜伏期、前驱期、发病期和愈复期。病变发展过程和病程与病原体的数量、毒力以及免疫功能和药物治疗有明显的关系。机体抵抗力强和治疗得当可缩短病程和减轻损伤，否则病原体繁殖、播散可造成严重后果。

在传染病中我们主要介绍结核病、伤寒、痢疾、脑炎。

(一) 结核病

结核病是由结核杆菌引起的以慢性肉芽肿形成为病变特点的一种慢性传染病，它可发生于全身各器官，但以肺结核最常见。

1. 病因、发病机制和基本病变　结核病的病原菌是结核分枝杆菌。

(1) 基本病理变化

1) 以渗出为主的病变：多发生于结核病的早期或机体抵抗力低下，细菌量多、毒力强或变态反应较强时，表现为浆液性或浆液纤维素性炎。此型病变好发于肺、浆膜、滑膜和脑膜等部位。

2) 以增生为主的病变：发生于细菌量少，毒力较低或机体免疫反应较强时，表现为以增生性改变为主，形成具有诊断意义的结核结节。典型的结核结节中央为干酪样坏死，周围是由上皮样细胞、朗汉斯巨细胞及外周局部聚集的淋巴细胞和少量反应性增生的成纤维细胞构成。

3）以坏死为主的病变：当感染的结核杆菌数量多、毒力强,机体抵抗力低下或变态反应强烈时,上述以渗出为主或增生为主的病变可继发干酪样坏死。坏死灶因含脂质较多而呈淡黄色,均匀细腻,质地较实,状似奶酪,故称为干酪样坏死。镜下为红染无结构的颗粒状物。干酪样坏死的形态特点对结核病的病理诊断具有一定的意义。干酪样坏死物中大都含有一定量的结核杆菌,可成为结核杆菌在体内播散的来源。

（2）基本病理变化的转化规律

1）转向愈合

A. 吸收消散：是渗出性病变的主要愈合方式,渗出物经病灶附近淋巴道吸收,病灶缩小或消散。

B. 纤维化、钙化：增生性病变和小的干酪样坏死可完全纤维化,较大的干酪样坏死灶难以完全纤维化,则发生包裹,继而钙化。完全纤维化的病灶内,无结核杆菌存活,钙化的结核病灶内常有少量结核杆菌存活。

2）转向恶化

A. 浸润进展：疾病恶化进展时,病灶周围出现渗出性病变,其范围不断扩大,继发干酪样坏死。

B. 溶解播散：病情恶化时,干酪样坏死液化形成半流体物质,经体内自然管道(如支气管、输尿管等)从原发部位排出,形成空洞。空洞内液化的干酪样坏死物含大量结核杆菌,可通过自然管道播散到其他部位,造成新的结核病灶发生。

2. 肺结核病 肺结核病是结核病中发病率最高的,可分为原发性和继发性两大类。原发性肺结核病是指机体第一次感染结核杆菌所引起的肺结核病。继发性肺结核病是指机体再次感染结核杆菌所引起的肺结核病,多见于成年人。

（1）原发性肺结核病：原发性肺结核病的病变特征是形成原发综合征。肺的原发病灶、淋巴管炎和肺门淋巴结炎三者合称原发综合征。

（2）继发性肺结核病：根据其病变特点和临床经过分为以下几种类型。

1）局灶性肺结核：是继发性肺结核病的早期病变。镜下以增生性病变为主,中央为干酪样坏死,属非活动性结核病。

2）浸润型肺结核：是临床上最常见的类型。病灶以渗出性病变为主,中央有干酪样坏死,周围有广泛的病灶周围炎。如病变恶化,病灶局部形成急性空洞。如果急性空洞经久不愈,则可发展为慢性纤维空洞型肺结核。

3）慢性纤维空洞型肺结核：是成年人慢性肺结核的常见类型。病变有以下特点：肺内形成一个或多个厚壁空洞,同侧或对侧肺组织病变复杂多样,晚期肺组织破坏严重,广泛纤维化。空洞性病变与支气管相通,可成为结核病的传染源,故此型又称为开放型肺结核。

4）干酪性肺炎：是一种病情危重的肺结核病。按病灶范围的大小可分为小叶性和大叶性干酪性肺炎。

5）结核球：结核球是指有纤维包裹的、孤立的、境界清楚的干酪样坏死灶。

6）结核性胸膜炎：按病变性质可分为干性和湿性两种,以湿性结核性胸膜炎常见。

原发性肺结核与继发性肺结核在发病过程、病理变化等许多方面都有其不同的特点(表13-1)。

表 13-1　原发性和继发性肺结核病比较

项目	原发性肺结核病	继发性肺结核病
结核杆菌感染	初次	再次
发病人群	儿童	成年人
机体的免疫力或过敏性	开始时无,以后逐渐发生	有
起始病灶	上叶下部,下叶上部近胸膜处	肺尖部
病变特征	原发综合征	病变多样,新旧并存
播散途径	多由淋巴道或血道	多由支气管
病程预后	短,大多自愈	长,波动性,需积极治疗

（3）血源播散性结核病的类型

1）急性全身粟粒性结核病。

2）慢性全身粟粒性结核病。

3）急性肺粟粒性结核病。

4）慢性肺粟粒性结核病。

5）肺外结核病:除淋巴结结核、消化道结核和皮肤结核外,多由原发性肺结核病血源播散所形成的潜伏灶进一步发展的结果。

3. 肠结核病

肠结核病病变特征为肠原发综合征,由肠的原发性结核性溃疡、结核性淋巴管炎和肠系膜淋巴结炎组成。肠结核可发生于任何肠段,但以回盲部最常见,分为两型。

（1）溃疡型:典型的肠结核溃疡多呈环形,其长轴与肠管长轴垂直,当溃疡愈合后因瘢痕收缩而致肠腔狭窄。

（2）增生型:病变特点是肠壁大量结核性肉芽组织形成和纤维组织显著增生致使肠壁高度肥厚,肠腔狭窄。

4. 结核性腹膜炎

分为干性和湿性两型,以混合型多见。其共同病变特征是腹膜上密布无数结核性小结节。当发生干性结核性腹膜炎时,可因大量纤维素性渗出物机化而引起腹腔内脏器广泛粘连;湿性结核性腹膜炎可出现大量腹腔积液。

5. 结核性脑膜炎

脑底的病变最明显。肉眼观,在脑桥、脚间池、视神经交叉的大脑外侧裂等处的蛛网膜下腔内可见大量灰黄色混浊的胶冻样渗出物存在。

6. 泌尿生殖系统结核病

（1）肾结核病:病变起始于肾皮质、髓质交界处或肾锥体乳头→结核性空洞→干酪样坏死物随尿液下行→输尿管和膀胱受到波及→膀胱三角区最先受累→影响健侧输尿管口→健侧输尿管阻塞→健侧肾功能受损。

（2）生殖系统结核病:男性生殖系统结核病主要见于附睾,附睾结核是男性不育的重要原因之一。女性生殖系统结核以输卵管结核最多见,是女性不孕的原因之一。

7. 骨关节结核病

（1）骨结核:骨结核主要侵犯脊椎骨、指骨及长骨骨骺等部位。干酪样坏死→"冷脓肿"→经久不愈的窦道。

脊椎结核是骨结核中最常见的一种,多发生于第 10 胸椎至第 2 腰椎。

（2）关节结核。

8. 淋巴结结核病

颈部淋巴结结核最常见,淋巴结常常成群受累。

（二）麻风

麻风是由麻风杆菌引起的慢性传染病。主要侵犯皮肤和周围神经。其病变可分结核样型、瘤型两型和界限类、未定类两类。结核样型麻风在真皮中的病变类似结核结节,但极少有干酪样坏死,神经干的病变常有干酪样坏死。瘤型麻风病变为由多量泡沫细胞组成的肉芽肿。界限类麻风的免疫反应介于结核样型和瘤型之间,病灶中有两型病变的特征。未定类麻风是麻风病的早期改变,病变非特异性。

（三）伤寒

伤寒是由伤寒杆菌引起的急性传染病。病变特征是全身单核巨噬细胞系统的细胞增生,以回肠末段淋巴组织的病变最显著。

伤寒主要累及全身单核巨噬细胞系统,特别是回肠末段淋巴组织。主要表现为单核巨噬细胞增生,属急性增生性炎。增生活跃时的吞噬细胞→伤寒细胞→伤寒肉芽肿,是伤寒的特征性病变。

1. 肠道病变 主要发生在回肠下段集合和孤立淋巴小结。

（1）髓样肿胀期:回肠下段淋巴组织肿胀似脑回状。

（2）坏死期:髓样肿胀处肠黏膜发生坏死。

（3）溃疡期:坏死肠黏膜脱落形成溃疡。集合淋巴小结发生的溃疡,其长轴与肠管的长轴平行;孤立淋巴小结的溃疡小而圆。

（4）愈合期:肉芽组织增生修复溃疡面。

2. 其他病变 伤寒患者可出现肠出血、肠穿孔、支气管肺炎等并发症。败血症、肠穿孔和肠出血是本病的重要死亡原因。

（四）细菌性痢疾

细菌性痢疾是由痢疾杆菌引起的一种假膜性炎。病变主要限于结肠,以大量纤维素渗出并形成假膜为特征。

1. 病因和发病机制 痢疾杆菌释放内毒素使肠黏膜产生溃疡。志贺菌释放的外毒素是引起水样腹泻的主要原因。

2. 病理变化和临床病理联系 菌痢的病理变化主要累及大肠,尤以乙状结肠和直肠为重。

（1）急性细菌性痢疾:早期表现为急性卡他性炎,随后出现特征性假膜性炎、溃疡形成,最后愈合。

病变肠管蠕动增强、痉挛引起阵发性腹痛、腹泻等症状,炎症刺激直肠壁导致里急后重和排便次数增多。

（2）慢性细菌性痢疾:病变不稳定,时好时坏,新旧病灶同时存在。

（3）中毒型细菌性痢疾:其特征是起病急骤,患者全身中毒症状重,但肠道病变轻微。

（五）钩端螺旋体病

钩端螺旋体病是由钩端螺旋体引起的一组自然疫源性急性传染病。

1. 病因和发病机制 现在认为，钩端螺旋体毒素引起全身毛细血管的病变是本病的基础。

2. 病理变化和临床病理联系 钩端螺旋体病的病变主要累及全身毛细血管，造成不同程度的循环障碍和出血，以及广泛的实质器官的变性坏死而导致功能障碍。

（1）肺：主要表现为肺出血，是近年来无黄疸钩端螺旋体病的常见死亡原因。

（2）肝：主要是肝细胞水肿和脂肪变性、小灶状坏死、汇管区炎细胞浸润和小胆管淤胆。

（3）肾：主要是间质性肾炎和肾小管上皮细胞不同程度的变性坏死。

（4）心脏：主要表现为心肌细胞变性、灶状坏死。

（5）横纹肌：主要表现为肌纤维节段性肿胀、变性、横纹消失等改变。以腓肠肌病变最明显。

（6）神经系统：主要是脑膜及脑实质充血、水肿、出血、炎细胞浸润和神经细胞变性。

（六）流行性出血热

流行性出血热是汉坦（Hantaan）病毒引起的一种自然疫源性急性传染病。临床主要表现为发热、出血、休克和急性肾衰竭。如治疗不及时或重症者在短期内死于急性肾衰竭。

1. 病因和发病机制 本病是感染汉坦病毒引起。其机制为，病毒复制→释放新抗原→免疫复合物→激活补体系统→生物活性因子→血管通透性升高→低血容量休克。

2. 病理变化和临床病理联系 基本病变是毛细血管内皮肿胀、脱落和纤维素样坏死。可见广泛皮肤和各脏器出血。肾上腺髓质出血、脑垂体前叶出血和右心房、右心耳内膜下大片出血，具有病理诊断价值。

（七）性传播疾病

1. 尖锐湿疣 尖锐湿疣是由HPV引起的良性疣状物。好发于温暖潮湿的黏膜和皮肤交界处。男性主要见于阴茎冠状沟、龟头、系带、尿道口和肛门附近。女性常见于小阴唇、阴蒂、会阴及肛周。也可见于身体的其他部位。

早期病变为小而尖的突起，淡红，质软，表面凹凸不平，呈疣状颗粒。镜下棘细胞层出现挖空细胞有助于诊断。电镜下可见核内病毒颗粒。

2. 淋病 淋病是由淋球菌引起的急性化脓性炎，是最常见的性传播性疾病。主要累及泌尿生殖系统。淋球菌对柱状上皮和移行上皮具有特别的亲和力，故主要侵犯泌尿生殖系统。男性病变一般从前尿道开始，逆行蔓延到后尿道，累及前列腺、精囊和附睾。临床主要表现尿道口脓性分泌物溢出；女性病变主要累及外阴、阴道腺体、子宫颈内膜等部位。

3. 梅毒 梅毒是由梅毒螺旋体引起的慢性传染病，基本病变是小动脉内膜炎、血管周围炎和梅毒肉芽肿形成。

（1）病因和传播途径：梅毒的病原体是梅毒螺旋体。后天性梅毒主要通过性接触传染；先天性梅毒是梅毒螺旋体经胎盘感染胎儿所致。梅毒患者是唯一的传染源。

（2）基本病变

1）闭塞性动脉内膜炎和小血管周围炎：浆细胞的恒定出现是本病变特征之一。

2）树胶样肿：树胶样肿又称梅毒瘤，中央的凝固性坏死类似干酪样坏死，但不如干酪样坏死彻底。坏死灶周围有大量淋巴细胞和浆细胞浸润，上皮样细胞和朗汉斯巨细胞较少。树胶样肿可被吸收、纤维化，但绝少钙化，这与结核结节不同。

（3）病程分期

1）后天性梅毒：后天性梅毒的病程经过可分一、二、三期。一、二期梅毒称早期梅毒，具有传染性；三期梅毒称晚期梅毒，因累及内脏，又称内脏梅毒。

第一期梅毒：侵入部位发生炎症反应形成硬性下疳。

第二期梅毒：梅毒螺旋体→免疫复合物沉积→梅毒疹及全身性非特异性淋巴结肿大，梅毒疹在镜下呈典型的闭塞性动脉内膜炎和血管周围炎。

第三期梅毒：病变累及内脏器官，尤其是心血管和中枢神经系统。特征性的树胶样肿形成、纤维化导致器官的变形和功能障碍。

2）先天性梅毒：先天性梅毒可分为早发性和晚发性两种。

（八）艾滋病

艾滋病是获得性免疫缺陷综合征（acquired immunodeficiency syndromc，AIDS）的简称，是由人类免疫缺陷病毒（HIV）引起的以全身性严重免疫缺陷为主要特征的致命性传染病。

1. 病因和发病机制 HIV 感染是 AIDS 的病因。HIV→血液→与 CD_4^+ T 细胞表面的 CD_4 分子受体结合→进入细胞→逆转录成前病毒 DNA→整合到宿主基因组中、产生新的病毒颗粒→新的病毒颗粒以出芽方式逸出 CD_4^+ T 细胞，同时造成 CD_4^+ T 细胞溶解和死亡（大量 CD_4^+ T 细胞受到破坏）。

2. AIDS 传播途径 AIDS 的传染源是 AIDS 患者及 HIV 携带者。主要传播途径是：①性传播；②输血或血制品传播；③注射针头或医用器械传播；④静脉注射吸毒；⑤围生期传播；⑥其他。

3. 病理变化

（1）免疫学损害的形态学表现：淋巴结病变早期表现为明显增生→淋巴结结构逐渐被破坏→淋巴结结构完全消失。

（2）感染：AIDS 患者对各种病原体都非常敏感，可同时存在多种混合感染。

（3）肿瘤：①非霍奇金恶性淋巴瘤发病率增高；②Kaposi 肉瘤发病率明显增高。

（4）中枢神经系统改变：包括 AIDS 脑病、机会感染和机会性肿瘤。

4. 临床病理联系 从 HIV 感染到 AIDS 发病，大致可分三个临床阶段：①潜伏期：感染 HIV 3~6 周后，患者出现咽痛、发热和肌肉酸痛等表现。血中可检测到抗 HIV 抗体。②AIDS相关复合征期：免疫功能和病毒处于相互平衡阶段，临床上又无明显症状或出现淋巴结肿大、发热、乏力等症状。③AIDS 期：机体免疫功能极度低下，机会感染、恶性肿瘤等相继出现。

（九）深部真菌病

由真菌引起的疾病称为真菌病。浅部真菌病主要侵犯含有角质的组织；深部真菌病侵犯皮肤深层和内脏，危害较大。真菌病常见的病理变化有轻度非特异性炎、化脓性炎、坏死性炎、肉芽肿性炎和真菌性败血症。

1. 念珠菌病 念珠菌病是由念珠菌引起的。常发生于婴儿及消耗性疾病患者的口腔,糖尿病妇女的阴道、会阴。常在黏膜面形成白色膜状物,脱落后形成糜烂或溃疡。在内脏器官常表现为明显的组织坏死和小脓肿。

2. 曲霉菌病 曲霉菌病以肺病变最常见,可引起小脓肿,在小脓肿和坏死灶内有大量菌丝。慢性病灶有肉芽肿形成。

3. 毛霉菌病 毛霉菌病几乎全为继发,多为急性化脓性炎症。起始病灶常位于鼻腔。

4. 隐球菌病 最常见的是中枢神经系统隐球菌病,主要表现为脑膜炎。较有意义的病变是脑组织内可见许多小脓腔,腔内充满脓球菌及其所产生的胶样物质。

二、实验目的要求

(1)掌握结核病的基本病理变化,了解其发生发展规律。

(2)掌握原发性肺结核病与继发性肺结核病及主要肺外结核病的形态特点。

(3)掌握原发性肺结核病与继发性肺结核病的关系及区别。

(4)了解肺外结核病的形态学特点及其对机体的影响,了解肺外结核病同原发性和继发性肺结核病的关系。

(5)熟悉麻风、伤寒、细菌性痢疾、钩端螺旋体病、流行性出血热的病变特点。

(6)熟悉常见性传播疾病的病变特点。

(7)学习分级要求见表13-2。

表 13-2　学习分级要求表

掌握	熟悉	了解
结核病的病因、发病机理、基本病理变化及转化规律 原发性肺结核病的病变特点及其转归结局 继发性肺结核病及常见肺外结核病的病变特点、临床病理联系及转归结局 麻风、伤寒、细菌性痢疾的病变特点	麻风、伤寒、细菌性痢疾的病因、发病机制、临床病理联系。钩端螺旋体病、流行性出血热的病变特点 常见性传播疾病:淋病、梅毒、艾滋病、深部真菌病、念珠菌病、曲霉菌病、毛霉菌病、隐球菌病等的病变特点	钩端螺旋体病、流行性出血热的病因、发病机制及临床病理联系 常见性传播疾病:淋病、梅毒、艾滋病、深部真菌病、念珠菌病、曲霉菌病、毛霉菌病、隐球菌病等疾病的病原学、传播途径、发病机制及临床病理联系和转归结局

三、实 验 内 容

组织切片			
粟粒性肺结核病	片号 94	干酪性肺炎	片号 95
慢性纤维空洞型肺结核	片号 96	肾结核	片号 97
结核性脊髓炎	片号 99	结核性淋巴结炎	片号 100
肠伤寒(溃疡形成期)	片号 87	细菌性痢疾	片号 88
瘤型麻风	片号	尖锐湿疣	片号

大体标本			
原发性肺结核病	134 号	肺粟粒性结核病	135 号
脾粟粒性结核病	136 号	局灶型肺结核	137 号
结核球	138 号	慢性纤维空洞型肺结核	139 号
慢性纤维空洞型肺结核	140 号	慢性纤维空洞型肺结核	141 号
干酪样肺炎	142 号	结核性肺硬化	143 号
肠结核（溃疡型）	144 号	肠结核（增生型）	145 号
肾结核病	146 号	结核性淋巴结炎	147 号
结核性脑膜炎	148 号	肠伤寒（髓样肿胀期）	149 号
肠伤寒（溃疡形成期）	150 号	暴发性菌痢	151 号
急性细菌性痢疾	152 号		

1. 组织切片观察

（1）肺粟粒性结核病（lung miliary tuberculosis） 片号 94

肉眼观察：为疏松网状的肺组织，可见弥漫散在米粒大小的致密区，即病变区。

低倍镜：肺组织内广泛弥漫散在的实变病灶，即结核结节。结节大小不一，仅少数为单一结核结节，绝大多数由几个或多个结节融合而成。结节中央可见粉染无结构的干酪样坏死，坏死周围可见环状或放射状排列的类上皮细胞，并可见多少不等的多核巨细胞，结节周围见不等量纤维组织包绕、淋巴细胞浸润。结节周围肺组织显示慢性炎症。

高倍镜：上皮样细胞呈梭形或不规则形，界限不清，常以胞质互相连接；胞质较丰富，染淡伊红色；核呈圆形或卵圆形，染色质少，着色淡，可见一个或两个核仁。结节内多有一个或多个朗汉斯巨细胞，细胞体积甚大，形态不规则，胞质深伊红染色，内见多个核，呈花环状或马蹄铁状排列。部分结节中央可见粉染无结构的坏死物。

诊断要点：典型结核结节合并干酪样坏死。

思考题：（1）"结核结节"的病变性质是什么？

（2）结核结节中的类上皮细胞、朗汉斯巨细胞的来源是什么？

（3）结核结节周边出现大量的淋巴细胞说明机体对于该病变的免疫属于何种类型？

（2）干酪性肺炎（caseous pneumonia） 片号 95

肉眼观察：部分区域疏松结构消失，代之以大片实变区。

低倍镜：肺组织，肺膜增厚，肺组织内可见一些成片的粉染无结构的干酪样坏死灶，坏死灶周围肺组织有明显炎性渗出物。有的区域可见少量上皮样细胞及朗汉斯巨细胞。

高倍镜：坏死灶大部分肺组织结构完全消失，仅周边可见肺泡隔及细胞轮廓。红染的坏死物周边可见核碎裂、核固缩及核溶解等现象。

诊断要点：①肺组织内大量纤维素及干酪样坏死物；②以巨噬细胞为主的炎细胞浸润。

思考题：（1）发生干酪样肺炎的条件及机制是什么？

（2）核碎裂等细胞核的变化说明细胞发生了什么样的病变？

（3）从镜下如何同大叶性肺炎鉴别？

（3）慢性纤维空洞型肺结核（tuberculosis of） 片号 96

肉眼观察：见一不规则空洞，洞内壁粗糙。

低倍镜:肺组织,内见一不规则空洞,空洞内层为残留的干酪样坏死物,洞壁厚薄不一,较厚。

高倍镜:肺结核空洞从内到外可分三层:最内层为残留的干酪样坏死物(部分区域完全脱失);中层为上皮样细胞、朗汉斯巨细胞及新生毛细血管、纤维结缔组织及炎细胞形成的结核性肉芽组织;外层为比较成熟的厚层纤维结缔组织围绕。

诊断要点:①肺组织内厚壁空洞形成;②慢性洞壁上可见上皮样细胞及朗汉斯巨细胞浸润。

思考题:(1)慢性纤维空洞型肺结核病是一种开放性肺结核病,从镜下特点加以说明。

(2)慢性纤维空洞型肺结核与慢性脓肿的"洞壁"的成分有何不同?

(3)结核性肉芽肿与炎性肉芽肿的主要区别是什么?

(4)结核性脊髓炎(tuberculosis of spinal cord) 片号99

肉眼观察:脊髓组织。

镜下观察:脊髓组织,脊髓膜显著增厚,内可见多数增生性结核结节。脊髓血管增多,管壁增厚,扩张充血。

诊断要点:典型结核结节。

思考题:(1)当结核性病变侵及脊髓前脚时,会有什么样的临床表现?依据是什么?

(2)试分析:脊髓被结核杆菌感染的最可能途径?

(5)肾结核(tuberculosis of kindey) 片号97

肉眼观察:淡粉染方形组织块。

低倍镜:肾组织。见有许多增生为主的结核病灶,病灶处肾结构消失。残存的肾组织显示一般慢性炎症。

(6)淋巴结结核(tuberculosis of lymph node) 片号100

肉眼观察:淡粉染方形组织块。

低倍镜:淋巴结组织,部分区域可见正常结构消失,代之以变质为主的结核性病变,可以见到增生为主的结核结节。

(7)瘤型麻风(lepromatous leprosy)

肉眼观察:条形组织。

低倍镜:皮肤组织。表皮萎缩、变薄,表皮下可见一条细长的无细胞浸润带;真皮内皮肤附件和血管周围可见不等量的麻风肉芽肿形成。

高倍镜:麻风肉芽肿主要由麻风细胞、组织细胞及少量淋巴细胞等组成。麻风细胞胞质呈空泡状(泡沫细胞),核大多位于中央。

诊断要点:典型麻风肉芽肿形成。

思考题:(1)麻风细胞的来源是什么?

(2)回忆到目前为止都学过哪些肉芽肿性炎?

(8)肠伤寒(typhoid fever of intestine) 片号87

肉眼观察:未见特殊病变。

低倍镜:回肠黏膜、黏膜下层可见淋巴滤泡增生;淋巴滤泡内有大量伤寒小结。

高倍镜:淋巴滤泡内有多量增生的巨噬细胞和伤寒细胞聚集成团,形成伤寒小结(typhoid nodule);伤寒细胞的本质为增生的巨噬细胞,表现为体积较大,胞质丰富,核呈圆形或肾形,胞质内可见吞噬的红细胞、淋巴细胞及组织碎屑。

诊断要点:①淋巴滤泡内出现大量增生的巨噬细胞;②伤寒小结形成。

思考题:(1) 什么是伤寒?有哪些病变特征?

　　　　(2) 什么是伤寒细胞?

　　　　(3) 肠伤寒有哪些特点?

　　　　(4) 肠伤寒的好发部位是什么?为什么?

(9) 细菌性痢疾(bacillary dysentery)　片号88

肉眼观察:条形组织,黏膜面可见脱落物。

低倍镜:结肠组织,黏膜充血,浅表黏膜坏死,黏膜表面可见大量粉染的纤维素及炎细胞渗出。渗出的纤维素交织成网,网眼中可见大量以中性粒细胞为主的炎细胞,连同坏死组织、红细胞及细菌等成分,覆盖在结肠黏膜面,形成细菌性痢疾的特征性病变——假膜。部分区域,假膜坏死脱落形成浅表溃疡。黏膜固有层、黏膜下层、肌层、浆膜层组织水肿,血管扩张充血、出血,并可见不等量的中性粒细胞为主的炎细胞浸润。

诊断要点:①化脓性炎;②假膜形成。

思考题:(1) 什么是假膜?

　　　　(2) 典型细菌性痢疾病变可分几期?假膜出现于哪一期?

　　　　(3) 细菌性痢疾的病变性质是什么?

　　　　(4) 细菌性痢疾的好发部位?试分析其临床表现。

(10) 尖锐湿疣

肉眼观察:皮肤组织,可见毛刺样或鸡冠样突起。

低倍镜:皮肤组织,表皮角质层轻度增厚,几乎全为角化不全细胞,棘层肥厚呈乳头瘤样增生,上皮角增生延长。

高倍镜:棘层可见核周有空晕的挖空细胞。挖空细胞体积较大,胞质呈空泡状,仅在细胞边缘残存少量胞质。核增大,居中,呈圆形、卵圆形或不规则形,染色深,可见双核或多核,核有轻度异型性。真皮层毛细血管及淋巴管扩张,可见淋巴细胞、单核细胞浸润。

诊断要点:①棘层肥厚呈乳头瘤样增生;②挖空细胞。

思考题:(1) 尖锐湿疣好发于哪些部位?病变特点是什么?

　　　　(2) 挖空细胞有哪些特点?

2. 大体标本观察

(1) 原发性肺结核病(primary pulmonary tuberculosis)　134号

病变特点:标本系儿童肺。右肺上叶中部可见圆形、灰黄色结核性坏死灶(原发性感染灶),边界较清。同侧肺门淋巴结及支气管旁淋巴结明显肿大,有干酪样坏死。原发灶,引流淋巴管炎同肺门淋巴结结核构成的“哑铃状”病变,称为肺原发综合征,系原发性肺结核病典型的病理变化。有的标本可见肺内散在的灰白色结核灶。如变质严重,结核病灶内可见灰黄色干酪样坏死。

思考题:(1) 原发性肺结核病发生的常见年龄、好发部位有何特点?为何会出现“哑铃状”改变?

　　　　(2) 什么是原发综合征?

　　　　(3) 肺部同淋巴结的病变是否一致,镜下表现是什么?

　　　　(4) 肺内散在的结核灶如何而来?试想,在原发性肺结核,结核菌除易出现肺内淋巴道播散外,还可能出现哪些播散形式,会出现什么后果?

　　(5) 原发性肺结核病的预后如何?

　(2) 粟粒性结核(miliary tuberculosis)

　1) 肺粟粒性结核病(miliary tuberculosis of pulmonary)　135 号

病变特点:部分肺。胸膜下及切面弥漫散在大量粟粒样结核灶,呈灰黄色,边界不清,大小不甚一致,部分结节中部可见灰黄色干酪样坏死。部分结节稍隆起,呈灰白色,边界较清楚。

　　思考题:(1) 肺粟粒性结核病常发生于哪种人群?为什么?是如何形成的?

　　　　　(2) "结核灶边界不清"说明什么?在什么情况下以此种病变为主?

　2) 脾粟粒性结核病(miliary tuberculosis of spleen)　136 号

病变特点:请从病变的部位、范围、病变形态等方面观察。

　　思考题:(1) 脾粟粒性结核病同肺粟粒性结核病大体、镜下病变特点是否相同?

　　　　　(2) 试分析脾粟粒性结核病的发生发展过程?

　(3) 局灶型肺结核(localized pulmonary tuberculosis)　137 号

病变特点:部分肺组织。近肺尖处可见米粒及黄豆大小的结核灶,边界清楚灰白色。

　　思考题:(1) 局灶性肺结核病是否属于静止性病变?从大体观察是否可以找到依据?

　　　　　(2) 局灶性肺结核病病灶常见的部位在哪里?

　　　　　(3) 试分析,肺部散在的小病灶如何而来?

　(4) 浸润型肺结核(infiltrative pulmonary tuberculosis)

病变特点:成人肺组织。肺尖下可见一与周围境界较清楚的圆形病灶,病灶中央可见灰黄色的干酪样坏死灶。

　　思考题:(1) 浸润型肺结核病是由哪种结核病转化而来?从大体的观察中找出依据。

　　　　　(2) 这型属于活动性还是静止性病变?说出病理依据。

　　　　　(3) 联系所学知识,试分析如果此患者机体抵抗力继续下降,或得不到及时正确治疗,会有什么样的后果?

　(5) 慢性纤维空洞型肺结核(chronic fibrous cavern pulmonary tuberculosis)　139 号、140 号、141 号

病变特点:部分肺。肺尖部可见一不规则空洞,洞腔内表面坏死物几乎完全脱落。洞壁和周围组织分界较清,有一层纤维组织将其包绕,故称厚壁空洞。与空洞相连支气管管壁增厚,空洞周围可见少量结核灶。空洞附近肺组织有显著的纤维组织增生,部分区域肺实变。肺尖部肺膜纤维性增厚。

　　思考题:(1) 从大体角度分析,为何慢性纤维空洞型肺结核病属于开放性病变?

　　　　　(2) 根据所学知识,说明慢性纤维空洞型肺结核的播散途径?以此解释相应的临床症状。

　　　　　(3) 以慢性纤维空洞型肺结核为例,说明结核病的转归结局。

　(6) 干酪样肺炎(caseous pneumonia)　142 号

病变特点:病变肺肿大,部分肺组织,尤其是双肺下叶实变,切面呈灰黄色干酪样。肺其他部位可见到急性空洞形成,洞内壁粗糙,残留少量灰黄色干酪样坏死物。

　　思考题:(1) 在什么情况下,结核病患者会发展为干酪样肺炎,此时结核以什么病变为主?

　　　　　(2) 肺部除出现"肺炎"的表现外,还出现一些急性空洞,是什么原因引起的?

　　　　　(3) 如不进行镜下观察,"干酪性肺炎"如何同"大叶性肺炎"鉴别?

(7) 肺结核球(tuberculoma of pulmonary)(又称结核瘤) 138号

病变特点:部分肺。有一圆形病灶,直径超过2cm,界清,边缘整齐,内见灰黄色干酪样坏死。另在肺上部见一黄豆大边界清楚的结核灶。

思考题:(1) 结核球又名"定时炸弹",请问:该如何正确理解它的危险性?

(2) 单从大体观察,如何初步同肺部恶性肿瘤鉴别?

(3) 试分析结核球的转归结局。

(8) 肺外器官结核

1) 肠结核(tuberculosis of intestine):144号和145号

病变特点:肠结核有溃疡型(144号)和增生型(145号)两种,以前者更多见。溃疡型肠结核主要表现为:在结肠回盲部黏膜面,可见边缘不整的环形或带状溃疡,溃疡长轴与肠管长轴垂直。与溃疡对应的浆膜面可见到串珠状排列的灰白色或灰黄色小结节。增生型肠结核主要表现为病变处肠管狭窄,肠管肥厚变硬,有时可见到隆起于肠腔的肿块。

思考题:(1) 试分析所看到的溃疡型肠结核病变"溃疡"的形成过程。

(2) 什么原因导致结核性溃疡的长轴与肠管长轴垂直?

(3) 试分析增生型肠结核患者的临床常见消化道症状,如何同消化道肿瘤鉴别?

2) 结核性腹膜炎(tuberculous peritonitis)

病变特点:结核性腹膜炎有干性和湿性结核性腹膜炎之分,两者共同特点是病变腹膜上布满结核结节。湿性结核性腹膜炎主要以大量结核性渗出为特征,极少见腹膜粘连;而干性结核性腹膜炎除见大量结核结节外,可因大量的纤维素性渗出物机化而引起腹腔器官,特别是肠管间、大网膜、肠系膜粘连。

思考题:(1) 导致湿性腹膜结核与干性腹膜结核大体表现不同的病理基础是什么?

(2) 根据两型腹膜结核的大体所见,试分析其临床表现的异同。

(3) 根据所学知识,试分析两型腹膜结核分别需和哪些疾病作鉴别?

(4) 两型腹膜结核的治疗措施会有何不同,依据是什么?

3) 结核性脑膜炎(tuberculous of meningitis):148号

病变特点:脑基底部蛛网膜及软脑膜变厚、混浊,脑膜上出现多数灰黄色结节,其他部位也可见到,但数量较少。

思考题:(1) 结核性脑膜炎的好发部位在哪里,为什么?

(2) 比较结核性脑膜炎同流行性脑膜炎在大体分布上有何区别?

(3) 分析导致蛛网膜及软脑膜变厚、混浊的原因。

(4) 试分析,如果患者机体抵抗力下降,病变以渗出为主时,会出现什么样的后果?

4) 肾结核病(tuberculous of kidney):146号

病变特点:标本1为手术切除的一侧肾。表面凹凸不平,包膜粗糙。切面肾正常结构破坏,可见一些大小不等的结核性空洞,纤维结缔组织增生。标本2为一侧肾及同侧输尿管、部分膀胱。肾体积增大,表面凹凸不平,见一些大小不等的灰黄色病灶。切面皮质、髓质绝大部分被破坏,见多个大小不等的空洞,空洞内面附着有灰黄色的干酪样坏死物,肾盂扩张,与空洞相通,肾盂黏膜被破坏,附着有干酪样坏死物。输尿管壁增厚,腔内有干酪样坏死物。

思考题:(1) 如何鉴别肾结核的"结核性空洞"和肾积水的"明显扩张的肾盂"?

(2) 结合解剖学知识,解释所看到的泌尿系统结核大体特点,并联想患者会有哪些临床症状?

（3）试分析：如果病变以增生为主，会不会发生患侧输尿管阻塞，如发生阻塞，会有什么样的临床表现？预后如何？

5）骨结核病（tuberculosis of bone）

病变特点：骨结核以干酪样坏死型为多见，主要表现为病变部位骨质破坏，可见到干酪样坏死物及死骨形成。增生性主要表现为：形成结核性肉芽组织，无明显干酪样坏死和死骨。骨结核以脊椎结核最常见，椎体常发生干酪样坏死并侵犯椎间盘，由于负重的结果，椎体发生塌陷而形成楔形，造成脊柱后凸。

思考题：（1）骨结核病的骨质变化和恶性肿瘤的骨破坏有何异同？

（2）试分析：如果老年人发生病理性骨折，需要考虑哪些疾病？

（3）临床骨结核患者病变局部可出现"寒性脓疡"，该如何解释？

（9）肠伤寒（typhoid of intestine）

标本共四种，分别取自不同伤寒患者的病变回肠，病变主要位于回肠末端淋巴组织（集合淋巴小结和孤立淋巴小结）。

1）髓样肿胀期：149号

病变特点：一段小肠，回肠下段淋巴组织略肿胀，隆起于黏膜表面，长圆形，与肠管长轴平行，新鲜标本色灰红，质软。隆起组织表面形似脑的沟回，以集合淋巴小结最为典型。

2）坏死期：150号

病变特点：肿胀的淋巴小结中央发生坏死，坏死物凝结成灰白或黄绿色的痂皮，坏死边缘淋巴小结呈隆起状。

3）溃疡形成期：150号

病变特点：一段小肠，集合淋巴小结及孤立淋巴小结皆肿胀，淋巴小结中部坏死脱落形成溃疡，溃疡一般深及黏膜下层，坏死严重者可深达肌层，甚至浆膜层。集合淋巴小结发生的溃疡，其长轴与肠管的长轴平行。孤立淋巴小结处的溃疡小而圆。

思考题：（1）为什么肠伤寒病变部位在淋巴小结，其病理基础是什么？

（2）根据大体特点，分析在临床治疗中，肠伤寒的哪一期，应防止肠穿孔的发生？

（3）伤寒溃疡形成期和结核病的肠道溃疡大体有何区别，试分析这两种疾病，何者更易引起肠梗阻，为什么？

（10）细菌性痢疾（bacillary dysentery）

1）急性细菌性痢疾（acute bacillary dysentery）：152号

病变特点：一段结肠，肠壁弥漫增厚，整个肠黏膜粗糙，黏膜面附着一层灰白色（如出血，则为灰红色；如受胆汁污染，则为灰绿色）糠皮状坏死物，称假膜。部分区域假膜脱落，形成不规则"地图状"的浅表溃疡。

2）慢性细菌性痢疾（chronic bacillary dysentery）

病变特点：肠壁黏膜面可见新旧病灶同时存在，慢性溃疡边缘不规则，黏膜常过度增生而形成息肉，部分区域可见瘢痕形成，使得肠壁不规则增厚、变硬。

3）暴发性细菌性痢疾：151号

病变特点：肠管的病变较为轻微。主要表现为：肠管弥漫性增厚，黏膜水肿，孤立淋巴结肿大。

思考题：（1）细菌性痢疾"假膜"的镜下由哪些成分组成？

（2）比较细菌性痢疾、肠结核、肠伤寒（溃疡形成期）的病变异同。

(3) 为什么所见中毒性痢疾肠管病变如此轻微,其临床经过反而特别凶猛?

(11) 结核性肺硬化 143 号

(12) 结核性淋巴结炎 147 号

(13) 肠结核(溃疡型) 144 号

(14) 结核性脑膜炎 148 号

四、病例讨论

病例 13-1

病史摘要:

患者刘某,女性,35 岁,农民,咳嗽,消瘦一年多,加剧近 1 个月伴声音嘶哑半个月入院。一年前患者出现咳嗽,多痰,数月后咳嗽加剧,并伴有大咯血约数百毫升,咯血后症状日渐加重,反复出现畏寒、低热及胸痛。至 3 个月前痰量明显增多,精神萎靡,体质明显减弱,并出现腹痛和间歇交替性腹泻、便秘。

家族史:十年前其父因结核性脑膜炎死亡,且患病期间,患者同其父有密切接触。

体格检查:体温 38.5℃,呈慢性病容,消瘦苍白,贫血貌,两肺布满湿性啰音,腹壁压痛,触之柔韧有"揉面团感",无块状物,胸透可见肺部有大小不等的透亮区及结节状阴影,痰液检出抗酸杆菌。

入院后经积极抗结核治疗无效死亡。

尸检记录:

一般检查:全身苍白,消瘦,肺与胸壁广泛粘连,胸腔、腹腔内均可见大量积液,喉头黏膜及声带粗糙,有慢性炎症。

各器官检查:

肺:两肺胸膜增厚,右上肺见一鸡蛋大的厚壁空洞,各肺叶均见散在大小不一灰黄色干酪样坏死灶,肺上部病变较下叶重。镜下见结核结节及干酪样坏死区,并有支气管肺炎改变。

肠:回肠下段见多处带状溃疡,镜下有结核病变。

其他器官未见明显病变。

思考题:(1) 根据临床及尸检结果,请为该患者作出诊断并提出诊断依据。

(2) 用病理知识,解释相应临床症状。

(3) 请说明各种病变之间有何相互关系?

(4) 结合实际,请提出对这类疾病的防治方案。

病例 13-2

病史摘要:

患者,男性,43 岁,主因"头痛、呕吐、发热急诊入院"。患者于 20 多天前因受冷引起上呼吸道感染,头痛,伴有寒战、高热(体温不详),以后头疼加重,呈刺跳痛,尤其前额部疼痛明显。10 天前开始出现喷射状呕吐,呕吐物为食物残渣,无血,当地医院诊断为"流感",予以相应治疗(具体用药不详),症状未见明显改善。2 天前自觉双下肢麻木、乏力,急诊入院。既往无特殊病史。

体格检查:体温 40℃,脉搏 110 次/分,血压 12.9/9.6kPa(114/72mmHg)。慢性病容,

消瘦,嗜睡,神志恍惚,合作欠佳,双眼无水肿,瞳孔等大对称,对光反射存在,颈硬,无颈静脉怒张。心、肺检查未见明显异常,腹部稍凹陷,全腹有压痛。神经系统检查:浅反射及腹部反射减弱,浅感觉存在,深反射减弱,膝反射及跟腱反射未引出,颈项强直,克氏症、布氏症阳性。

实验室检查:白细胞 $9.2×10^9/L$,中性粒细胞 59%,淋巴细胞 14%。脑脊液检查:压力高,糖低,蛋白高,细胞数高,查见抗酸杆菌。X 线检查:双肺上部各有一结节状阴影,边缘见模糊的云雾状阴影。

思考题:(1) 根据所学知识,对患者作出初步诊断,说明依据。

(2) 根据病理学知识,解释患者的症状、体征和化验结果。

病例 13-3

病史摘要:

患者,王某,女性,28 岁,个体户,因发热、乏力、咳嗽 2 个月入院。患者 2 个月前自感疲乏,以为劳累,休息后无明显改善,并出现发热、咳嗽、头痛及全身关节酸痛,自服抗生素及抗"感冒"药物 2 周,症状无明显改善,遂到医院就诊。患者既往体健,2 年前因产后大出血在当地输入 800ml 未经过检验的血液,近日,其女及丈夫亦先后出现相同症状。

体格检查:面容憔悴,目光暗淡,营养中等,躯干及四肢皮肤散在 0.5~2cm 不等的隆起于皮肤表面的红斑样皮疹,全身浅表淋巴结肿大,直径 0.5~2cm,质地坚韧,无明显压痛。

实验室检查:白细胞 $13×10^9/L$,中性粒细胞 85%,淋巴细胞 12%;尿常规提示:蛋白(++);生化检查:门冬氨酸氨基转移酶(AST/GOT):79U/L(正常值 8~40U/L),谷氨酸氨基转移酶 ALT 68U/L(正常值 1.00~31.00U/L),总蛋白 58g/L(正常值 6~8g/L),血肌酐 250.89μmol(正常值 35.40~114.908μmol),尿素氮 38.00mmol(正常值 35.40~114.908mmol);血清病原学检查:抗 HIV 抗体阳性。

X 线检查:双肺散布片状阴影。

患者入院后经积极治疗,病情未见好转而死亡。

尸检摘要:

青年女尸,发育良好,营养差,躯干及四肢皮肤散在 0.5~2cm 不等的隆起于皮肤表面的红斑样皮疹,全身浅表淋巴结肿大,直径 0.5~2cm,质地坚韧,胸腔内可见 200ml 的脓性渗出物,支气管内可见少量黏液,黏膜表面可见白色膜状物附着,部分区域黏膜坏死脱落形成浅表溃疡。肺内可见直径 0.5~1cm 的结节,切面灰黄,部分区域可见小脓肿形成。镜检:①皮肤组织:真皮浅层呈血管瘤样增生,瘤细胞梭形,细胞间可见含有红细胞的裂隙,瘤细胞异型性不明显,可见淋巴细胞、单核细胞及吞噬含铁血黄素的巨噬细胞。②淋巴结:部分淋巴结淋巴滤泡增生,生发中心活跃,帽区均匀一致地变薄,甚至难以辨认或完全消失,滤泡间淋巴组织萎缩,可见浆细胞、边缘窦及髓窦扩张,其内可见淋巴细胞、嗜酸粒细胞、红细胞及组织细胞;部分淋巴结淋巴细胞减少,生发中心萎缩甚至消失,小血管增生。③肺组织:部分区域坏死明显并肉芽肿形成,坏死灶内可见大量菌丝,粗细不等。较细者呈竹节状,并呈锐角分支状;粗大者无竹节样外观,分支少而不规则,呈直角或钝角,另见圆形或椭圆形的孢子及细长而直的假菌丝;肺泡间隔增宽,可见巨噬细胞、浆细胞及中性粒细胞浸润,肺泡上皮增生,肺泡腔内可见粉染的无结构物,PAS 染色可见紫红色的卵圆形、球形小囊泡,直径为 $1~2μm$。

思考题:(1) 本例所患的是什么病? 其发病机制是什么?

(2) 本病的传播途径有哪些?

(3) 本病的并发症有哪些?

(4) 通过本例我们应得到什么启示?

病例 13-4

病史摘要:

患者,男性 20 岁,农民,因发热、头痛、腰痛、口鼻出血 5 天入院。20 天前,正值深秋,患者曾在当地田间挖老鼠仓(因当地鼠害严重,老鼠在洞内贮积了大量的谷物),5 天前突发高热(38~40℃)寒战、头痛、全身酸痛,尤其以肾区疼痛为甚,并伴有恶心、呕吐、腹泻、口鼻黏膜出血,急诊入院。

体格检查:呼吸 30 次/分,心率 100 次/分,血压 13/8kPa(98/60mmHg),体温 38℃。面色潮红,烦躁不安,呈醉酒状。睑结膜、咽部及颊黏膜充血、水肿并点状出血。全身皮肤散在淤点及淤斑,肾区叩痛。

实验室检查:血常规,白细胞 20×10^9/L,中性粒细胞 85%,核左移,细胞内可见中毒颗粒。红细胞 600×10^{12}/L,血红蛋白 170g/L。尿常规,尿蛋白:+++,RBC:10 个/Hp,可见各种管型。

入院后虽经积极抢救,终因循环、呼吸衰竭死亡。

尸检摘要:

青年男尸,全身皮肤及黏膜散在淤点及淤斑,睑结膜充血、出血,口鼻有血性分泌物。脑表面血管扩张充血并可见点状出血。胸腔内可见少量血性液体,肺表面充血并可见点状出血,右心房出血,深达肌层。腹腔内可见少量血性液体,肝体积增大,被膜紧张,可见点状出血,肠管表面充血并可见点状出血。肾体积增大,苍白、水肿,并可见点状出血。镜检:脑组织水肿,血管扩张、充血,可见小灶性坏死。肺组织明显水肿,肺泡壁增宽,血管扩张充血,部分区域可见出血,肺泡腔内可见少量粉染液体。心肌细胞水肿并可见小灶性坏死,间质充血、水肿并出血,并见少量炎细胞浸润。肝窦及中央静脉充血,肝细胞明显水肿,可见小灶性坏死。肾小球毛细血管扩张充血,基底膜轻度增厚,肾小球囊内可见蛋白及红细胞,肾间质极度水肿、充血并出血,肾小管受压变窄,部分肾小管变性坏死,管腔内可见各种管型,间质可见少量淋巴细胞浸润,肾盂及肾盏可见大片出血。

思考题:(1) 根据病史、体格检查及尸体解剖资料,请诊断该患者患何病?

(2) 根据尸检资料,推测患者会有哪些临床表现?

(3) 该病的早期症状有哪些?

(4) 该病的主要病理改变是什么?

五、实验报告题目

(1) 绘结核结节的高倍镜图。

(2) 绘伤寒结节高倍镜图。

(3) 绘麻风结节高倍镜图。

第十四章　寄生虫病

一、理论内容概要

由寄生虫作为病原体引起的疾病称为寄生虫病。寄生虫侵入人体后,能造成全身和局部的损害,主要表现为:①摄取人体营养物质,引起营养不良和贫血;②对寄生部位产生机械性刺激或损伤,引起组织坏死,上皮和纤维组织增生;压迫或阻塞腔道器官;③寄生虫代谢产物、分泌物或死亡虫体分解产物对宿主产生毒性作用,诱导嗜酸性脓肿和肉芽肿形成,以及过敏性休克等各种变态反应或继发性免疫缺陷的发生。寄生虫病大多为慢性感染,部分宿主感染寄生虫后也可不表现症状,称为隐性感染或带虫者。目前,较大范围流行或散发的有原虫病中的阿米巴病、疟疾、毛滴虫病;蠕虫病中的华支睾吸虫病、并殖吸虫病、血吸虫病等。此外,隐孢子虫病、弓形虫病等机会致病寄生虫病,近年也有增多趋势。因此,了解寄生虫病的传播途径、病理生理、发病机制有着重要的意义。

(一) 阿米巴病

阿米巴病是由溶组织内阿米巴原虫感染人体引起的一种寄生虫病。阿米巴原虫主要寄生于结肠,少数病例可经血流或直接累及肝、肺、脑、皮肤、宫颈及阴道等处。

1. 肠阿米巴病　是由溶组织内阿米巴寄生于结肠引起的,临床可出现腹痛、腹泻和里急后重等症状。

(1) 病因和发病机制:溶组织内阿米巴是该病的病原体,它有大滋养体、小滋养体和包囊三种形态。滋养体是它的致病阶段,但无传染性;包囊是它的传染阶段。

溶组织内阿米巴的致病机制尚未完全明了,可能包括下述几方面:①接触性溶细胞作用;②细胞毒作用;③伪足运动和吞噬功能;④免疫抑制与逃避。

(2) 病变与分期:肠阿米巴病变主要累及盲肠、升结肠,其次是乙状结肠和直肠。基本病变表现为组织溶解的坏死性炎症,分急性和慢性两期。

1) 急性期病变:溶组织内阿米巴滋养体侵入肠黏膜后,先后破坏黏膜层和黏膜下层,造成组织明显液化性坏死,形成口窄底宽烧瓶状溃疡,具有诊断意义。当病变进一步扩展,黏膜下层的坏死相互贯通,形成隧道样病变。镜下溃疡边缘与正常组织交界处和肠壁小静脉内可见阿米巴大滋养体,在肠腔面或坏死物中可找见小滋养体。临床上主要表现为右下腹压痛、腹泻、暗红色果酱样大便等症状。应与细菌性痢疾区别,两者的区别见表(14-1)。

2) 慢性期病变:因坏死、溃疡、肉芽组织增生和瘢痕形成反复发生,新旧病变同时存在,使肠黏膜及肠壁组织逐渐失去正常的形态结构。少数病例形成局限性包块,称阿米巴肿,多见于盲肠,可引起肠梗阻,易误诊为肠癌。此期患者和包囊携带者是阿米巴病的主要传染源。

2. 肠外阿米巴病　肠外阿米巴病主要累及肝、肺、脑。

(1) 阿米巴肝脓肿:是肠阿米巴病重要的并发症。肉眼观,脓肿多位于肝右叶,大小不等,脓肿腔内是棕褐色果酱样坏死物。炎症反应不明显,特别是缺乏中性粒细胞,易与一般的化脓菌引起的脓肿相鉴别。

表 14-1 肠阿米巴病和细菌性痢疾的区别

项目	肠阿米巴病	细菌性痢疾
病原体	溶组织内阿米巴	痢疾杆菌
好发部位	盲肠、升结肠	乙状结肠、直肠
病变性质	局限性坏死性炎	弥漫性假膜性炎
溃疡深度	一般较深、烧瓶状	浅在、不规则
溃疡边缘	潜行性、挖掘状	不呈挖掘状
溃疡间黏膜	大致正常	为炎性假膜
症状	轻、发热少	重、常发热
肠道症状	右下腹压痛	左下腹压痛
	腹泻往往不伴里急后重	腹泻常伴里急后重
粪便检查	味腥臭,血色暗红,	粪质少,黏液脓血
	镜检红细胞多,找	便,血色鲜红,镜
	到阿米巴滋养体	检脓细胞多

（2）阿米巴肺脓肿：主要是由阿米巴肝脓肿穿过膈肌直接蔓延而来。脓肿多位于右肺下叶,常与膈下或肝的脓肿相通。

（3）阿米巴脑脓肿：常见于大脑半球。

（二）血吸虫病

血吸虫病是因血吸虫寄生于人体而引起的地方性寄生虫病。

1. 病因和感染途径 血吸虫有成虫、虫卵、毛蚴、母胞蚴、子胞蚴、尾蚴和童虫等发育阶段。当人接触疫水时,尾蚴钻入人体皮肤或黏膜内,脱去尾部发育成童虫进入小血管,再经右心、肺循环、体循环到达全身。

2. 病变和发病机制

（1）尾蚴所致的损害——尾蚴性皮炎：尾蚴钻入皮肤后,其头腺分泌毒素和溶组织酶等,引起毛细血管扩张充血、水肿、出血及嗜酸粒细胞和巨噬细胞浸润。

（2）童虫所致的损害：童虫到达肺以后,引起相应部位的组织充血、水肿、出血及嗜酸粒细胞和巨噬细胞浸润、血管炎或血管周围炎。

（3）成虫所致的损害：成虫对机体的损害轻,可引起局部静脉内膜炎和静脉周围炎、轻度贫血、肝大等。

（4）虫卵所致的损害：虫卵在肝、肠和肺组织中所致的损害是本病的主要病变。

1）急性虫卵结节：镜下结节中央见一至数个成熟虫卵,虫卵表面附有放射状嗜酸性均质棒状物,称 Hoeppli 现象。结节周围是一片无结构坏死区和大量嗜酸粒细胞聚集,即嗜酸性脓肿。

2）慢性虫卵结节：急性虫卵结节形成 10 天后,其中的毛蚴死亡,虫卵及坏死物质被消除、吸收和钙化。

（三）丝虫病

丝虫病是因丝虫寄生于人体淋巴系统所引起的疾病。早期是淋巴管炎和淋巴结炎,晚期出现淋巴液回流障碍。

1. 病因和发病机制 我国只有班氏丝虫(库蚊传播)和马来丝虫(中华按蚊传播)两种流行。一般认为,在急性期,虫体及其代谢产物、崩解产物都具有抗原性,所引起的变态反应是导致淋巴管炎和淋巴结炎等病变的基础。慢性期,淋巴管内皮细胞增生、成虫阻塞淋巴液回流是阻塞性淋巴管炎的主要原因。

2. 基本病变

(1) 淋巴管炎和淋巴结炎:急性期表现为浅表淋巴管呈一条红线由近端向远端蔓延——离心性淋巴管炎。虫体死亡后引起的嗜酸性脓肿是指局部组织凝固性坏死及大量嗜酸粒细胞浸润。慢性期则表现为脓肿周围出现上皮样细胞、多核巨细胞和巨噬细胞构成的肉芽肿。

(2) 淋巴回流障碍引起的继发性改变:

1) 淋巴窦及淋巴管扩张。

2) 象皮肿:长期的淋巴液沉积致使皮肤和皮下组织增生,皮肤褶皱深大,皮肤增厚变硬,表面粗糙并可有棘刺和疣状突起,外观似大象皮肤,故称象皮肿。

(四) 肺吸虫病

肺吸虫病是因肺吸虫的童虫、成虫在人体组织内穿行或寄居所引起的疾病。

1. 发病机制 肺吸虫童虫和成虫在人体内穿行和寄居所造成的机械性损伤,以及虫体代谢产物、虫体和虫卵崩解产物所致全身变态反应是本病的主要发病机制。

2. 基本病变

(1) 出血和纤维素性浆膜炎:肺吸虫穿行于肠壁、肝、肺等组织之间可损伤血管并引起胸膜和腹膜纤维素性炎。

(2) 组织破坏和窦道形成:虫体在组织中穿行引起出血和坏死,并形成迂曲的窦道。

(3) 虫囊肿及纤维瘢痕形成:虫体在脏器内寄居可形成大小不等的蜂窝状虫囊肿。囊肿内的棕色黏稠液体是由坏死组织、虫体、虫卵、Harcot-Leyden 结晶、脓血性炎性渗出物等组成。

3. 各脏器的病变 肺部的虫囊肿常与支气管相通造成支气管局限性囊性扩张,常伴细菌感染、肝大,严重者发生肺吸虫性肝硬化。腹腔内脏器可见广泛粘连,表面可见散在或成群的虫囊肿。

(五) 华支睾吸虫病

华支睾吸虫病是由中华分支睾吸虫成虫寄生于人体肝内胆道系统所引起的一种寄生虫病,俗称肝吸虫病。

1. 病因和感染途径 终宿主人或动物食入含有活囊蚴的鱼或虾后,囊蚴在消化液和胆汁的作用下,于十二指肠内发育成童虫,继而经胆总管逆行至肝内胆管发育为成虫。

2. 基本病变及并发症 病变发生与虫体的机械性阻塞、代谢和崩解产物的机械刺激及虫体抗原所引起的过敏反应有关。轻度感染,肝一般无明显异常;重度感染者,肝体积增大,胆管壁明显增厚,腔扩张,充满胆汁和成虫。有的病例可从肝内胆管挤压出半透明状成虫。虫体和虫卵死亡后可成为胆石的核心,加之胆汁中 β-葡萄糖醛酸和糖蛋白分泌增多,因此常有胆结石形成。华支睾吸虫感染与肝癌也有密切关系。

（六）棘球蚴病

棘球蚴病是人体感染棘球绦虫的幼虫所致的疾病。

1. 细粒棘球蚴病

基本病变:六钩蚴侵入人组织后发育成棘球蚴囊。病理变化主要是囊肿压迫邻近组织所致。

主要器官病变及后果:

（1）肝棘球蚴囊肿:肝可因巨大棘球蚴囊肿而肿大。主要并发症是继发感染和囊肿破裂。

（2）肺棘球蚴囊肿:可引起肺萎缩和纤维化。

2. 泡状棘球蚴病　泡球蚴主要寄生在肝,泡状棘球蚴囊肿一般为单个巨块型,肉眼易误为肝癌。

二、实验目的要求

实验目的要求:①掌握肠阿米巴病的病变性质及特点;②掌握肝、肠血吸虫病的病理变化特点;③熟悉肠外血吸虫病的病理变化特点;④学习分级要求见表14-2。

表 14-2　学习分级要求表

掌握	熟悉	了解
阿米巴病、疟疾、血吸虫病的病因、病理变化	阿米巴病、疟疾、血吸虫病的发病机制、临床病理联系	丝虫病、华支睾吸虫病发病机制及临床病理联系
棘球蚴病的病因、病理变化	丝虫病、华支睾吸虫病、肺吸虫的病理变化	

三、实验内容

组织切片			
肠阿米巴病	片号 88	肠血吸虫病	片号
血吸虫性肝硬化	片号		

大体标本			
肠阿米巴病	153 号	肠阿米巴病	154 号
阿米巴性肝脓肿	155 号		

1. 组织切片观察

（1）肠阿米巴病（intestinal amoebiasis）　片号 88

肉眼观察:长条形组织块,一侧部分区域淡染。

低倍镜:部分肠黏膜发生液化性坏死,形成无结构的淡红染物质,周围黏膜仅见充血、出血及少量淋巴细胞、浆细胞浸润。溃疡底部和周边可见残存的坏死组织,周围炎症反应不明显。

高倍镜:在坏死组织和活组织交界处可找到阿米巴滋养体:圆形,直径为 20～40μm,核小而圆,胞质略呈嗜酸性,其中可见红细胞、淋巴细胞和组织碎片。滋养体周围有一空晕

（组织被溶解之故）。肠黏膜液化坏死，形成无结构的淡红染物质，黏膜周围仅见充血出血及少量慢性炎细胞浸润。

诊断要点：①肠黏膜变质性炎；②典型阿米巴滋养体。

思考题：（1）肠阿米巴病的传播途径是什么？炎症本质是什么？

　　　　（2）寄生虫感染时，病变区的炎细胞以哪一型为主，如出现感染，哪一型白细胞会增多？

（2）血吸虫性肝硬化（schistosomial cirrhosis of liver）

肉眼观察：肝组织呈大小不一的结节状。

低倍镜：肝组织，肝汇管区附近，见深红色或深蓝色虫卵结节及嗜酸性脓肿，肝细胞受压萎缩，肝门静脉分支可有静脉炎。

高倍镜：观察急、慢性虫卵结节病变特点及嗜酸性脓肿，在结节中心可见虫卵，周围可见肉芽组织形成，纤维结缔组织增生。

诊断要点：①虫卵结节，虫卵栓塞及静脉内膜炎；②嗜酸性肉芽肿；③肝细胞萎缩、变性、坏死；肝门静脉周围纤维组织增生。

（3）肠血吸虫病（intestinal schistosomiasis）

肉眼观察：未见特殊病变。

镜下观察：在肠壁黏膜、黏膜下层，尤其是黏膜下层有成堆的血吸虫卵，形成虫卵结节。结节中央有1~2个成熟虫卵，卵壳表面可见放射状物质，周围呈红染颗粒状坏死，伴有大量嗜酸粒细胞浸润。溃疡深达黏膜肌层或黏膜下层。

诊断要点：①肠黏膜溃疡；②血吸虫卵及虫卵结节。

思考题：虫卵表面的放射状物质的本质是什么？

2. 大体标本观察

（1）肠阿米巴病（enteric amoebiasis）　153号

病变特点：一段结肠，肠黏膜面可见散在多数大小不等的坏死灶及溃疡，多呈圆形，切面可见溃疡为口小底大烧瓶状，溃疡间黏膜相对正常。

（2）肠阿米巴病（enteric amoebiasis）　154号

病变特点：肠黏膜面可见多数溃疡，其大小不一，形态不规则，边缘多呈潜行性，部分区域有溃疡融合现象。

思考题：（1）肠阿米巴病的主要病变部位是什么？其病变有何特点？

　　　　（2）如何鉴别肠阿米巴病与细菌性痢疾？

（3）阿米巴性肝脓肿（amoebic abscess of lung）　155号

病变特点：肝体积增大，切面可见多个空洞（阿米巴脓肿），其大小不一，形态不规整，溃疡边缘及内部果酱样坏死物，大部分已流失，脓肿壁上附有尚未彻底液化坏死的组织，呈破棉絮状。

思考题：阿米巴性肝脓肿多位于哪叶肝？为什么？阿米巴性肝脓肿大体有何特点？为什么？

（4）肠血吸虫病（intestinal schistosomiasis）

病变特点：结肠一段，已剖开。部分肠壁增厚变硬，黏膜面粗糙不平、萎缩，黏膜皱襞消失，可见小溃疡；多处黏膜呈息肉样增生。

思考题：肠血吸虫病的主要病变部位是什么？肠血吸虫病的大体有何特点？

（5）血吸虫性肝硬化（schistosomiasis cirrhosis of liver）

病变特点：肝体积缩小、变硬，表面凸凹不平，看见凹陷的浅沟纹；切面可见增生的结缔组织沿肝门静脉分支呈树枝状分布，故又称干线型肝硬化。

思考题：（1）血吸虫性肝硬化大体有何特点？为什么？主要位于哪叶肝？为什么？

（2）为什么血吸虫性肝硬化的早期就会出现肝门静脉高压？

四、病 例 讨 论

病例 14-1

病史摘要：

某患者，男性，38 岁，反复腹泻半年，食欲不佳，近 20 余日来大便呈红色果酱样，大便次数明显增加，每日可达数十次。体检：体温 38℃，一般情况较差，精神萎靡，下腹部压痛，肝大，于右季肋下 3 指，表面不光滑，有波动感。透视见横膈抬高，以右侧为甚。患者于胸透后下楼时，不慎摔倒，突然面色苍白，四肢厥冷，即紧急抢救。患者端坐呼吸，不能平卧。心音弱，心率慢，血压几乎测不到，肺呼吸音粗糙。经抢救无效，半小时后死亡。

尸检：心包显著扩大，大小为 18cm×17cm×12cm，内含暗红色"脓液"约 1500ml。肝重 800 g，左叶中部可见 12cm×9cm×8cm 一单房性"脓肿"，内含咖啡色黏稠"脓液"，有似烂鱼汤的腐臭味。"脓肿"膈面肝组织及膈肌菲薄，与心尖部心包紧密粘连，并见一通向心包腔的穿孔（直径 1 cm），回肠末端有数个溃疡，形状、大小不一，最大者 21cm，边缘呈潜行性。腹腔内含有草黄色液体约 700ml，肠系膜淋巴结普遍肿大，质软。

镜检：于肝脓肿及肠溃疡周边部查见阿米巴滋养体。

思考题：（1）根据症状、体征、实验室检查，请对该患者作出初步诊断，说明依据。

（2）从病理学角度，试分析本病例的发生、发展和死亡原因。并解释相应临床症状。

（3）总结本病例的病理、临床特点。

病例 14-2

病史摘要：

某患者，女性，36 岁，农民，自幼生长在南方，近 2 年来，经常腹泻，有便血史。体检：较消瘦，腹部膨隆，肝未触及，脾明显增大，下缘在右季肋下 3 指，腹水征阳性，大便检查出血吸虫卵。

思考题：（1）根据症状、体征和化验室检查，请对该患者作出初步诊断，说明理由。

（2）用病理知识解释患者的临床症状、体征。并说明各种病变之间的关系。

五、实验报告题目

绘血吸虫肝的慢性虫结节的高倍镜图，并加以说明。

第十五章 临床病理应用

　　临床病理是病理学的一个重要分支,在临床实际应用中,主要用于疾病的诊断,因此,也称临床病理学或诊断病理学。临床病理检查的病理标本和临床资料由临床医师提供,包括各种器官、组织、细胞、体液、分泌物,甚至基因。病理医生通过对取自人体的标本进行大体和显微镜观察,运用免疫组织化学、分子生物学、特殊染色以及电子显微镜等技术对送检的标本进行分析,结合患者的临床资料,作出疾病的病理诊断。具备条件的病理科还开展尸体病理检查。

　　在病理诊断过程中,患者临床资料的全面、准确对正确的病理诊断具有重要意义,病理诊断也为临床医师开展正确的治疗和预后判断起重要作用。临床医师和病理医师为疾病的正确诊断、治疗、预后判断所进行的临床病理讨论是提高医疗水平的重要途径。作为临床医学生和医学相关专业的学生有必要了解临床常规的全过程,了解临床病理基本方法,掌握临床取材注意事项及学会解读病理报告。传统的外科病理学,主要是活体组织检查(简称活检,biopsy),即用局部切取、钳取、细针穿刺、搔刮和摘取等手术方法,从患者活体获取病变标本进行病理诊断。活体标本经大体观察、取材、固定、石蜡包埋、切片和 H.E 染色(必要时辅以一些特殊染色和组织化学染色),光镜下作出病理诊断,为临床治疗提供依据。诊断病理学的任务及重要性主要体现在:①确定疾病的诊断;②为临床治疗选择治疗方案提供依据;③提供有关预后因素的信息;④提供疾病的发展及疗效判断依据;⑤为科学研究积累资料;⑥为提高临床诊断水平服务。

一、实验目的要求

　　(1) 明确诊断病理学的任务及重要性;掌握临床医生活检病理标本取材注意事项;掌握常规病理制片全过程及注意事项;熟悉各种病理诊断方法的适用范围及局限性。了解病理医生与临床医生相互依存,共同进步的关系;

　　(2) 通过图片和录像,了解细胞学诊断,组织学诊断和手术中病理诊断等临床病理诊断全过程。

二、实习原则及注意事项

　　1. 保证外科病理实验室的安全性　　要意识到外科病理实验室存在潜在的危险性,如各种有毒的化学药品;潜在可能存在的艾滋病毒、肝炎病毒、分枝杆菌等病源,以及常要使用的刀片、锯等利器,要养成重视工作区域安全的习惯,处理任何标本时都要小心,保护自身安全。

　　2. 工具盒垃圾的丢弃和标本储存

　　(1) 为了避免因疏忽而造成的伤口,取材区在任何时候都应该只保留一个刀片、针、剃刀,手术刀片和其他一次性锐器在使用后当立即弃入适当的容器。

　　(2) 污染了血迹的垃圾和其他可能的污染物都应当丢弃到取材室中标有生物危害标志的容器中。

　　(3) 取材结束后,标本应当放入到含有甲醛的容器中,将标本容器上任何可能的污染物都擦净,密封并防止泄露,准确标记并储存到专门的地方。如果已知有病毒性肝炎、HIV感染或结核等,取材台要清洗干净并用消毒剂擦拭,该标本容器上应当加上生物危害的标记。

三、常规病理诊断全过程及注意事项

1. 活检病理标本取材(标本离体) 要求具有代表性,临床医生取材应遵循以下原则:①取材要取最可疑的病灶,多发性病灶要分别取材;②应在病变与正常组织交界处取材;③要避开坏死或明显继发感染区;④不要延病灶做水平切面,而应垂直切取,有一定深度;⑤活检取材应避免挤压;⑥大的标本宜对解剖位置标记;⑦淋巴结活检应切除完整的淋巴结送检。

2. 病理检查申请单的填写 手术后,临床医师应认真填写病理申请单。病理申请单应该包括患者姓名、性别、年龄、病房、床号、住院号或门诊号、临床病史(现病史及以往病史)、有关的影像学和实验室检查结果,手术所见、取材部位和临床诊断。如果患者以往做过病理诊断,也需要写明以往的病理检查号,以便复查。申请单一定要与标本一起送达。

为了对病理医生的尊重及保护,病理检查申请单杜绝出现血迹等体液污染。

3. 病理标本的及时固定与送检 为防止病理组织发生自溶和腐败,影响观察及诊断,病理标本应及时固定和送达。活检小组织离体后应立即投入固定液中。固定液常规使用4%中性甲醛,固定液体积要充分(应达到固定组织的5倍体积以上),若组织漂浮在液体上则应在组织上覆盖厚厚的纱布。病理标本应置于广口容器中,以免组织固定后变硬无法取出;同一患者的不同标本部位应分别置于不同的容器中。送检的标本一定要明确的标记清楚患者的姓名、性别、年龄、病房和床号、住院或门诊号,并对照申请单再次核对,以免弄错。

标本固定后及时送检病理科。

4. 申请单和标本的验收

(1) 同时接受同一患者的申请单和标本。

(2) 认真核对每例申请单与送检标本及其标志(联号条或其他写明患者姓名、送检单位和送检日期等的标记)是否一致;对于送检的微小标本,必须认真核对送检容器内或滤纸上是否确有组织及其数量。发现疑问时,应立即向送检方提出并在申请单上注明情况。

(3) 认真检查标本的标志是否牢附于放置标本的容器上。

(4) 认真查阅申请单的各项目是否填写清楚,包括:①患者基本情况[姓名、性别、年龄,送检单位(医院、科室)、床位、门诊号/住院号、送检日期、取材部位、标本数量等],②患者临床情况[病史(症状和体征)、化验/影像学检查结果、手术(包括内镜检查)所见、既往病理学检查情况(包括原病理号和诊断)和临床诊断等]。

(5) 在申请单上详细记录患者或患方有关人员的明确地址、邮编及电话号码,以便必要时进行联络,并有助于随访患者。

5. 申请单和标本的编号、登记

(1) 病理验收人员应在已验收的申请单上注明验收日期并及时、准确编号(病理号),并逐项录入活检标本登记簿或计算机内。严防病理号的错编、错登。

(2) 标本的病理号可按年编序,或连续性编序。

(3) 同一病例同一次的申请单、活检标本登记簿(包括计算机录入)、放置标本的容器、组织的石蜡包埋块(简称蜡块)及其切片等的病理号必须完全一致。

(4) 病理科应建立验收人员与组织取材人员之间申请单和标本的交接制度。

6. 标本的预处理 标本验收人员对已验收的标本酌情更换适宜的容器,补充足量的固定液;对于体积大的标本,值班取材的病理医师在不影响主要病灶定位的情况下,及时、规范地予以剖开,以便充分固定。

7. 标本的巨检、组织学取材和记录

(1) 取材原则

1) 标本的定位:任何标本的取材都不能忽略临床情况,而且任何标本的取材方法都应当在临床病史的指导下进行。故首先需要通过送检申请单了解临床信息。然后在标本完整的情况下进行标本解剖定位。

2) 小标本取材:小标本取材最容易出问题,注意不要用镊子尖和手指挤压小标本,对于非常小的标本,从容器到最后成为组织切片的过程中很容易丢失,在打开容器盖之前,先检查组织块的大小和数量,并记录大体描述。打开容器时,仔细检查容器内表面(包括盖子上)寻找黏附在其上的组织。

3) 大标本取材

A.用墨汁染色标本:很多时候肿瘤是否侵犯切缘的判断全靠有没有墨汁。注意:如果可能尽量在切开标本之前涂上墨汁;不要过量使用墨汁;涂抹墨汁之前用纸巾擦干标本表面;进一步处理标本之前让墨汁干燥。

B.打开并切割标本

定位病变:有效的办法是直接触摸标本,有时需要参阅影像学资料来确定病变的大小和位置。定位后从揭示病理状态的最佳平面切开。

打开标本:打开标本的方式要既能暴露病变又要保持与周围结构的关系。

大体描述:大体和镜下发现的相互联系在诊断时非常重要。为了重现标本的情况,大体描述必须有逻辑性,真实并且简洁。

要牢记检查全部标本并充分有选择性取材(组织切面平整,厚约 2mm)。

(2) 取材注意事项:对于核验无误的标本,应按照下列程序进行操作:①肉眼检查标本(巨检);②切取组织块(简称取材);③将巨检和取材情况记录于活检记录单上(活检记录单印于活检申请单的背面)。

1) 一人进行巨检和取材,一人负责记录。

2) 巨检和取材过程中,应严防污染工作人员和周围环境。

3) 标本一般应经适当固定后再行取材。

4) 每例标本进行巨检和取材前,应与记录人员认真核对该例标本及其标志与申请单的相关内容是否一致。

5) 巨检和取材时,记录人员应根据病理申请单内容,向巨检医师报告患者的基本临床情况、手术所见、标本情况(采取部位、数量等)和送检医师的特殊要求等,并如实、清楚地将病理医师的口头描述记录于活检记录单上。必要时,应在活检记录单上(或另附纸)绘简图显示巨检所见和标示取材部位。取材者应核对记录内容。

6) 细小标本取材时,可用伊红点染并用软薄纸妥善包裹。

7) 每例标本取材前、后,应用流水彻底清洗取材台面和所有相关器物,严防检材被无关组织或其他异物污染,严防细小检材被流水冲失。

8) 对于由不同部位或不同病变区域切取的组织块,应在其病理号之后再加编次级号(例如,-1、-2、-3,……;A,B,C,……等)。

9）巨检/取材者和记录人员应相互配合、核查,确保所取组织块及其编号标签准确地置于用于脱水的容器(脱水盒等)内。

10）标本巨检和取材后剩余的组织或器官应置入适当容器内,添加适量4%中性甲醛并附有相关病理号和患者姓名等标志,然后按取材日期有序地妥为保存。

8. 脱水,包埋 和制片 组织块依序进行:水洗、脱水、透明、浸蜡、包埋和切片。

（1）切片刀或一次性切片刀片必须锋利。使用切片刀时,必须精心磨备(在低倍显微镜下确认刀刃无缺口);使用一次性切片刀片时,应及时更新。

（2）载玻片必须洁净、光亮。

（3）将切片刀或刀片安装在持刀座上(以15°夹角为宜)。

（4）将蜡块固定于支持器上,并调整蜡块和刀刃至适当位置(刀刃与蜡块表面呈5°夹角)。

（5）细心移动刀座或蜡块支持器,使蜡块与刀刃接触,旋紧刀座和蜡块支持器。

（6）修块(粗切):用右手匀速旋转切片机轮,修切蜡块表面至包埋其中的组织块完整地全部切到。修块粗切片的厚度为15~20μm。[注意:对于医嘱再次深切片(特别是在原切片中发现了有意义病变而进行的深切片),应尽量少修块,以尽量好地获得有关病变的连续性。]

（7）调节切片厚度调节器(一般为4~6μm),进行切片,切出的蜡片应连续成带、完整无缺,厚度适宜(3~5μm)、均匀,无刀痕、颤痕、皱折、开裂、缺损、松解等。

（8）以专用小镊子轻轻夹取完整、无刀痕、厚薄均匀的蜡片,放入伸展器的温水中(45℃左右),使切片全面展开。[注意:必须水温适宜,洁净(尤其是水面);每切完一个蜡块后,必须认真清理水面,不得遗留其他病例的组织碎片,以免污染。]

（9）将蜡片附贴于涂有蛋白甘油或经3-氨丙基-三乙氧基硅烷处理过的载玻片上(H.E染色时酌情使用,可省略,必要时)。蜡片应置放在载玻片右(或左)2/3处的中央,留出载玻片左(或右)1/3的位置用于贴附标签。蜡片与载玻片之间无气泡。

（10）必须立即在置放了蜡片的载玻片一端(待贴标签的一端),用优质记号笔或刻号笔准确、清楚标记其相应的病理号(包括亚号)。[注意:必须确保载玻片上的病理号与相关组织石蜡包埋块的病理号完全一致,不得错写或漏写病理号。]

（11）将置放了蜡片的载玻片呈45℃角斜置片刻;待载玻片上的水分流下后,将其置于烤箱中烘烤(60~62℃,30~60分钟),然后即可进行染色。

9. 组织切片制备和苏木素-伊红（H.E）染色 组织制片过程中,应确保切片号与蜡块号一致,常规切片厚3~5μm。H.E染色是应用最广泛的组织病理学常规染色技术。染色程序如下。

①二甲苯Ⅰ:5~10分钟;②二甲苯Ⅱ:5~10分钟;③无水乙醇Ⅰ:1~3分钟;④无水乙醇Ⅱ:1~3分钟;⑤95%乙醇Ⅰ:1~3分钟;⑥95%乙醇Ⅱ:1~3分钟;⑦80%乙醇:1分钟;⑧蒸馏水:1分钟;⑨苏木素液染色:5~10分钟;⑩流水洗去苏木素液:1分钟;⑪1%盐酸-乙醇:1~3秒;⑫稍水洗:1~2秒;⑬返蓝(用温水或1%氨水等):5~10秒;⑭流水冲洗:1~2分钟;⑮蒸馏水洗:1~2分钟;⑯0.5%伊红液染色:1~3分钟;⑰蒸馏水稍洗:1~2秒;⑱80%乙醇:1~2秒;⑲95%乙醇Ⅰ:2~3分钟;⑳95%乙醇Ⅱ:2~3分钟;㉑无水乙醇Ⅰ:3~5分钟;㉒无水乙醇Ⅱ:3~5分钟;㉓石炭酸-二甲苯:3~5分钟;㉔二甲苯Ⅰ:3~5分钟;㉕二甲苯Ⅱ:3~5分钟;㉖二甲苯Ⅲ:3~5分钟;㉗中性树胶封固。

10. 组织切片的光学显微镜检查和病理诊断报告 应全面、细致地阅片,注意各种有意义的病变,结合标本巨检、相关技术检查结果、有关临床资料和参考病理会诊意见等,作出病理诊断或提出病理诊断意见(意向),清楚地书写于活检记录单的有关栏目中、并亲笔签名。

病理学诊断报告书的基本内容如下。

(1)病理学诊断报告书的文字表述力求严谨、恰当、精练、条理和层次清楚。

(2)患者的基本情况,包括病理号、姓名、性别、年龄、送检医院/科室(住院/门诊),住院号/门诊号、送检/收验日期等。

(3)巨检病变和镜下病变要点描述(一般性病变和细小标本可酌情简述或省略)。

(4)与病理诊断相关技术的检查结果。

(5)病理诊断的表述。

(6)对于疑难病例或作出Ⅱ、Ⅲ类病理诊断的病例,可酌情就病理诊断及其相关问题附加:①建议(例如,进行其他有关检查、再做活检、科外病理学会诊、密切随诊或随访等);②注释或讨论。

四、冰 冻 切 片

手术中病理诊断(intraoperation pathology diagnosis)是临床医师在实施手术过程中,就与手术方案有关的疾病诊断问题申请病理医师快速进行的急会诊,包括冰冻切片(frozen section)、快速石蜡切片和手术中细胞学诊断,其中以冷冻切片应用最多。

1. 手术中冰冻切片检查注意事项

(1)需要临床医师与病理医师间的密切合作。

(2)手术中冰冻切片检查要求病理医师在很短时间内,根据对切除标本的巨检和组织块快速冷冻切片的观察,向手术医师提供参考性病理诊断意见,由于组织未得到充分有效的固定、脱水以及切片较厚等,与石蜡切片病理诊断的准确率有一定的差距,一般仅限于良、恶性的鉴别。与常规石蜡切片的病理诊断相比,手术中冰冻切片检查具有更多的局限性和误诊的可能性,误诊率5%以上。有的病例难以快速诊断,需要等待常规石蜡切片进一步明确诊断。

(3)主持手术的临床医师应在手术前一天向病理科递交手术中冰冻切片检查申请单,填写患者的病史,重要的影像学、实验室检查结果和提请病理医师特别关注的问题等。一般不接受电话预约和临时申请手术中冰冻切片检查。

(4)手术中冰冻切片检查的手术标本在切除后应立即送到病理科,并注明手术的部位,重点部位应做标记或加以说明。同时手术标本应保持新鲜,不要加用固定液或用含水溶液清洗,以免影响制片和诊断。

(5)手术中冰冻切片检查诊断报告一般在手术标本送达病理科后30分钟内做出。并以书面文字形式通知临床手术科室。特殊情况(如标本过大、取材过多或多个冰冻标本同时送检等),报告时间可以超过30分钟。

(6)手术医师应在手术后及时填写常规石蜡病理检查申请单到病理科,以便病理科及时发出常规病理报告。

2. 手术中冰冻切片检查适用范围

(1)需要确定病变性质(如肿瘤或非肿瘤、良性肿瘤或恶性肿瘤等),以决定手术方案的标本。

(2)了解恶性肿瘤的扩散情况,包括肿瘤是否浸润相邻组织、有无区域淋巴结转移等。

(3)确定肿瘤部位的手术切缘有无肿瘤组织残留。

(4)确认切除的组织,如甲状旁腺、输卵管、输精管及异位组织等。

3. 手术中冰冻切片检查慎用范围　涉及截肢和其他会严重致残的根治性手术切除的标本。需要此类手术治疗的患者,其病变性质宜于手术前通过常规活检确定。

4. 手术中冰冻切片检查不宜应用范围

(1) 疑为恶性淋巴瘤。

(2) 过小的标本(检材长径≤0.2cm 者)。

(3) 术前易于进行常规活检者。

(4) 脂肪组织、骨组织和钙化组织。

(5) 需要依据核分裂象计数判断良、恶性的软组织肿瘤。

(6) 主要根据肿瘤生物学行为特征而不能依据组织形态判断良、恶性的肿瘤。

(7) 已知具有传染性的标本(如结核病、病毒性肝炎、艾滋病等)。

5. 标本的巨检、取材和记录

(1) 病理科验收快速活检申请单和标本后,立即进行标本的巨检、取材和记录。

(2) 主持快速活检的病理医师应亲自参与标本的巨检和取材(或指导取材)。

(3) 通常选取具有代表性的病变组织 1~2 块,需要时,增加取材块数。

6. 组织切片的制备

完成快速石蜡-H.E 染色切片的时间通常为 30 分钟。制备好的冷冻/快速石蜡-H.E 染色切片,加贴标有本病理科病理号的标签后,立即交由主检病理医师进行诊断。

7. 手术中快速活检会诊意见及其签发

(1) 有条件的病理科宜由两位中、高级称职的病理医师共同签署快速活检的病理诊断意见。对于病变疑难、手术切除范围广泛和会严重致残的手术中快速活检,应由两位高级称职的病理医师共同签署会诊意见。主检病理医师签名的字迹应能辨认。

(2) 快速活检诊断意见一般在收到送检标本后 40 分钟内发出;同一时间段内相继收到的多例患者标本或是同一例患者的多次标本,其发出报告的时间依次类推。对于疑难病变,可酌情延时报告。

(3) 对于难以即时快速诊断的病变(如病变不典型、交界性肿瘤病变或送检组织不足以明确诊断等),主检病理医师应向手术医师说明情况,恰如其分地签发病理诊断意见或告知需要等待常规石蜡切片进一步明确病理诊断。

(4) 主检病理医师签署的快速活检病理诊断意见,宜以文字形式报告(具体发出方式由各医院自行决定)。快速活检病理诊断意见报告书发出前应认真核对无误。

8. 冷冻切片后剩余组织的处理

(1) 冷冻切片后剩余的冷冻组织(简称"冻对")和冷冻切片取材后剩余、未曾冷冻的组织(简称"冻剩"),均应保存,用以制备常规石蜡切片,以便与冷冻切片进行对照观察。

(2) "冻对"或"冻剩"组织的蜡块和切片需与同一病例手术后送检的切除标本编为同一病理号,并作出综合性诊断。

(3) 当冷冻切片病理诊断意见与其"冻对"组织的常规石蜡-H.E 染色片的病理诊断不一致时,该例的病理诊断一般应以石蜡-H.E 染色片诊断为准。

(4) 手术中快速活体组织病理学检查的资料必须妥善管理。

五、细胞学诊断

细胞学诊断亦称细胞学(cytology)检查,是诊断病理学的重要组成部分。主要是通过人体病变部位脱落、刮取及穿刺抽取的细胞形态和性质的观察,对某些疾病进行诊断。细胞学检查目前主要应用于肿瘤的诊断,也可用于某些疾病的检查及诊断,如对各种脏器的炎性疾病的诊断及激素水平的判断。

1. 申请单和标本的验收、编号和登记

(1) 参照本章常规活体组织病理学检查常规的规定,进行细胞病理学检查(细胞学检查)申请单和标本的验收、编号和登记。

(2) 用于细胞学检查的标本必须新鲜,取材后应尽快送至病理科(或细胞病理学室,下同);病理科核验检材无误后,应尽快进行涂片和染色。

(3) 病理科验收标本人员不得对申请单中由临床医师填写的各项内容进行改动。

2. 细胞涂片、组织印片和压片的基本要求

(1) 将检材涂布于载玻片的右(或左)2/3 处,另 1/3 部位粘贴标签。

(2) 单向涂布检材,避免细胞变形。

(3) 均匀涂布检材,涂片厚薄适当。

(4) 红细胞过多的涂片,可酌情进行溶解红细胞处理。

3. 涂片方法

(1) 涂抹法:用棉签或针头将标本单向、均匀地涂抹于载玻片上。

(2) 拉片法:将一滴检材置于一张载玻片上,再用另一张载玻片叠加其上并予轻压,再将该两张载玻片朝反向拉动,从而获得两张涂片。

(3) 推片法:将一滴检液置于载玻片的右端,再用另一张窄边光滑的载玻片作为推片,并以与滴液载玻片成 40°夹角,自右向左匀力推动检液,形成涂片。

4. 细胞病理学诊断报告书基本类型

(1) 直接表述性诊断:适用于穿刺标本的细胞病理学诊断报告。根据形态学观察的实际情况,对于某种疾病或病变做出肯定性(Ⅰ类)、不同程度意向性(Ⅱ类)细胞学诊断,或是提供形态描述性(Ⅲ类)细胞学诊断,或告知无法做出(Ⅳ类)细胞学诊断。

(2) 间接分级性诊断:用于查找恶性肿瘤细胞的诊断。

Ⅰ级:未见恶性细胞。

Ⅱ级:查见核异质细胞。

Ⅱa:轻度核异质细胞。

Ⅱb:重度核异质细胞。

Ⅲ级:查见可疑恶性细胞。

Ⅳ级:查见高度可疑恶性细胞。

Ⅴ级:查见恶性细胞。

5. 细胞病理学诊断的局限性(假阴性或假阳性诊断)

(1) 假阴性:是指在恶性肿瘤患者的有关标本中未能查见恶性细胞。假阴性率一般为 10% 左右。因此,细胞病理学检查的阴性结果并不能否定临床医师的恶性肿瘤诊断。

(2) 假阳性:是指在非恶性肿瘤患者的有关标本中查见了"恶性细胞"。假阳性率通常 ≤1% 。因此,细胞病理学诊断应密切结合患者的临床资料,对于临床上未考虑为恶性肿瘤患者的阳性细胞学诊断应持慎重态度。

第十六章　尸体剖检

一、尸体剖检的意义

通过对尸体的病理解剖,可观察病死者各器官的病理变化,找出其主要病症。判断死亡原因,帮助临床检查各项诊断及医疗措施是否正确合理。总结经验,提高医疗水平;又可积累教学及科学研究资料,发现传染病和新的疾病。因此,大力开展尸体病理解剖是促进医学科学发展的重要方法之一。同时,病理学是主要的医学基础课程之一,病理尸检则是理论联系实际全面认识疾病的良好学习方法。因此,要学好病理学,必须重视病理尸检的实验。

此外,对于某些死因不明,尤其对疑有刑事犯罪或遭暗害者,协助公安司法机关进行尸体剖检,可以帮助查明死因,为维护社会主义法制服务。当然,在一般情况下,这是法医工作者的职责,但有时亦须由病理工作者担任或参与。

二、病理解剖前的准备工作

病理尸检一般是由临床根据需要提出,并征得死者家属或其所在单位组织同意后,由病理学教研室(或医院病理科、室)负责进行。临床医师应先写好死者的病史摘要和死亡经过,以供解剖、分析死因和书写病理尸检报告时参考。尸体解剖一般在患者死亡后 3~24 小时内进行,不宜过迟,否则会因死后自溶和腐败而造成检查、诊断上的困难。

三、病理解剖的方法和记录

1. 体表检查

(1) 一般状态:记录死者的年龄、性别、身长、体重。观察其发育及营养状况,全身皮肤的色泽,有无出血(淤点或淤斑)、水肿、黄疸、有无外伤等,并记录。

(2) 死后现象:检查并记录尸体的各项死后现象(尸体现象)。

1) 尸冷:当人死亡后,尸体体温一般即逐渐下降。其下降的快慢,与尸体的大小、衣着或被褥的厚薄、环境的干湿、通风良否和季节以及是否与冷物接触等有关。如有衣物覆盖的成人尸体,气温在 11~15℃的环境中,须经 28 小时,尸温下降至与周围温度相同。

2) 尸僵:死后各部肌肉渐成僵硬,称为尸僵。一般于死后 2 小时自下颌开始,渐延及颈部、躯干、上肢及下肢,持续 24 小时以上,以后逐渐消失,顺序同上。急死或死前有痉挛者,尸僵出现较早,程度较强,持续时间较长;老弱久病者,则尸僵程度较弱,持续时间较短。气温较高时尸僵出现较早,消失也较快;寒冷时则相反。

3) 尸斑:死后血管内血液逐渐向尸体下垂部沉降,于皮肤显出不规则的紫红色斑纹或斑块,即为尸斑。一般在死后 2~4 小时出现,但也有死后很快发生者。开始时,压之即褪色,12 小时后尸斑即成固定状态。压之不易褪色,24 小时后则压之不褪。尸斑通常为暗紫红色,时间愈长,颜色愈深。

4) 角膜混浊:死后由于眼睑不能闭合和自溶,角膜即逐渐干燥、混浊。

5) 尸体腐败:死后尸体的组织蛋白质受细菌的作用而分解,称为尸体腐败。表现为腹壁皮肤变绿、变软,发生气泡、水泡,甚至全身膨胀、舌眼突出、口唇、面部肿胀,呈所谓'巨人观'。尸体腐败由体内腐败菌引起。通常在死后一昼夜末或数日才明显出现。快慢与温度、湿度、空气是否流通等有关。感染产气荚膜杆菌者,尸体腐败可迅速发生,由于细菌能产生大量气体而使尸体迅速膨胀。皮肤发生多数血泡、气泡,内脏亦可形成多数气泡,称为泡沫器官。

(3) 体表各部状态:从头部至四肢一一检查并记录。头皮及头发状况(如头皮有无血肿、肿块;头发颜色、长度、密度,有无脱发秃顶等);两侧瞳孔是否等大,并记录其直径;结膜是否有充血、出血,巩膜有无黄疸,眼睑有无水肿;鼻腔及外耳道有无内容物流出(记录其性状);口腔有无液体流出,牙齿有无脱落,口唇黏膜是否变青紫色;腮腺、甲状腺及颈部淋巴结是否肿大;胸廓平坦或隆起,左右是否对称;腹壁是否膨隆,有无手术创口(记录其长度)、人工肛门等;背部及骶部有无褥疮;外生殖器有无瘢痕;腹股沟淋巴结是否肿大;肛门有无痔核;四肢有无损伤或瘢痕;体表有无畸形等。

2. 颈部器官及胸、腹腔的剖检 胸、腹腔的切开方法常用的有"T"形及直线切开法。"T"形切开法既易剥离颈部器官,又利于遗体的化装,颇值得推荐。其横切线自左肩峰起,沿锁骨、胸骨柄达于右肩峰;直切线自胸骨柄起,沿正中线,绕过脐凹左侧,止于耻骨联合处(图 16-1)。为更好地检查髂动脉及股动脉,当直切线行至脐凹与耻骨联合之间的中点稍下处时停止,然后将切线分向两侧腹股沟中点做两切线。直线切开法以下颌骨下方,大约相当于甲状软骨处为起点,沿前正中线切开,切线绕过脐凹左侧,止于耻骨联合处。

(1) 颈部器官的剖检:将置于项部的木枕向背部移动,使颈部垫高,以利操作。如用"T"形切开法,沿横切线从锁骨、胸骨柄起,向上将颈前半部的皮肤连同皮下组织剥离。刀口朝下,以免割穿皮肤,影响外观;左手提起皮瓣相助。待颈前部皮肤及皮下组织与颈部器官和肌肉分离完毕,沿下颌骨内侧,从正中分别向左右将口腔底部肌肉与下颌骨分离。然后从下颌骨下将舌等器官向下拉出,再把软腭切断(图 16-2),在尽量高的位置切断两侧颈外及颈内动脉。然后向下沿颈椎前将软组织剥离,这样便可将颈部各器官组织剖出(剥离时注意连带将两侧扁桃体完整剥下,一并取出)。如用直线切开法,则从颈部正中切线向两侧及上方将颈前半部的皮肤及皮下组织剥离(其余同"T"形切开法)。

胸廓的暴露,在切线完成后,将胸廓皮肤,连同皮下组织、胸大肌等自正中线向两侧剥离。剥离时可用左手紧握皮肤和肌肉,手背面对皮肤用力向上外翻起,右手执刀,将胸廓外组织尽量切除,充分暴露肋骨。腹腔的切开,可在皮肤、皮下脂肪及肌肉切开后,在腹膜上方作一小切口,注意有无液体或气体排出。继以左手两指伸入切口,稍向上提,右手持剪沿两指间剪开腹膜,这样可避免伤及腹腔器官。继则切断连于胸壁下缘的肌肉,扩大暴露腹腔。若腹腔暴露不够宽大,可从腹膜面将腹直肌做数横切线,并可切断其耻骨联合附着处。记录腹壁皮下脂肪层的厚度,肌肉的色泽等。

(2) 腹腔:检查大网膜及腹腔各器官的位置是否正常,肝是否肿大,其前缘在锁骨中线处是否超过肋弓(记录其超出多少厘米)。脾是否肿大,伸出肋弓下多少厘米。胃、肠有无胀气。各器官之间有无粘连。腹腔内有无过多的液体(腹水),记录其性状及量。如有出血,注意寻找器官或大血管破裂处。如有腹膜炎,检查有无器官穿孔。记录横膈高度,以锁骨中线为标准,正常时右侧达第 4 肋骨（或胁间）,左侧达第 5 肋骨。

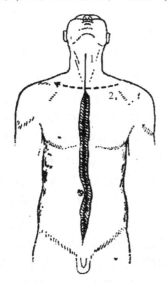

图 16-1　胸腹腔切开法

1. 直线切开的切线;2. "T"形切开的切线

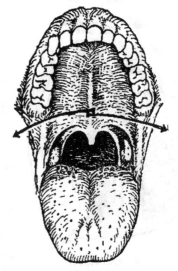

图 16-2　取颈部器官时,沿软腭、硬腭交界处所作的两条切线

（3）胸腔:如疑有气胸。可于胸壁皮肤切开后,将皮肤提起成袋形,注少许水,然后穿刺胸廓,如有气体即见气泡从水底冒出。切开胸廓时,先用软骨刀自第 2 肋骨开始切断两侧肋软骨,切线距肋软骨与肋骨交界处 0.5 ~ 1cm 为宜。继用手术刀将胸锁关节切断（避免切破锁骨下动、静脉,防止血液流入胸腔）,并用肋骨剪剪断两侧第 1 肋骨,然后将肋弓提起,紧贴胸骨及肋软骨后面,分离膈肌和纵隔,最后将胸骨（连同肋软骨）摘除,暴露胸腔（图 16-3）。检查胸腔有无积液,记录其量及性状。肺膜与胸壁有无粘连。将胸腺剥离取出,记录其脂肪化程度及重量。剪开心包,记录心包腔内液体量和性状（正常应有 5 ~10ml 淡黄色澄清的液体）。

3. 胸腔器官　一般采用联合取出法,以保持各器官及管道原来的关系。但也可将器官分别取出。在颈部器官剥离后,切断无名动脉及左锁骨下动脉,然后将气管连

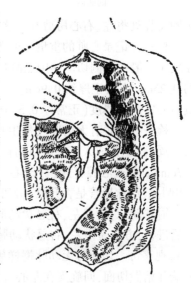

图 16-3　胸骨及肋软骨的摘除

同心、肺一并拉出胸腔。一般可自横膈以上将食管、胸主动脉等切断,取出心肺。若主动脉有病理变化需保存整个主动脉时,须将心脏及主动脉与肺分离,待腹腔各器官取出后,再将心脏连同主动脉整个摘出。肺的单独取出,可将肺提出胸腔,靠在胸廓肋软骨断面边缘上,然后用解剖刀在肺门处将主支气管和肺动脉切断,即可将肺取出。称其重量,并记录。

（1）心脏:心脏的剖检一般是在肺未分离之前进行（把心肺平放在垫板上,左手提起心脏,然后进行剖切）。但如估计无主动脉病变及先天性心脏病等时,可将心脏与肺分离后进行剖检。即提起心脏,剪断肺静脉,继在心包壁层与脏层转折处剪断主动脉等,即可将心脏取出。疑有肺动脉栓塞者,须在心肺取出之前,将心脏及肺动脉剪开,以观察其腔内有无血

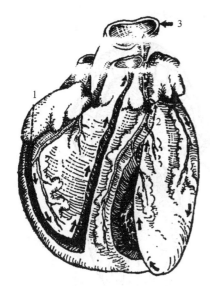

图 16-4 心脏的剪开

1. 沿箭头方向示右心的切线；2. 示左心室、主动脉的切线；3. 示升主动脉自心包附着线的断面

栓阻塞（注意：曾做过心脏按压者，血栓质块可被压碎，须保留可疑的碎块做切片检查），并应同时检查下腔静脉及髂静脉等有无血栓存在。

心脏的剪开，一般顺血流方向先从下腔静脉将右心房剪开（如有心脏疾患需检查窦房结时，必须保留上腔静脉及其入口处 1cm 以内的心房组织），然后用肠剪沿右心室右缘（锐缘）剪至心尖部，再从心尖部，距心室中隔约 1cm 将右心室前壁及肺动脉剪开，检查右心各部分；左心，从左右肺静脉口间剪开左心房，检查二尖瓣口有无狭窄（正常成人可容两指通过），再沿左心室左缘（钝缘）剪至心尖部，从心尖部沿心室中隔左缘同上剪开左心室前壁，及至靠近肺动脉根部时。尽量避免剪断左冠状动脉前降支，切线宜稍向左偏，然后剪断左冠状动脉回旋支，在左冠状动脉主干左缘，即在肺动脉干与左心耳之间剪开主动脉（图 16-4）。这样，对检查冠状动脉的病变有很大好处。有时，也可用脏器刀先将右心室右缘及左心室左缘切开，然后经瓣口的瓣膜交界处将左、右心房剪开。这样可以避免剪断腱索及瓣膜。

检查并记录心脏的重量（正常成人约 270g）、大小（约如尸体右拳）、左、右心室肌壁的厚度（一般在两侧切缘的中点测量，肉柱及心外膜下脂肪组织均须除外，正常右心室肌壁厚约 0.25cm，左心室厚约 0.9cm）。疑有肺心病时，须在距肺动脉瓣游离缘下 2~2.5cm 处测量右心室肌壁厚度（正常厚 0.3~0.4cm；大于 0.4cm 即为右心室肌肥大）。

检查各瓣膜有无增厚或赘生物，有无缺损、粘连、缩短等。腱索有无变粗、缩短测量各瓣口周长（正常成人三尖瓣口周长 12cm、肺动脉瓣口 8.5cm、二尖瓣口 10.4cm、主动脉瓣口 7.7cm）。检查心腔有无扩张，心肌有无色泽改变、变软、梗死或瘢痕等，有无先天性畸形（卵圆孔、动脉导管是否开放，房间隔、室间隔有无缺损等）。

冠状动脉：检查左、右冠状动脉口有无狭窄或闭塞。冠状动脉的检查一般在心脏固定以后进行，方法是沿左、右冠状动脉走向每隔 2~3mm 做横切面（注意切面须与动脉中轴垂直），观察每一切面有无动脉粥样硬化斑块及血栓，并记录（左冠状动脉前降支在心室间隔上端开始做切面，回旋支在左心耳下方的冠状沟找到其断面，右冠状动脉可在右心切线的房、室交界处找到其断面）。

主动脉：检查内膜有无动脉硬化斑块或其他变化并记录（若腹主动脉没有同时取出，须腹腔各脏器取出后，剪其前壁，直至两髂动脉，以便观察）。

（2）肺：先检查两肺表面肺胸膜有无增厚，有无炎性渗出物，抚摸各肺叶有无实变病灶或肿块。剪开肺动脉各大支，观察腔内有无血栓质块。剪开各叶支气管，观察气管腔有无扩张，有无黏液阻塞或肿块。肺的切开常用脏器刀沿其长轴自外侧凸缘向肺门做一水平切面（图 16-5）。观察肺切面的颜色，有无病灶，轻压有无血液或含气泡的血水流出等。肺门淋巴结是否肿大。

慢性肺心病时，需将心、肺完整取出固定，以保持其外形和病变特征。先用镊子经腔静脉将右心腔内凝血块取出，然后用止血钳夹紧上、下腔静脉断端，以注射器刺入肺动脉干，注入固定液(10%甲醛溶液),待右心室和肺动脉圆锥完全膨隆,近似生前状态时,结扎肺动脉干;继将心、肺标本浸泡于固定液中。另在一定高度安装灌注瓶,内盛固定液,并装有带玻璃管的橡皮管。灌注时将玻璃接管插入喉头后以线结扎。灌注液面与浸泡液面的距离以 25～30cm 为宜(低灌注压),待肺膜展平后,停止灌注,夹闭气管以防固定液外流。标本通常固定 7 天,如前法将心肺分离。将肺平放在垫板上,以脏器刀做额状切面,将肺切成厚约 2cm 的肺片,然后观察病变,并记录。

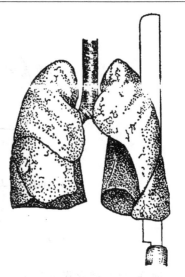

图 16-5　肺的切开(图示左肺的切开)

4. 颈部器官

(1)上消化道:舌有无舌苔或溃疡;两侧扁桃体是否肿大,其表面有无炎性渗出物;食管黏膜面有无溃疡,有无静脉曲张等。

(2)呼吸道:喉头有无水肿或炎性渗出物;气管及主支气管有无内容物或炎性渗出物(正常时黏膜呈灰红色而平滑)。

(3)甲状腺:是否肿大,有无结节状肿块;切面、滤泡有无扩大(正常切面为淡褐色)。

(4)其他:颈部肿大的淋巴结,除可能是炎症、恶性淋巴瘤外,根据部位,还应考虑转移癌。如颈上深淋巴结肿大,常为鼻咽癌转移;锁骨上淋巴结肿大,可为胃癌或肺癌转移。

5. 腹腔脏器

(1)脾:记录其大小(正常 13cm×8.5cm×3.5cm)及重量(正常约 150g)。包膜是否光滑(正常呈灰紫色),有无增厚。切脾时可将脾放在垫板上,膈面向上,然后沿长轴向脾门做一切面。记录其色泽、表面及切面性状,脾小结能否看到,脾髓用刀能否刮下,有无梗死灶等。

(2)肠及肠系膜:先将大网膜及横结肠往上推开,即可见到空肠与十二指肠交界处。用肠钳夹紧交界处然后切断空肠。继以左手提空肠,右手以长刃刀沿肠系膜附着处将小肠和肠系膜分离(愈近小肠壁愈佳)。再将大肠与腹膜及其他软组织分离至乙状结肠与直肠交界处即可切断。然后以肠剪沿肠系膜附着线剪开小肠;大肠可沿游离结肠带剪开。

检查肠内有无寄生虫(记录数量),小肠黏膜有无充血、出血,集合淋巴滤泡有无肿胀或溃疡形成(记录溃疡的形状及数目)。大肠肠壁是否增厚,肠腔有无狭窄或扩张,黏膜面有无炎性渗出物、溃疡或息肉。必要时可用流水轻轻洗去肠内容物,以利观察。

(3)胆囊和胆管:通常将胃、十二指肠,连同胰、肝等一并取出。在剖割之前宜先检查下腔静脉有无血栓。左手提起肠系膜,用剪刀将肠系膜、十二指肠及胰等与腹膜后的软组织分离,继而往上剪断腹腔动脉,这样整个肝立刻变得活动了。然后用剪剥离肝右叶后面的软组织(注意勿损伤右侧肾上腺,可先将其与肝分离摘出)。再将膈肌与肝相连部分剪去,肝横膈面的镰状韧带也剪去。这样就可将上述各器官一并取出。

将上述器官仿照原来位置放于垫板上,将肝前缘向上翻起,然后将十二指肠前壁剪开,暴露十二指肠乳头(Vater 壶腹开口处)。挤压胆囊,检查胆道通畅情况(胆汁从十二指肠乳头处流出)(图 16-6)。疑有胆管阻塞时,应仔细分离肝门部软组织,暴露胆总管及左右肝管。观察胆管有无扩张,剪开胆总管及肝管,检查管壁是否增厚,管腔内有无扩张或阻塞,腔内有无结石、蛔虫、华氏睾吸虫或肿瘤。

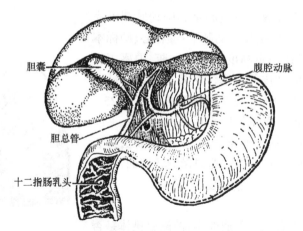

图 16-6　胃及十二指肠的剪开（箭头所示为沿胃大弯的切线）

剪开胆囊，观察囊壁是否增厚，黏膜是否变粗（正常形成网状的纤维皱襞），内容物性状，腔内有无结石（记录其数量、形状、色泽及切面性状）等。检查完毕，即可用剪将其与肝分离，并在肝门处将肝十二指肠韧带连同其中的胆总管、门静脉及肝动脉剪断。

（4）胃和十二指肠：沿十二指肠前壁剪口，经幽门部，沿胃大弯至贲门，将胃剪开。观察胃壁有无增厚，胃黏膜有无出血及糜烂，胃小弯、幽门部及十二指肠球部黏膜有无溃疡等（图 16-6）。

（5）胰：胰管的检查。可用解剖刀在胰体部做一横切面，找出胰管断面，然后用血管剪向胰尾及胰头将胰管剪开，直至十二指肠乳头处。观察胰管与胆总管汇合处的情况，胰管有无扩张和结石。把胰平放在垫板上，做若干横切面，观察其小叶结构是否清楚，有无出血、坏死灶及肿块等。

（6）肝：测量其大小（正常左右径 25 ~ 30cm，前后径 19 ~ 21cm，厚 6 ~ 9cm，重量约1300g）。观察肝表面是否光滑、色泽（正常呈红褐色）及质地。将肝放在垫板上（后下面朝上），分别剪开左右肝管，观察有无扩张、结石或肿块；剪开门静脉各大支，检查有无血栓质块；然后将肝翻转过来，用脏器刀沿其左右径自表面最高处向肝门做一切面。检查切面色泽、小叶结构纹理是否清楚，汇管区结缔组织是否清楚，有无肿块等。

（7）肾上腺和肾：在剖检肝、肾之前，宜将两肾上腺先行分离取出。剪开左侧腰部腹膜，剥离左肾上腺脂肪组织，即可将左肾上腺分离取出。右肾上腺因位于右肾上腺与肝之间，须将肝向左上方提起，方易剥离。两肾上腺正常重 7.6 ~ 8.4g（31 ~ 50 岁）。切面观察，皮、髓质是否清楚（正常时皮质呈黄褐色，髓质呈灰红色），有无出血或肿瘤等。

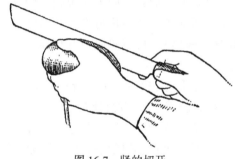

图 16-7　肾的切开

肾的剖检：切开两侧腰部腹膜，剥离肾周围脂肪组织，即可将肾提起。然后左手握肾，肾门向下，将输尿管、血管等夹于中指与无名指之间，稍拉紧；右手用长刃刀沿外侧缘正中向肾门做纵行切开，直至只留少许软组织为止（图 16-7）。剪开肾盂、输尿管，检查其黏膜有无病变。

测量肾的大小（正常为 11cm×5cm×3cm）、

重量(一侧约140g)。肾纤维膜是否易于剥离,观察肾表面色泽(暗红褐色),有无撕裂、瘢痕或颗粒(记录其大小及分布)。切面皮质有无增宽或变窄(正常约0.6cm)。皮质及肾柱是否隆起,皮、髓质分界线及结构纹理是否清楚。

6. 盆腔器官 若肾、肾盂及输尿管均有病变(如结核病),宜将肾及输尿管连同盆腔各器官一并取出。

(1)睾丸、附睾及输精管:检查阴囊有无肿大。用刀先扩大腹股沟管内口,然后一手提拉精索,一手由阴囊外将睾丸向上推送,待睾丸拉出后,切断其下端与阴囊相连的睾丸引带,即可取出睾丸。剖开睾丸,用镊子夹扯细精管,如有间质性睾丸炎时往往不能拉出。

(2)膀胱、子宫和直肠:先将膀胱顶部的腹膜剥离,继用手伸入盆腔两侧及后壁,逐次分离膀胱及直肠周围软组织。然后以左手握着盆腔器官,右手用长刃刀沿耻骨联合切断前列腺与尿道膜部的交界处(女性的尿道和阴道)及直肠下端。这样整个盆腔器官即可取出。如果必须保留泌尿生殖系统时,在剖检中注意勿剪断精索及输尿管。

从前壁剪开膀胱,检查其黏膜有无出血、溃疡等;男性检查前列腺是否肥大;女性将子宫与膀胱、直肠分离,以剪刀由子宫颈口插入子宫腔,自子宫颈至子宫底将前壁剪开,再从子宫底向两侧子宫角剪开,形成"Y"字形切口(图16-8)。检查子宫内膜有无妊娠现象、出血或坏死,子宫肌壁厚度及有无肌瘤等。若子宫特别肿大时,可用长刃刀从前壁正中线将子宫做一矢状切面,然后进行观察。检查两侧输卵管有无扩张,卵巢有无囊肿形成(可在卵巢

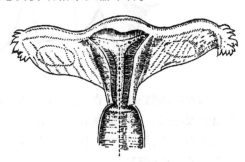

图16-8 子宫的剪开
图中虚线示子宫颈、子宫体及两子宫角和切线

突面向卵巢门做纵切面检查)。沿直肠后壁正中线剪开直肠,检查其黏膜有无溃疡、痔核或肿瘤。

7. 脑及脊髓的剖检 颅骨的锯开:先检查头皮外表有无损伤、血肿等(枕部宜放置木枕),继自一侧乳突上方约1cm处经颅顶部至另一侧乳突同样部位作一切线。切皮时,可先切开一小切口,将解剖刀插入,并翻转刀刃,由内向外切开。这样既可避免切断过多头发,亦可避免刀刃切在颅骨上。将头皮向枕部及额部剥离,注意勿切破额部皮肤。锯颅前先用解剖刀作一水平锯线标记。锯线在额部平行于眶上缘并距离该缘1~2cm,向两侧延长,经颞肌间后会合于枕骨粗隆处(图16-9)。然后沿锯线锯开颅骨,注意勿伤硬脑膜,沿锯线圆周锯过之后,宜用丁字凿及锤子将颅骨分离,移去颅盖。沿头骨锯线将硬脑膜剪开,并剪断大脑镰前端,即可将硬脑膜由前向后剥离。

脑的取出:以左手四指插入额叶与额骨之间,将额叶向上后方轻轻拨开,右手持剪,剪去嗅神经、视神经、颈内动脉、脑垂体蒂及两侧Ⅲ~Ⅷ对脑神经。继向两侧剪开小脑幕,依次切断其余的脑神经,最后于刀所及的最下端将脊髓切断(亦可用弯剪将脊髓剪断),这样即可将脑取出。然后,用刀分离周围组织,由蝶鞍取出脑垂体。

测量脑的重量(正常约1400g),观察软脑膜血管有无充血,蛛网膜下腔有无出血或过多的液体(或脓液)。两侧大脑半球是否对称,脑回有无变扁(或变窄小),脑沟有无变浅(或变宽)。脑底动脉有无粥样硬化。

脑的切开一般在固定数天后进行。为使脑组织固定良好,在放入固定液之前,宜将大

脑枕叶提起,用解剖刀在胼胝体后部做一切口,使固定液得以进入侧脑室。经固定后,将脑放在垫板上用脑刀经脑岛做一水平切面(图 16-10)。检查脑基底核有无出血,软组织、侧脑室有无扩张等。亦可采用额状切面法,先切断大脑脚,将小脑及脑干取下,然后从额叶至枕叶将大脑做多数额状切面,每切面相隔约 1cm。

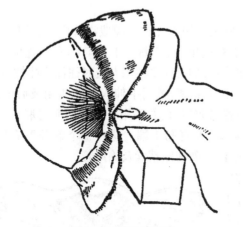

图 16-9　颅骨的锯线

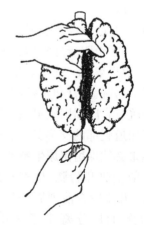

图 16-10　脑的水平切开

小脑和第四脑室的检查:注意有无脑疝。经小脑蚓突部做水平切面或矢状切面,观察有无出血或肿瘤。第四脑室有无扩张。

脑干的检查,可沿中脑、桥脑、延髓做多数横切面,每切面相隔 0.5cm。

脊髓的剖检(略)。

四、病理诊断

在尸检过程中,对每一器官尽可能地作出初步的肉眼诊断。待尸检进行完毕,对于各器官的病理变化须全面地进行综合分析。找出这些病变中,什么是主要的,什么是次要的(从属的);什么是原发的,什么是继发的。然后按照主、次,原发、继发将病变加以排列,确定什么是本例的主要疾病,再将由此病变引起的一系列病变按先后排列;其次将与主要疾病无关的其他病变排列在后面。这样就得出一整套的肉眼诊断。

讨论和总结:内容大致包括以下三方面:①初步确定本例的主要疾病;②分析各种病变的相互关系;③初步确定本例的死亡原因。

上述工作完毕后,即可向临床发出尸检初步报告。但正式的尸检报告须待组织学检查以后才能整理发出。在整理正式的尸检报告时,对初步报告所作的诊断和讨论可作必要的修正及补充。

尸检初步报告举例:

尸检号:76-A33,姓名×××,男性,51 岁。

病理诊断:

1. 慢性活动性肝炎(早期肝硬化),并发急性肝坏死。

2. 消化道出血。

3. 皮肤瘀点及瘀斑、左侧球结膜下出血、小肠浆膜及黏膜点状出血。

4. 皮肤、巩膜黄疸。

5. 胆汁性肾炎。

6. 腹腔积液。

7. 胆囊与大网膜纤维粘连。

8. 十二指肠慢性溃疡。

讨论和总结:根据解剖所见,本例主要疾病为慢性活动性炎,伴早期肝硬化。其肝内病变发展不平衡。肝右叶的左侧和左叶右侧出现大范围的小叶中央区坏死(重症型肝炎改变),说明并发急性发作。本例死因是在严重肝病变基础上,并发消化道出血致死。

附各级年龄重要器官的平均重量(表 16-1)

表 16-1 各级年龄重要器官的平均重量表(g)

年龄	心		肺		脾	肝	肾		脑
---	---	---	左	右	---	---	左	右	---
1 岁	44		57	64	26	288	35	36	925
2 岁	56		76	88	33	394	46	47	1064
3 岁	59		77	89	37	418	49	48	1141
4 岁	73		85	90	39	516	56	58	1191
5 岁	85		104	107	47	596	64	65	1237
6 岁	94		122	121	58	642	67	68	1243
7 岁	100		123	130	66	680	70	69	1263
8 岁	110		140	150	69	736	75	74	1273
9 岁	115		152	171	70	756	83	82	1275
10 岁	116		166	177	85	852	95	92	1290
11 岁	122		190	201	87	909	95	94	1320
12 岁	124				93	939	96	95	1351
成人	男	270	325-450	375-550	150	1300	双 247-298		1400
	女	240			130	1200	双 247-275		1275